循環器臨床の リアルワールド 1

研修医・内科医・コメディカル 編

［編］

磯部光章
東京医科歯科大学 特命教授・名誉教授／日本心臓血圧研究振興会附属榊原記念病院 院長

平尾見三
東京医科歯科大学大学院医歯学総合研究科循環制御内科学／心臓調律制御学講座 教授／
循環器内科 科長・不整脈センター長

足利貴志
東京医科歯科大学大学院医歯学総合研究科茨城県循環器地域医療学講座 教授

合屋雅彦
東京医科歯科大学医学部附属病院循環器内科 准教授／不整脈センター 副センター長

山本貴信
東京医科歯科大学医学部附属病院循環器内科 助教

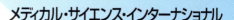

Real World of Clinical Cardiology [1]
First Edition
Edited by Mitsuaki Isobe, Kenzo Hirao, Takashi Ashikaga,
Masahiko Goya, Takanobu Yamamoto

© 2017 by Medical Sciences International, Ltd., Tokyo
All rights reserved.
ISBN 978-4-89592-895-3

Printed and Bound in Japan

序　文

"Listen to the patient, he is telling you the diagnosis." という William Osler の言葉がある。筆者自身も臨床医は経験した症例に育まれて成長していくものであると信じている。臨床例はそれぞれが個別の特徴をもっており，二人と同じ症例は存在しない。また，現代の医学知識でも解決のつかないことは多い。臨床症例の経験を積み重ねることは，医師個人の成長の糧であると同時に，医学の進歩の源泉でもある。

最近の循環器診療は，診断面では画像診断の進歩に支えられ，治療面ではカテーテルによる血管内治療と治療デバイスの進歩によって劇的な変貌を遂げてきた。今後もこの進歩は続くと思われる。これから臨床経験を重ねていく若い医師にとっては，病歴・画像などの基本的な情報から，診断のプロセスや治療の戦略を考える能力を修得することが重要であると思われる。その意味で，知識の蓄積だけでなく，症候を中心として勉強することがなにより大切である。

東京医科歯科大学循環器内科は2001年に発足した内科であるが，心筋疾患，虚血性心疾患，不整脈，心不全の各領域のバランスがとれた総合的な循環器内科である。優れた技量をもつ心臓外科，活動性の高い救急診療科との協力関係も良好である。その特徴を生かし，多くの症例の診療を通じて診療経験を蓄積してきた。本書は我々が経験した症例を通じて蓄積した臨床のエッセンスである。診療法の進歩に伴い，エビデンスもコンセプト変わっていくが，疾患そのものには変わりはない。本書は症候・病歴とX線写真・心電図・心エコーなどの基本的な画像から診断や治療戦略を考えるなかで，疾患の一般的な知識を身につけてもらうという切り口で企画した書籍である。執筆者には各領域の専門家が揃っており，それぞれの著者が症例をどう考え，どう治療するかといった点にまで触れてあり，初学者にはおおいに参考になることであろう。

本書の企画は，研修医や若い循環器医師を念頭に行ってきたものであったが，最新の循環器診療に必要な知識やエビデンスが包含されており，循環器診療に関心をもつより広い層の読者に役立つのではないかと思われる。一般的な疾患や合併症から，有名ではあるが比較的稀な疾患に至るまで，ほとんどの循環器疾患を包含できたように思われる。日常見ることのできない貴重な症例も数多く含まれている。そういった意味では，循環器専門医を目指す医師の知識の整理にも十分耐えられる内容となっている。循環器診療に携わり，また興味をもつ諸賢の勉強の一助となれば，編者としてこれにすぐる喜びはない。

2017年8月　　磯部　光章

本書を読まれる方々へ

　循環器疾患を診断，治療するうえでもエビデンスに基づく医療evidence based medicine（EBM）は重要ですが，エビデンスのみで解決できない病態をもつ患者も多く存在するのが現状です。我々循環器内科の医師は，多くの経験・知識を活かし，EBMも考慮に入れながら診断・治療を行っています。

　循環器疾患は心不全，不整脈，虚血性心疾患，末梢血管疾患，その他の稀な疾患と多岐にわたりますが，本書では実際に多く遭遇する循環器疾患について，どのようなアプローチで診断・治療するかについてまとめたものです。東京医科歯科大学循環器内科で行われている回診のやり方も示しながら，循環器common diseaseの対処法や循環器内科医師に対する依頼のタイミングも知っていただければと考えています。循環器専門医ではないがプライマリ医療で循環器関連の疾患をもつ患者の診療にもあたられる読者には，本書に示された循環器内科医の診療を知っていただければ幸いです。

　初期研修医，後期研修医，総合的な内科診療に携わる先生方，循環器に関連する心臓外科医や麻酔科医，コメディカルの方々にも読んでいただくため，多くの写真を掲載することで読みやすくしました。多くの医療者のお役に立つことがあれば，編者・執筆者一同の喜びにもつながると信じております。

足利 貴志

目　次

Part 1　回診のプレゼンに臨む

1　病歴のとり方……………………………………………………………… 2

2　回診時につっこまれない心電図の読み方…………………………… 8

3　病態を見据えた身体所見のとり方…………………………………… 16

4　ざっくり評価の心エコー……………………………………………… 25

Part 2　一般診療と循環器救急

5　心肺蘇生後に救急搬送され，緊急PCIを施行した1例 …………… 36

6　心原性ショックで搬送されてきた1例 ……………………………… 42

7　うっ血性心不全で入院加療中にPEAをきたした1例 …………… 49

8　繰り返す失神で循環器内科に紹介されてきた1例………………… 55

9　動悸症状にて来院し，肺静脈調律を認めた頻拍誘発性心筋症の
　　1例 ……………………………………………………………………… 62

10　呼吸困難を訴えて入院となった頻脈性心房細動の1例 ………… 69

11　ウイルス性劇症型心筋炎にPCPS（VA ECMO）を用いた1例：
　　ICU管理を中心に…………………………………………………… 75

Part 3　虚血性心疾患

12　発症から数日が経過し，心不全を合併した急性心筋梗塞の1例…… 82

13　心電図のみでは診断が困難であった胸痛の2症例 ……………… 89

14　徐脈と意識消失を伴い救急搬送された急性心筋梗塞の1例 …… 97

15　透析中の血圧低下を契機に精査が行われ判明した無症候性心筋
　　虚血の1例 …………………………………………………………… 103

16　夜間の胸部圧迫感を訴え来院した1例 …………………………… 108

［コラム］医師が基礎研究をする意義 ……………………………………… 114

Part 4 不整脈

17 心不全症状を認めた完全房室ブロックに対してDDDペースメーカ植込みを行った心サルコイドーシスの1例 ··············· 118

18 失神で搬送されBrugada型心電図を呈した1例 ············· 124

19 モニター心電図にてwide QRS頻拍を認めカテーテルアブレーションを施行した発作性上室頻拍の1例 ·············· 130

20 心室中隔基部の菲薄化領域に心室頻拍の回路を有した心サルコイドーシスの1例 ·············· 136

21 うっ血性心不全を契機に発見された心房細動に対して治療した1例 ·············· 144

22 外科手術によるワルファリン休薬時に全身性塞栓症をきたした1例 ·············· 152

23 心房細動に対するカテーテルアブレーションを施行した1例 ········ 159

24 冠攣縮性狭心症に伴う心室細動により心肺停止をきたしICD植込み術を施行した1例 ·············· 165

［コラム］基礎系大学院からポスドクへの道 ·············· 170

Part 5 心不全

25 左室壁運動は保たれているが，著明な血圧上昇と呼吸困難で搬送された1例 ·············· 174

26 呼吸困難で搬送され，左室壁運動低下を認めた1例 ·············· 182

27 難治性致死性不整脈が頻発する拡張型心筋症に対して植込み型補助人工心臓装着術を行った1例 ·············· 189

28 β遮断薬が著効した重症心不全の1例 ·············· 196

29 僧帽弁閉鎖不全症の1例 ·············· 202

30 CPAP無効な睡眠時無呼吸症候群の1例 ·············· 208

Part 6 そのほかの対応を急ぐ疾患

31 右冠動脈の急性心筋梗塞が疑われたが，のちに急性大動脈解離 （Stanford A型）の合併症状であったことが判明した1例…………216

32 DOACを導入することで早期に退院に至った急性肺血栓塞栓症 の1例 ………………………………………………………………223

33 不明熱で紹介され，病歴聴取で感染性心内膜炎が疑われた1例 ……………………………………………………………………232

34 呼吸困難の再発のため呼吸器内科より紹介された1例 …………238

索 引 ……………………………………………………………………244

著者一覧

■ 編　者

磯部　光章　東京医科歯科大学 特命教授・名誉教授／日本心臓血圧研究振興会附属榊原記念病院 院長

平尾　見三　東京医科歯科大学大学院医歯学総合研究科循環制御内科学／心臓調律制御学講座 教授／循環器内科 科長・不整脈センター長

足利　貴志　東京医科歯科大学大学院医歯学総合研究科茨城県循環器地域医療学講座 教授

合屋　雅彦　東京医科歯科大学医学部附属病院循環器内科 准教授／不整脈センター 副センター長

山本　貴信　東京医科歯科大学医学部附属病院循環器内科 助教

■ 著　者（五十音順）

足利　貴志　東京医科歯科大学大学院医歯学総合研究科茨城県循環器地域医療学講座 教授　［14，15章］

東　　亮子　久我山病院循環器内科　［4章］

稲葉　　理　Clinical EP Fellow, Asklepios Klinik St. Georg, Hamburg, Germany ［21，22章］

植島　大輔　Clinical Research Fellow, Cardiology Unit, Department of Cardiac, Thoracic and Vascular Sciences, University of Padova Medical School, Padova, Italy　［10，11章］

梅本　朋幸　東京医科歯科大学大学院医歯学総合研究科茨城県循環器地域医療学講座 助教　［31章］

川端美穂子　東京医科歯科大学医学部附属病院循環器内科 助教　［1，2章］

合屋　雅彦　東京医科歯科大学医学部附属病院循環器内科 准教授／不整脈センター 副センター長　［8，23章］

小菅　寿徳　つくば画像検査センター 副センター長　［29章］

小西　正則　東京医科歯科大学医学部附属病院循環器内科 助教　［25，26章］

篠岡　太郎　東京医科歯科大学医学部附属病院循環器内科 助教　［27，32章］

佐々木　毅　国立病院機構災害医療センター循環器内科 医長／不整脈センター センター長　［17，19章］

白井　康大　東京医科歯科大学医学部附属病院循環器内科　［24，28章］

手塚　大介　東京医科歯科大学医学部附属病院循環器内科 非常勤講師／ AIC 八重洲クリニック循環器内科　[30章]

秦野　　雄　東京医科歯科大学医学部附属病院循環器内科 助教　[12，13章]

前嶋　康浩　東京医科歯科大学医学部附属病院循環器内科 講師　[3，6章]

前田　真吾　東京医科歯科大学医学部附属病院循環器内科 特任助教　[9，20章]

松田　祐治　東京医科歯科大学医学部附属病院循環器内科　[14章]

柳下　敦彦　東京医科歯科大学大学院医歯学総合研究科先端技術医療応用学講座 助教 [18，33章]

山本　貴信　東京医科歯科大学医学部附属病院循環器内科 助教　[5，7章]

吉川　俊治　東京山手メディカルセンター心臓病センター循環器内科 副部長 [16，34章]

井原　健介　東京医科歯科大学難治疾患研究所生体情報薬理学 助教　[コラム]

高橋健太郎　東京医科歯科大学難治疾患研究所生体情報薬理学 特任助教　[コラム]

注　意

本書に記載した情報に関しては，正確を期し，一般臨床で広く受け入れられている方法を記載するよう注意を払った。しかしながら，著者ならびに出版社は，本書の情報を用いた結果生じたいかなる不都合に対しても責任を負うものではない。本書の内容の特定な状況への適用に関しての責任は，医師各自のうちにある。

著者ならびに出版社は，本書に記載した薬物の選択，用量については，出版時の最新の推奨，および臨床状況に基づいていることを確認するよう努力を払っている。しかし，医学は日進月歩で進んでおり，政府の規制は変わり，薬物療法や薬物反応に関する情報は常に変化している。読者は，薬物の使用にあたっては個々の薬物の添付文書を参照し，適応，用量，付加された注意・警告に関する変化を常に確認することを怠ってはならない。これは，推奨された薬物が新しいものであったり，汎用されるものではない場合に，特に重要である。

Part 1

回診のプレゼンに臨む

1 病歴のとり方

●ポイント
- 効率よく重要な情報を引き出すには，取得する情報を意識して問診を行うことが大切である．陰性所見も重要．
- プレゼン時には，供覧しているサマリーをさらに要約し，これまでの経過および今後の治療方針に重要なポイントのみをまとめる．

●はじめに：的を射た病歴聴取から，疑われる疾患を絞り込むことができる

「問診」では正確で詳細な病歴をとる必要があるが，一方的な問診は医療者の思い込みにより重要な情報を見逃してしまう可能性がある．重要なのは患者中心の問診であるが，効率よく重要な情報を引き出すには，取得する情報を意識して問診を行うことが大切である．「症状」「訴え」から疾患を広く想定した聴取が重要であり，症状の経過を追いながら，おのおのの疾患に限定および否定される情報収集を行う．陰性所見も重要であり，病歴に含める．

循環器疾患は緊急を要する疾患が多いことから，特に救急外来での診察時は常に患者の状態を確認し緊急性を考えながら，ときに身体所見をとりながら問診を行う必要がある．あるいは病態が緊急を要するような場合は，問診よりも治療が優先されることもあり，治療により病態が安定してはじめて病歴聴取が可能となる．

また，狭心症や発作性の不整脈の場合は，非発作時には身体所見や検査所見には異常がないことがほとんどであり，診断には病歴が非常に重要である．

病歴では，以下の点を網羅する．

(1) 主訴（自覚症状）
(2) 現病歴（時系列における症状の流れ）：「いつから」「発症様式（突然か，1～2時間で生じてきたか，1～2日のうちに生じてきたか）」「持続期間」「断続性か連続性か，進行性か」「誘因はあるか」「部位の拡がりはあるか」「症状の内容と種々の影響」「随伴症状」「全身状態」「治療の影響」．
(3) 既往歴：出生から現在に至るまでの健康状態，罹患した疾患およびその経過．

（4）家族歴・生活歴：血縁者の年齢と健康状態，死亡年齢と原因（突然死・心疾患・糖尿病・癌・喘息など）。食生活・嗜好品・運動・活動・ストレスについて。

（5）内服薬：常用薬や市販薬の使用。

●循環器疾患の主要症状

1）胸痛[1]（表1-1）

どのような痛みか，胸痛の持続時間，冷汗を伴うか否かに加えて，胸痛は広い範囲か指1本で指せる範囲なのか，痛みは呼吸や体位変換で増強するかどうかが重要である。圧痛は循環器疾患ではない可能性が高い。

「一番強い痛みを感じたときを10とすると，今の痛みはどれくらいか」，痛みの経過を確認する。

●狭心症

「圧迫感」「絞扼感」「重圧感」を胸部に感じる。ときに下顎や歯，左肩から腕・背部に放散する。労作時，興奮時，食後などにみられ，労作時の場合は，立ち止まったり，ニトログリセリン投与により数分間でおさまる。労作などの誘因により再現性をもって出現することが多い。あるいは夜中から早朝にかけてみられ，痛みで目が覚める場合もある。経過中，症状の閾値が低下してきていないか確認する。

問診から狭心症を疑う胸痛なのかどうかを判断し，胸痛の起こる状況により労作性狭心症・異型狭心症の鑑別をする。胸痛出現の閾値が低下している場合は不安定狭心症の可能性があり，入院・冠動脈造影の必要性を見極める必要がある。

●心筋梗塞

突然，これまで経験したことのないような胸を締めつけられる激しい痛みがみられる。冷汗や呼吸困難を伴うことも多い。持続時間は長く，30分以上持続することが多い。下顎や肩・背部・腕に放散する痛みを伴うことがある。ニトログリセリンは無効である。なかには，心窩部痛や嘔吐で発症することもある。高齢者，糖尿病症例では明らかな胸痛がないことも多い。

表1-1　胸痛の鑑別疾患

心疾患	狭心症，心筋梗塞，不整脈，心膜炎，心不全，弁膜症など
血管疾患	解離性大動脈瘤など
呼吸器疾患	肺塞栓症，気胸，肺炎，胸膜炎，膿胸，縦隔気腫，肺癌など
消化器疾患	食道破裂，逆流性食道炎，胆結石，胃十二指腸潰瘍，急性膵炎など
胸壁疾患，縦隔疾患	肋間神経痛，帯状疱疹，肋骨骨折，縦隔気腫など
心因性	心臓神経症，過呼吸など

初回の胸痛発作が心筋梗塞発症時の症例もあるが，大半は最も強い持続する胸痛の前に，狭心症による数分でおさまる胸痛発作を経験していることが多い。

●解離性大動脈瘤

突然，「鈍器で殴られたような」「引き裂かれるような」非常に激しい痛みが背部から前胸部にみられる。冷汗を伴うことも多い。移動して腹部に及ぶことがある。高血圧症やMarfan症候群の既往があることが多い。

●急性心膜炎

咳，嚥下，深呼吸または仰臥位により増強する。感冒症状が先行することが多い。

●不整脈（頻脈，期外収縮）

期外収縮の胸痛は数秒間持続し，安静時に感じることが多い。

●急性心筋炎，心不全，僧帽弁逸脱症，大動脈弁狭窄症，心臓神経症など

●呼吸器系疾患（肺塞栓症，気胸，肺炎，胸膜炎，膿胸，縦隔気腫，肺癌など）

呼吸困難や咳嗽を伴うことが多い。肺塞栓症の疑いがある場合，深部静脈血栓症を念頭に足の腫脹や疼痛の有無，最近受けた手術の有無，または長期の床上安静を要した疾病の有無について確認する。

●消化器系疾患（食道破裂，逆流性食道炎，胆結石，胆嚢炎，胃十二指腸潰瘍，急性膵炎など）

●胸壁疾患，縦隔疾患（肋間神経痛，帯状疱疹，肋骨骨折，縦隔気腫など）

2）動悸[2]（表1-2）

きっかけは何か，動悸の持続時間，動悸以外の症状（めまい，胸痛，息切れ，意識消失）の有無，家族歴や突然死のエピソードの有無が重要である。

●不整脈

速い動悸もあれば遅い動悸もあり，不規則なものから規則正しいものまで種々のものが存在する。自己検脈が可能であれば，心拍数はいくらか，脈は整なのか不整なのか，脈が抜けるのかまったく乱れているのか，何分続くかという情報により，期外収縮か，徐脈か頻脈発作か，頻脈であれば心房細動か上室頻拍かをある程度推定できる。「数分以上かけて徐々に脈が速くなり徐々に遅くなる」動悸は不整脈ではないことが多い。

*期外収縮

規則正しい脈だが，数回に1回脈が抜ける。「脈が飛ぶ」「抜ける」「一瞬ま

表1-2　動悸の鑑別疾患

心疾患	不整脈，心臓弁膜症，心筋症など
心疾患以外	内分泌性疾患，薬剤性，精神疾患，貧血，発熱など

たは持続時間が数十秒以内の胸部の不快感」「喉がつまる感じ」「きゅっとする胸の痛み」として感じることが多い。
　＊発作性上室頻拍
　「動悸が突然始まり，突然停止する」のを自覚できる点が大きな特徴である。
　＊発作性心房細動
　　動悸が突然始まり，脈が「まったく不規則にバラバラに打つ」「脈の触れ方が1拍ずつ異なる」。動悸の停止がはっきり自覚できないことも多い。

●内分泌性疾患（甲状腺機能亢進症，褐色細胞腫など）
●薬剤性（交感神経賦活薬，血管拡張薬，抗コリン薬，β刺激吸入薬，β遮断薬の中止など）
●精神疾患（うつ病，パニック障害，全般性不安障害，身体化障害など）
●貧血，発熱など

3) 呼吸困難[3, 4]（表1-3）

　呼吸困難は，多くの疾患で出現する非特異的な症状である。呼吸困難の持続時間，増強しているのか，きっかけは何か（動いたとき，階段を上がったとき，臥位），呼吸困難以外の症状の有無，痰や咳嗽の有無，薬剤・睡眠状態，家族歴や職業歴，喫煙歴も重要である。
　労作時の息切れの程度を表現するのに，NYHAの心機能分類がある（表1-4）。
●心不全
　感冒などの前駆症状はないか，下肢の浮腫・体重増加・食欲低下はないか，呼吸のしやすい体位を聴取する。夜間の咳嗽のみを訴える例もある。
●不整脈
　徐脈性不整脈では体動時にも心拍数が上昇しないので，呼吸困難を生じる。頻脈性不整脈で血行動態が破綻して血圧が低下すると，呼吸困難を認めることがある。
●肺塞栓症
　長時間の同一体位からの体動，脱水の有無，下肢の腫脹・疼痛の有無を確認する。

表1-3　呼吸困難の鑑別疾患

心疾患	心不全，不整脈など
呼吸器疾患	肺塞栓症，気管支喘息，気胸，慢性閉塞性肺疾患，肺炎，無気肺，縦隔気腫，肺癌など
その他（気道異常，神経筋疾患，耳鼻科疾患，内分泌代謝疾患，アレルギー疾患，中毒，外傷，精神疾患など）	

表1-4　NYHA（New York Heart Association）の分類

Ⅰ度：心疾患はあるが身体活動に制限はない。
　　　日常的な身体活動では著しい疲労，動悸，呼吸困難あるいは狭心痛を生じない。
Ⅱ度：軽度の身体活動の制限がある。安静時には無症状。
　　　日常的な身体活動で疲労，動悸，呼吸困難あるいは狭心痛を生じる。
Ⅲ度：高度な身体活動の制限がある。安静時には無症状。
　　　日常的な身体活動以下の労作で疲労，動悸，呼吸困難あるいは狭心痛を生じる。
Ⅳ度：心疾患のためいかなる身体活動も制限される。
　　　心不全症状や狭心痛が安静時にも存在する。わずかな労作でこれらの症状は増悪する。
（付）Ⅱs度：身体活動に軽度制限のある場合
　　　Ⅱm度：身体活動に中等度制限のある場合

（The criteria committee of the New York Heart Association. Nomenclature and Criteria for Diagnosis of Diseases of the Heart and Great Vessels, 9th ed. Little, Brown & Co., Boston, 1994, p.253-6）

●呼吸器系疾患（気管支喘息，気胸，慢性閉塞性肺疾患，肺炎，無気肺，縦隔気腫，肺癌など）

　気管支喘息の疑いがある場合，幼少時を含め過去に喘息の既往があるか，呼吸困難に季節的な変動があったかどうか，ピーナッツやそばなどの食物アレルギーの有無も聴取すべき重要な病歴である。

●そのほか，機械的閉塞，異物誤嚥，耳鼻科疾患，腎疾患や胸水貯留，血液疾患（貧血），重症感染症，内分泌代謝疾患，神経系疾患，アレルギー疾患，中毒，外傷，精神疾患など。

4）失神[5]（表1-5）

　失神時の状況，前駆症状なしに突然に症状が出現するのか，胸痛・動悸・呼吸困難・味の異常などの前駆症状がないか，起立時のみに生じるのか，何分続いたか，痙攣や麻痺，失禁などの症状が随伴しないか，失神時転倒して外傷を負っていないかなどを聞くことにより，原因についておよその判断ができる。

●徐脈性不整脈（洞不全症候群，房室ブロック，Adams-Stokes症候群，ペースメーカ機能不全）

　洞不全症候群（徐脈頻脈症候群）では，動悸がおさまるとともに失神を呈する。

●頻脈性不整脈（心室細動，心室頻拍，先天性・後天性QT延長症候群に伴うtorsades de pointes，上室頻拍）

　頻脈性不整脈により血行動態が破綻して血圧が低下すると，失神する。

●器質性心疾患（大動脈狭窄，肥大型心筋症，肺塞栓症，肺高血圧，心房粘液腫，心筋梗塞，重篤な冠動脈疾患，心タンポナーデ，大動脈解離など）

表1-5　失神の鑑別疾患

心原性	不整脈，器質性心疾患など
神経原性失神	血管迷走神経性，状況失神，頸動脈洞失神など
起立性失神	
心因性	
神経精神疾患	てんかん発作，一過性脳虚血発作など

●異型狭心症（それに随伴する心室不整脈）

　発作が朝に多く，胸痛が先行すれば異型狭心症の可能性があり得る。

●神経原性失神

　長時間立位後，疼痛，怒りやストレス，極度の緊張や興奮状態，アルコール摂取時などに前駆症状を伴い失神する。

●起立性失神

　脱水・出血・貧血がベースにある。起立時の血圧の変動を確認する。

●てんかん発作

　異様な味を感じたりした後に失神を起こす。

●回診でのプレゼンにあたって：必要事項は網羅しながらも，無駄を省いた簡潔でわかりやすいプレゼンを心がける

　慢性心不全や虚血性心疾患の症例のなかには，病歴が長く，また複数回の入院歴のある症例が多い。そのような症例も簡潔にまとめ，これまでの経過および今後の治療方針において重要なポイントのみをまとめる。プレゼン時には，供覧しているサマリーをさらに要約して省略できるところはどんどん省く。前回入院時の現病歴をそのままコピーして，最後に今回入院時の経過を追加しただけのプレゼンが散見されるが，もってのほかである。無駄のない，かつ落ちもない，わかりやすい病歴をとろう。

文　献

1) 日本循環器学会. 循環器病の診断と治療に関するガイドライン（2012年度合同研究班報告）. ST上昇型急性心筋梗塞の診断に関するガイドライン（2013年改訂版）

2) 日本循環器学会. 循環器病の診断と治療に関するガイドライン（2010年度合同研究班報告）. 不整脈の非薬物治療ガイドライン（2011年改訂版）

3) 日本循環器学会. 循環器病の診断と治療に関するガイドライン（2010年度合同研究班報告）. 急性心不全治療ガイドライン（2011年改訂版）

4) 日本循環器学会. 循環器病の診断と治療に関するガイドライン（2009年度合同研究班報告）. 慢性心不全治療ガイドライン（2010年改訂版）

5) 日本循環器学会. 循環器病の診断と治療に関するガイドライン（2011年度合同研究班報告）. 失神の診断・治療ガイドライン（2012年改訂版）

［川端美穂子］

2 回診時につっこまれない 心電図の読み方

●ポイント
・心電図を読むときは，見落としのないように順を追って所見をとり，それに対して心電図診断をつける。
・症例の病歴や他の検査所見を加味せず，心電図を素直に読む。
・急性期に心電図が変化する疾患では，変化の過程を提示し，それについての所見を述べる。

●はじめに：心電図を読むときは，見落としのないように順を追って所見をとり，それに対して心電図診断をつける

　心電図は以下の手順で読むと見落としがない[1]。
(1) 記録条件を確認（25 mm/s，10 mm/1 mV）
(2) 調律？　心拍数？
(3) P波は正常か？
(4) PQ間隔は正常か？
(5) QRS波は正常か？　軸，移行帯は？
　　軸を述べるときには，プラスあるいはマイナスをつけること。
(6) ST部分は正常か？
(7) QT間隔は正常か？

　　心電図の読みでは，所見と診断を別個に述べることが必要である。「PQ間隔が何msか」「何mmのST低下がどの誘導に認められるか」などが所見であり，それに基づいた「1度房室ブロック」「心筋虚血の疑い」などが診断である。「正常範囲内（within normal limits）」の心電図に見慣れていると，異常心電図がよりわかりやすくなる。

　回診でつっこまれない心電図の読み方も大事だが，もっと重要なのは，回診時にキーポイントの心電図をきちんと提示することである。プレゼンの際は入院時の心電図のほかに，不整脈の症例であれば不整脈時の心電図，虚血性心疾患の症例であれば虚血発作時の心電図など，個々の症例において重要な心電図を供覧できるように準備しておくことは基本中の基本である。また，心電図診

断はあくまでも心電図の診断である。症例の病歴や心エコーなどの他の検査結果を加味して心電図所見のない心電図診断をしてはいけない。

● ST部分の読み方

心電図を読む際に最も苦心するものの1つが，ST部分の判断だと思われる。ST部分の異常は心筋虚血を示唆することもあるので見落としてはならないが，正常でも軽度のST上昇・低下は認められる。ST上昇は，肢誘導で1mm未満，胸部誘導で2mm未満は正常範囲であり，Ⅲ・aVL・V1誘導の

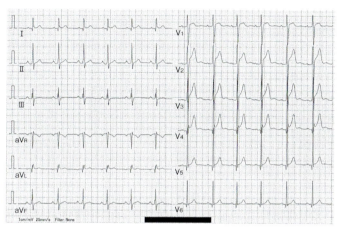

図2-1 24歳，男性。心疾患のない正常例の12誘導心電図。V1～V4誘導において下に凸のST上昇がみられるが，正常範囲である。

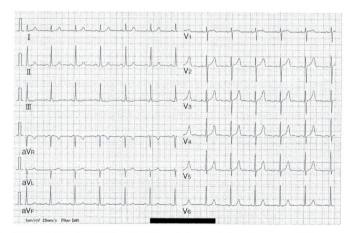

図2-2 67歳，女性。高血圧症にて加療中。これまで狭心症状なし。Ⅲ誘導において軽度ST低下がみられるが，正常範囲である。

1mm未満のST低下は正常の場合もある（図2-1, 図2-2）。特に若年男性では，前胸部誘導でのST上昇が目立つ。

　ST低下は，虚血のほかにも心室肥大を示唆する場合がある。その際は高電位を伴っており，合わせて心室肥大と診断する（図2-3, 図2-4）。ST低下を短絡的に心筋虚血の疑いと診断しない。一方，高電位の所見であるが，ST低下や左軸偏位，左房負荷などの随伴所見がないときは左室肥大とは診断できず，左室高電位の診断である（図2-5）。

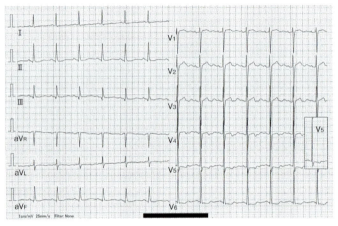

図2-3　90歳，男性，左室肥大。V5R 37mmと高電位，ストレイン型ST低下を示し，左室肥大の診断である。

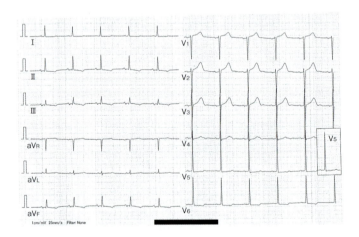

図2-4　88歳，女性，左室肥大。V5R 32mmと高電位，ST低下を示し，左室肥大の診断である。

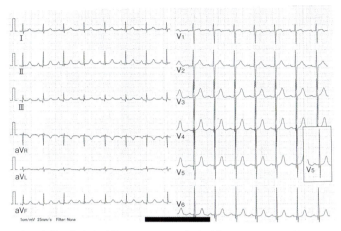

図2-5 72歳，女性，左室高電位。V5R 30mmと高電位であるが，ST低下はなく，左軸偏位や左房負荷なども認められず，左室高電位の診断である。

　虚血性心疾患症例では，症状のない安定時の心電図からST低下あるいは上昇を認めることが多い。そのような症例が胸痛を起こしたときに，新たな虚血発作かどうかの判断は心電図では困難なことがあるが，以前の心電図が入手可能であれば，それとST部分を比較して新たな変化があるかどうかを判断することが有用である。回診でも，このような症例では入院時の心電図の所見を述べたうえで，以前の心電図を並べて提示し，変化の有無についてコメントするとわかりやすい。

● 心電図から診断できること，疑われること，言い切れないこと：
　　症例の病歴や他の検査所見を加味せず，心電図を素直に読む
　心電図診断では，異常Q波を見逃してはならない。異常Q波とは幅が0.04秒以上，深さがR波の1/4以上と定義され，陳旧性心筋梗塞がその代表疾患であるが，心筋症や左脚ブロック，WPW症候群などでも認められる。Ⅰ・Ⅱ・aVL・V5・V6誘導で認められる小さなQ波は，心室中隔の興奮によって起こる中隔性Q波と呼ばれ，これは正常なQ波である（図2-1，図2-5）。一方，Ⅲ・aVL・V1誘導には正常でも幅の広い深いQ波がみられることがある（図2-6）。
　陳旧性心筋梗塞症例においても，梗塞が貫壁性であれば異常Q波を生じるが（図2-7），心筋壁の一部に残存心筋が認められる場合は，R波が減高するのみで異常Q波を伴わない場合もある。
　V1〜V3誘導にかけてR波が減高している所見をR波増高不良（poor R wave progression：PRWP）という。冠動脈灌流域に一致した領域の誘導に異常Q波が認められ，特にST上昇や冠性T波を伴う場合は陳旧性心筋梗塞と診断され

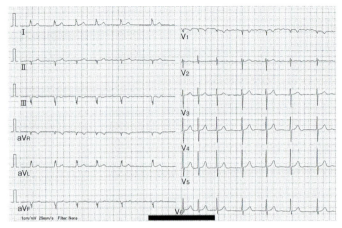

図2-6 79歳，女性。心房細動，陳旧性下壁心筋梗塞の疑い。Ⅲ・aVF誘導に異常Q波を認め，陳旧性下壁心筋梗塞が疑われるが，心エコーでは左室壁運動の異常は認められなかった。

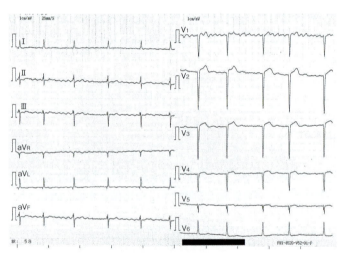

図2-7 73歳，男性。心房細動，陳旧性前壁中隔心筋梗塞。V₁〜V₅誘導でQSパターンを認める。

るが，心電図所見におけるPRWPのみからは陳旧性心筋梗塞とは断定できず，陳旧性前壁中隔心筋梗塞を疑うにとどまる（図2-8）。しかし，PRWPのみでは正常であることも多く，左室肥大・慢性閉塞性肺疾患・胸郭変形でもみられる所見である（図2-9）。

このように，心電図所見から診断がつけられる場合，疾患が疑われる場合，所見はみられても診断までは判断できない場合があるので，病歴を根拠とした

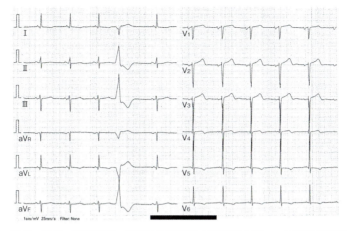

図2-8 68歳，男性。左房負荷，陳旧性前壁中隔心筋梗塞の疑い，心室期外収縮。V_1〜V_3誘導でR波増高不良，Ⅰ・aV_L・V_5〜V_6誘導で陰性T波を認める。

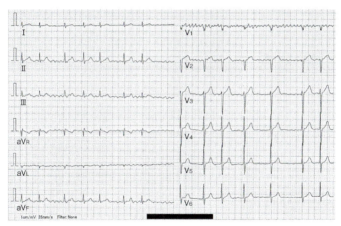

図2-9 62歳，男性。心房細動，R波増高不良。V_1〜V_3誘導でR波増高不良を認めたが，心エコーでは左室壁運動の異常は認められなかった。

飛躍した診断をつけるのではなく，心電図から読めることをそのまま述べる。

● 心電図の経時的変化：急性期に心電図が変化する疾患では，変化の過程を提示し，それについての所見を述べる

　急性心筋梗塞症例や，たこつぼ心筋症例などでは，日ごとに心電図が変化するため，毎日心電図を記録する。回診では入院時の心電図とともに，少なくとも回診直近の心電図は提示して，心電図変化について所見を述べるとよい。時間に余裕があるなら，心電図の経時的変化を示すと経過がわかりやすくなる。

この際も，まず入院時の心電図1枚を提示して所見を述べた後に，時系列に沿って心電図を並べて提示し，経時的な変化について述べる（図2-10，図2-11）。

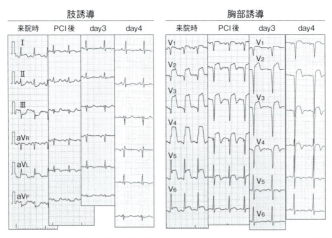

図2-10 65歳，男性。急性広範前壁心筋梗塞。来院時はⅠ・aVL・V₁～V₆誘導でST上昇，V₁～V₃誘導でQ波を認め，急性広範前壁心筋梗塞の診断である。また，Ⅱ・Ⅲ・aVF誘導ではSTが低下している。経過とともにST上昇は軽減し，冠性T波が出現，またV₁～V₃誘導におけるQSパターンを示している。

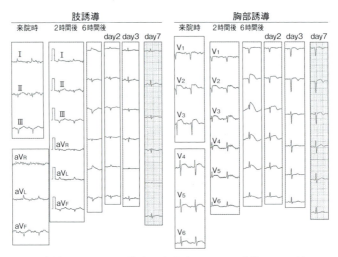

図2-11 79歳，女性。たこつぼ心筋症。来院時はV₁～V₆誘導でST上昇，V₁～V₂誘導でQ波・V₃誘導のR波増高不良，肢誘導における低電位差，左脚前肢ヘミブロックを示している。Ⅲ・aVF誘導でQ波を認めるものの幅は広くないと考える。急性前壁中隔心筋梗塞，低電位差（肢誘導），左脚前肢ヘミブロックの診断である。経過中Ⅰ・aVL誘導にもST上昇がみられ，T波は陰転化し，第7病日の心電図診断は，前壁中隔心筋梗塞の疑いである。軸は正常化している。

文　献

1) 磯部光章, 奥村謙 監. Electrocardiography A to Z：心電図のリズムと波を見極める（日本医師会生涯教育シリーズ）. 編・発行：日本医師会, 2015.

[川端美穂子]

3 病態を見据えた身体所見の とり方

●ポイント

- ・視診では，ひと目で循環器疾患の存在を示唆する所見を見逃さない。
- ・触診は，循環器疾患における血行動態の異常を示す所見の宝庫である。
- ・聴診は，心血管系における器質的・機能的異常を探り出すことのできる重要な技術である。
- ・身体診察は，患者診療の基本であるばかりでなく，医師−患者関係を良好に保つためにも大変重要な臨床スキルである。

●はじめに

　循環器疾患の画像診断法が著しく進歩した現在においても，患者の問題を解決するうえで最も基本的かつ重要な情報は患者の訴えと身体所見から得られるという事実に変わりはない。身体所見をとるための診察の一般的な意義として，①診断をつけるための情報収集，②臨床経過を観察するための情報収集，③好ましい医師−患者関係の樹立，などが挙げられる。循環器疾患の存在が疑われる患者に直面した場合，身体所見をとる際には命に関わる重篤な疾患を見逃さない「質」が要求される。急性疾患に遭遇した場合は，診断に時間がかかるほど治療に対する反応性が低下し，ときとして生命を脅かす事態ともなりかねないため，身体診察にも迅速性が要求される。さらに身体所見は，確定診断を得るために次に行うべき検査を判断するための重要な判断材料であることも忘れてはならない。ここでは，循環器疾患の病態を見据えた身体所見のとり方について解説する。

●視診：「ひと目でわかる」循環器疾患を見逃さない

　患者を診察する際，ひと目見て心血管疾患があることを推定することができるような特徴を見出すことができる場合がしばしばあるので，まず外観をしっかりと観察することが重要である。

1）顔貌

　両頬部の紅潮と口唇のチアノーゼを特徴とする僧帽弁顔貌（facies mitralis）は，経過の長い僧帽弁狭窄症患者にみられることが多いが，右心不全をはじめとする末梢循環不全を伴う心臓疾患でもみられる。眼球結膜に黄疸がみられた場合，肝原発性の疾患以外に，右心不全や重症循環不全の存在を鑑別に挙げるべきである。眼瞼の黄色腫（xanthelasma）や角膜輪は高コレステロール血症に合併する。アキレス腱肥厚も伴う場合は，家族性コレステロール血症を疑う必要がある。中高年者で耳朶に斜めに走るシワ（ear lobe crease）を認めた場合，冠動脈疾患を合併していることが多い。

　心血管系の異常を伴う頻度の高い先天的異常は，特徴的な顔貌が診断の手がかりになることが多い。心室中隔欠損症や心内膜床欠損症などの心奇形合併率の高いDown症候群は，「upward palpebral slant & epicanthus」という特徴的顔貌を呈している。下顎が小さく，前顎部が広く，口がとがっている特有な顔貌（elfin face：小妖精の顔）は，大動脈弁上狭窄を多く合併するWilliams症候群に特徴的である。両眼の間隔が広い特徴をもつ顔貌（hyperterolism）を呈している場合には，先天性肺動脈弁狭窄症やNoonan症候群を合併している場合が多い。

　心血管疾患を合併しやすい内分泌疾患もまた，顔貌に特徴があることが多い。甲状腺機能が亢進するために起こるGraves病は心房細動や高拍出性心不全を合併することが多いが，眼球突出や発汗過多を認めることも多い。甲状腺機能が低下すると徐脈・心嚢液貯留・うっ血性心不全を合併することがしばしばあるが，この場合は腫れぼったい顔面，外側1/3の眉毛の消失，まばらで乾燥した毛，乏しい表情といった特徴を有する粘液水腫顔貌を呈することが多い。成長ホルモンの過多によって発症する先端肥大症は，心肥大・高血圧・糖尿病・うっ血性心不全の合併率が高い疾患であるが，眉弓部の膨隆，鼻・口唇の肥大，下顎の突出といった特徴を有する先端巨大症様顔貌を呈する。コルチゾール過剰が原因として起こるCushing症候群もまた高血圧・糖尿病・うっ血性心不全の合併率が高い疾患であるが，満月様顔貌（顔に脂肪が沈着して満月のように丸くなった状態）が特徴的である。

2）体型

　Marfan症候群は，異常に長い四肢，長身瘦躯の体型，クモ状指（細くて長い指）といった体型異常によって特徴づけられるが，大動脈輪拡張による大動脈弁閉鎖不全症，僧帽弁逸脱による僧帽弁閉鎖不全症，動脈壁の脆弱性を原因とする解離性大動脈瘤など，重篤な循環器疾患を合併することが多い。先に述べたとおり，Down症候群は心奇形合併率の高い先天的異常であるが，小頭や低身長も特徴として挙げられる。大動脈縮窄症や二尖大動脈弁などの心奇形合

併率の高いTurner症候群やNoonan症候群は，低身長，翼状頸，耳の位置の異常などの特徴を有する。

3) 胸郭・四肢

樽状胸（barrel chest）は肺性心を合併することの多い慢性閉塞性肺疾患の存在を示唆する所見であり，脊柱後側弯症もまた肺性心を合併することが多い。男性の乳房を観察する際に重要な所見は女性化乳房（gynecomastia）であるが，ジギタリスやスピロノラクトンなどステロイド環をもつ薬物の長期内服により発症することが多い。皮膚や関節の過伸展を起こすEhlers-Danlos症候群は，心臓弁の逸脱・逆流，上行大動脈拡張，解離性大動脈瘤を合併することがしばしばある。

4) 皮膚

上肢・下肢の指の先端が広くなり，爪の付け根が隆起し，凹みがなくなった状態を「ばち指」と称するが，チアノーゼ性心疾患，感染性心内膜炎，慢性閉塞性肺疾患の存在を示唆する所見である。寒冷刺激にさらされた際に手指が白い蝋（ろう）のような蒼白色に変わり，しびれ感を伴うRaynaud現象は，膠原病の存在が疑われる所見であり，肺高血圧症が合併することがしばしばある。眼瞼結膜の点状出血や手掌側皮下の無痛性の小赤色斑（Janeway斑），有痛性で紅紫色の小結節（Osler結節）を認めた場合は感染性心内膜炎を強く疑う必要がある。脈圧の増加するときに手の指の爪を上から軽く押すと，爪床の白い部分と赤い部分が心拍に一致して前後する所見（Quinckeの拍動）が得られたら，大動脈弁閉鎖不全や甲状腺機能亢進症などの存在を疑う。浮腫の存在に気づいたら，まず全身に広がっているのか，もしくは下腿にとどまっているのかを把握する。そして脛骨前面を母指で圧迫して，圧痕が残るか否かを観察する。指を離して圧痕が残る場合，少なくとも4kgの体液の貯留が起こっていることが推定される。一方，40秒未満で消失する圧痕性浮腫の場合は，低アルブミン血症が疑われる。

5) 頸静脈

内頸静脈を視診にて直接に観察することはできないが，その拍動は皮下組織を介して観察することができる。右内頸静脈は静脈弁を介さず右房に直結しているため，頸静脈波の観察により，中心静脈圧をはじめとする右心系の心血行動態に関する重要な情報が得られる。右内頸静脈を観察するためには，胸骨と耳の乳様突起を線でつないだ線上の皮膚にペンライトで斜めに光を当てる。光でできた影が盛り上がり，心拍に合わせてへこんでいれば，内頸静脈が怒張していると判定できる。右内頸静脈圧を測定するには，ベッドの頭側を挙上し

て，患者の上半身が水平面に対して45度の角度をなすようにする。静脈拍動の最高点の高さが胸骨角から垂直方向に4.5cm以上あれば異常，すなわち中心静脈圧上昇と判断する。正常では右内頸静脈の拍動は，1心周期の間に2つの高まり（a波とv波）がみられる。大きいほうがa波，小さいほうがv波である。a波は心室の収縮直前に右房が収縮するために生じる静脈圧の高まりを反映しており，v波は右房内に末梢からの血液が充満して右房圧が上昇するときに生じる。v波の後の谷（y谷）は，三尖弁の開放と右房から右室への流入に伴う右房の虚脱である。a波の増高は，右室肥大・肺高血圧・三尖弁狭窄でみられる。v波の増高が観察される原因のほとんどは，三尖弁閉鎖不全である。

6）頸動脈

健常者において，頸動脈拍動はわずかしか見えないが，重度の大動脈弁閉鎖不全や甲状腺機能亢進症では亢進した頸動脈拍動をはっきりと観察できる。特に重症大動脈弁閉鎖不全では脈圧が増大するため，全身が心拍動に一致して揺れるde Musset徴候を認める。

●触診：血行動態の異常を示す所見の宝庫

1）末梢血管

末梢血管の触診では，血圧測定も含めると脈拍の大きさと速さ，左右差など循環器疾患の存在の有無を判断できる様々な情報が入手できる。健常者では上肢血圧の左右差は10mmHg以下であるが，動脈の閉塞機転がある場合は20mmHg以上の左右差がみられることが多く，閉塞性動脈硬化症・大動脈解離・胸郭出口症候群・高安動脈炎・大動脈縮窄症・大動脈瘤などの存在を疑う。収縮期血圧と拡張期血圧の差を示す脈圧は通常40〜50mmHgであるが，大動脈弁閉鎖不全症・僧帽弁閉鎖不全症・甲状腺機能亢進症・動脈管開存症などの疾患で増加し，大動脈弁狭窄症・心タンポナーデ・心不全・ショックなどで減少する。

脈圧は触診している指を持ち上げる高さに反映される。脈圧の増大した病態は大脈（pulsus magnus）であり，逆に脈圧の少ない状態は小脈（pulsus parvus）である。脈の大小と遅速は密接に関連しており，脈圧が大きい場合は，脈波の立ち上がりと消失も速い（速脈：pulsus celer）。脈圧が小さい場合は，遅脈（pulsus tardus）である。典型的な大脈・速脈は大動脈弁閉鎖不全症でみられる〔Corrigan脈，水槌様脈（water hammer pulse），反跳脈（bounding pulse）〕。僧帽弁閉鎖不全症・甲状腺機能亢進症・重症貧血などでも大脈・速脈を認める。小脈・遅脈は大動脈弁狭窄症などでみられるが，平坦脈とも称される。

正常時にみられる吸気時の収縮期血圧の低下は10mmHg未満であるが，吸気時の収縮期血圧が10mmHg以上低下する現象を奇脈（paradoxical pulse）と

呼ぶ。奇脈は心タンポナーデに特徴的であるが，緊張性気胸・収縮性心膜炎・左室肥大・心不全・呼吸器疾患・上大静脈閉塞症候群などでも認められる。

2) 頸動脈

頸動脈の触診を行う際は，脈の立ち上がりの速さ，大きさ（振幅），形などに注目する。立ち上がりの遅い拍動は大動脈弁狭窄を示し，弱くて振動（carotid shudder）を触れることもある。鋭く立ち上がる速脈はしばしば二峰性脈（bisferiens pulse）となり，重度の大動脈弁閉鎖不全や左室流出路が閉塞している肥大型心筋症に特徴的である。

3) 胸壁

心尖拍動の触診を行うと，心臓の肥大（圧負荷）・拡張（容量負荷）などの情報が得られる。心尖拍動は左側臥位にて第2・3指で触知する。小さい限局性の運動は指腹の先端でよく触れるが，振戦（thrill）は手掌の先端で最もよく触れる。心臓が通常の大きさであれば，心尖拍動は鎖骨中線よりも内側にあるので，鎖骨中線より外側で触れる場合は，心拡大がある可能性が高い。心尖拍動が強く触れる場合は，大動脈弁閉鎖不全・貧血・甲状腺機能亢進症など1回拍出量が亢進する病態の存在を考える。心尖拍動が駆出期に持続性（しばしばII音まで持続）に触知される場合は，中等度以上の左室肥大を考える。二峰性・抬起性（力強くて持続の長い）心尖拍動を認めたら肥大型心筋症の可能性を考慮する。心尖拍動のやや上方で収縮期に持続性の隆起を触知すれば，左室瘤を考える。

上行大動脈の拡張は第2肋間胸骨右縁で触れる。亢進した心音（肺高血圧時のII音，僧帽弁狭窄症のI音，人工弁の閉鎖音）などを触知できる場合がある。強い心雑音は胸壁に伝わり，振戦として触れることができる。低調成分・高調成分を含む心雑音は胸壁に伝搬しやすく，振戦が触知されるが，高調成分の強い雑音は必ずしも触知されない。振戦を触知すればLevine IV／VI以上の雑音があると考えられる。心室中隔欠損・大動脈弁狭窄症・僧帽弁閉鎖不全症では収縮期の振戦を，僧帽弁狭窄症・大動脈弁閉鎖不全症では拡張期の振戦を触知する。

4) 腹部

静脈圧の上昇がある患者では，半座位で息を止めずに軽い呼吸を続けた状態で右季肋部を10〜30秒間圧迫すると，頸静脈の怒張が出現ないし増強する（肝頸静脈逆流：hepato-jugular reflux）。健常者すなわち静脈圧の上昇がない状態であれば，腹部の圧迫による血液の右房への還流を防ぐ機構が働くため，頸静脈の拡張がみられても一過性である。この徴候は，慢性収縮性心膜炎や三尖

弁閉鎖不全など右心不全のほか，腎不全などにおける容量負荷や上大静脈症候群でみられる。吸気時に頸静脈拡張が観察されることはKussmaul徴候と呼ばれており，慢性収縮性心膜炎・右室梗塞・重症心不全などの病態で認められる。

　肝腫大は右心不全の特徴である。特に慢性収縮性心膜炎や三尖弁閉鎖不全の患者では高度の肝腫大を認め，肝臓の拍動を伴うこともある。感染性心内膜炎では，有痛性に肥大した脾臓を触知する。

●聴診：心血管系の器質的・機能的異常を探り出すことのできる技術

　循環器疾患における聴診の意義として，聴診でしか得られない病態に関する情報が得られるということがまず挙げられる。ギャロップ，血管雑音，心膜摩擦音などはその代表例である。次に，初診時における対象患者の疾患・病態の方向性を知ることができるのも，聴診のもつ特色である。弁膜疾患や心不全がその良い例である。

　聴診するときの基本的な体位は臥位・座位・左側臥位である。心尖部の聴診は，Ⅲ音・Ⅳ音や僧帽弁狭窄症のランブルを見逃さないためにも，まずベル型を用いて左側臥位で行う。低調なⅢ音・Ⅳ音は座位より臥位のほうがよく聴こえる。僧帽弁狭窄の拡張期ランブルは，左側臥位で聴取しやすい。大動脈弁の雑音，特に拡張期雑音は，座位で少し前屈位をとると最も強くなる。左側臥位にて聴診を行うと心臓が胸壁に近くなるため，僧帽弁雑音が聴取しやすい。僧帽弁逸脱症や閉塞性肥大型心筋症では，しゃがんだ姿勢から立位をとらせるとクリックや心雑音が増強する（dynamic auscultation）。左側臥位で心尖部をベル型で聴診した後に，高周波の音域の心音を強調する膜型に変えて，①心尖部：左第5肋間と鎖骨中線の交点（左室領域）→②胸骨左縁第4肋間（右室領域）→③胸骨左縁第2肋間（肺動脈領域）→④胸骨右縁第2肋間（大動脈領域）の4領域を順番に聴診する。異常が疑われた場合は，聴診器を少しずつずらしながら最もよく聞こえる部位を探す（移行聴診法：インチング）。

1）Ⅰ音

　Ⅰ音とは僧帽弁および三尖弁の閉鎖音のことであり，心尖部でよく聴取される。Ⅰ音の強度は，①左室収縮開始時の僧帽弁の位置，②左室収縮力の強さ，③僧帽弁の硬さ，の3点で規定されている。Ⅰ音の亢進を認めたときは，貧血，頻脈，心電図上のPR短縮，僧帽弁狭窄症（左室収縮力の増大を反映）の存在が疑われる。反対にⅠ音の減弱を認めたときは，心拍出量低下，心電図上のPR延長，僧帽弁閉鎖不全症（左室収縮力の減少を反映）の存在が疑われる。

2）Ⅱ音

　Ⅱ音とは大動脈弁および肺動脈弁の閉鎖音のことであり，心基部でよく聴取

される。Ⅱ音は大動脈成分（Ⅱa）と肺動脈成分（Ⅱp）の2つの成分からなる。そのため，Ⅱ音は分裂して聴取されるわけであるが，その分裂パターンには生理的分裂，病的呼吸性分裂，奇異性分裂，固定性分裂の4つがある。これらⅡ音の分裂は，胸骨左縁第2～3肋間（肺動脈領域）で聴取しやすい。

Ⅱ音の正常分裂は呼気時で単一であるが，吸気時にはⅡpが遅れるために分裂して聴取されるのが特徴である。高血圧症ではⅡaが正常よりも大きくなることがあり，心筋収縮力低下に伴って大動脈の弾性反動力が減少するとⅡaは正常よりも小さくなる。心尖部でⅡpを聴取できる場合はⅡpが正常よりも大きくなっている状態と考えられ，肺高血圧症や心房中隔欠損症，心室中隔欠損症など肺動脈の血流が多くなる病態が潜んでいると考えられる。反対に高度肺動脈弁狭窄など肺動脈の血流が少なくなる病態では，Ⅱpが正常よりも小さくなる。Ⅱpの遅延もしくはⅡaの早期閉鎖が起こると，Ⅱ音は広く分裂する。右室の興奮の電気的遅延をきたす右脚ブロックや，右室の容量増加をもたらす心房中隔欠損症や心室中隔欠損症は，肺動脈弁閉鎖を遅らせる原因となり，Ⅱpが遅延する。心タンポナーデではⅡaの早期閉鎖が起こるため，Ⅱ音の広い分裂が起こる。Ⅱ音の分裂の呼吸性変動が20ms未満にすぎない場合が，Ⅱ音の固定性分裂である。Ⅱ音の固定性分裂をきたす代表的な病態は心房中隔欠損症であるが，心不全が生じると両心室は容量や圧の変化に対応しづらくなるため，Ⅱ音の固定性分裂が起こる。Ⅱ音の奇異性分裂はⅡaが遅れることによって生じるが，左室の脱分極が遅れる病態，例えば完全左脚ブロック（CLBBB），LBBBタイプのWPW症候群，大動脈弁狭窄症で聴取される。

3）Ⅲ音，Ⅳ音

Ⅲ音とは前収縮期に聴取される音，Ⅳ音は拡張期に聴取される音であるが，いずれも心尖部でよく聴取される。Ⅲ音は拡張期に心室に対して負荷がかかる状態で聴取される。Ⅲ音は心尖拍動に近接させると聴取しやすくなるので左側臥位にする。若年者や妊婦ではしばしば生理的Ⅲ音が聴取されるが，40歳以上でⅢ音が聴取されれば異常である。病的なⅢ音は，僧帽弁閉鎖不全やうっ血性心不全などでよく認める。呼吸困難の患者でⅢ音が聞こえれば，心不全と確定できる（特異度95%以上）。Ⅳ音は心室のコンプライアンスが低下した状態で聴取されるので，Ⅳ音が聴取されたら心臓に異常があると考えてほぼ間違いない。Ⅳ音が聴取される病態には，高血圧などによる左室肥大，閉塞性肥大型心筋症，陳旧性心筋梗塞，心アミロイドーシスなどがある。Ⅲ音・Ⅳ音は，頻脈のときに聴くとⅠ音・Ⅱ音と合わせて馬が駆けているときのような奔馬調律（gallop rhythm）となり，心不全のサインとして重要である。Ⅲ音は「ダッタハ，ダッタハ」（オッカサン）と聞こえ，Ⅳ音は「ウダッタ，ウダッタ」（オトッツアン）と聞こえる。

僧帽弁前尖の開放によって生じる音が開放音（OS）であり，心尖部でよく聴取される。OSは僧帽弁が開くタイミングの拡張早期，すなわちII音の直後に続く高調音（高周波でカチンという音）である。OSは心尖部と胸骨下部左縁の中間に最強点をもつ。僧帽弁狭窄症の約90％でOSを聴取でき，診断上重要な所見である。IIa-OSの間隔は重症の僧帽弁狭窄症で短縮する。

4) 心雑音

　心雑音とは正常な心臓では発生しない異常心音のことであり，心臓疾患の診断の目安となる重要な症候である。心雑音を聴取するうえで，①時相，②収縮期・拡張期・連続性，③音の強度：6段階に分類（Levine分類），④最強点の部位，⑤音の性状（rough，harsh，soft，musical，blowing，rumble），⑥放散の方向，⑦呼吸性変動，⑧負荷による変化，の8項目に留意する必要がある。

● 収縮期雑音

　収縮期雑音は，「音の強弱変化（駆出性—ダイヤモンド型—か，汎収縮期か），音の長さなどによって鑑別可能」ということになっているが，実際には聴診だけでは鑑別しにくい例が少なくないため，診察においては単に音からだけで判断するのではなく，心尖拍動・頸動脈波も組み合わせる必要がある。病歴上で運動耐容能の低下など心不全症状がみられるときには，心尖拍動の位置・胸部X線・心電図などにより心拡大・心肥大なども合わせた判断をすることで，決定的な誤りを防ぐことが最も重要である。

　収縮期駆出性雑音を呈する代表的な疾患として，大動脈弁狭窄症・肺動脈弁狭窄症・閉塞性肥大型心筋症・心房中隔欠損症が挙げられるが，心疾患がなくとも「機能性雑音」として収縮期駆出性雑音が聴取されることがある。

　収縮期逆流性雑音は高圧系から低圧系へ，異常な開口部を通過することにより発生する。収縮期逆流性雑音を呈する代表的な疾患として，僧帽弁閉鎖不全症・三尖弁閉鎖不全症・心室中隔欠損症が挙げられる。

● 拡張期雑音

　拡張期雑音には，拡張期灌水様（逆流）雑音，拡張期ランブル，前収縮期雑音の3種類があるが，これらは音のタイミングも音質もまったく違うので，鑑別に苦労することは少ない。

　拡張期灌水様雑音はII音直後からI音まで続く高調な拡張期雑音で，胸骨左縁第4肋間（大動脈領域が最強でないことに注意）に最強点を有し，大動脈弁閉鎖不全症で聴取される。大動脈弁の逆流量が多くなると，大動脈を通る血流量も多くなり，相対的な大動脈弁狭窄に似た病態となり，収縮期に駆出性雑音を聴取する。

　拡張期ランブルと前収縮期雑音は，ともに僧帽弁狭窄症で聴取される。拡張期に僧帽弁が開き左房から左室に血液が流入する際に圧較差が生じて，拡張期

ランブルとして雑音を生じる。また前収縮期雑音は，狭窄僧帽弁口を介して左房が収縮し左室内に血液を送り込むときに生じる雑音である。大動脈弁閉鎖不全症で心尖部に聴かれる低調性拡張期雑音は Austin Flint 雑音として知られるが，器質的な僧帽弁狭窄症の雑音に似た心尖部の拡張期ランブルであり，大動脈弁閉鎖不全症の血流が僧帽弁の完全な開放を妨げることにより生じる。

　心膜摩擦音は臓側心膜層と壁側心膜層の炎症性癒着部のずれにより生じる心雑音である。心膜摩擦音は高調またはひっかくような音で，「なめし皮がこすり合わされるときに生じるような，軋るような音」と表現される。この雑音は，患者が呼気で息を止め，前傾したり四つん這いになったりすると最もよく聴こえる。心膜摩擦音は急性心膜炎・膠原病性心膜炎・心筋梗塞後・心膜切開術後などで聴取される。

●頸動脈の雑音

　頸動脈を聴診する際は，左右の頸動脈上に聴診器をあてて，収縮期の血管雑音を聴取する。高度の場合は持続性の血管雑音を聴取する。大動脈弁狭窄の場合は大動脈部位から左右頸動脈部位にかけて収縮期血管雑音を聴取する。

●おわりに

　身体所見は循環器疾患に限らず，患者診療の基本である。特に心臓弁膜症をはじめとする器質的心疾患の診断においては長い歴史をもち，科学的根拠に裏づけられた技術である。身体所見は感度・特異度において画像診断法をはじめとする近代的な検査より優れているものではないが，その欠点を上回る利点があることを忘れてはならない。また，入院患者を毎日診察して身体所見をとることは診療の質向上をもたらし，かつ医師‐患者関係を良好に保つことができるので，大変重要である。

参考文献

・Constant J (ed). Bedside Cardiology, 5th ed. Lippincott Williams & Wilkins, Philadelphia, 1999, p.352.

［前嶋　康浩］

4

ざっくり評価の心エコー

●ポイント

・心エコーレポートの注目すべき所見と解釈をざっくりとおさえる。
・弁膜症のフォロー期間の目安を知っておこう。

Case

症　例　74歳，女性
家族歴・生活歴　特記事項なし
既往歴　糖尿病と高血圧症で内服加療中。糖尿病コントロール目的で入院中
に，「以前，弁膜症を指摘されたことがある」とのこと。胸部X線写真で心
拡大なし。心電図は洞調律で正常範囲内であった。聴診してみたが，雑音が
あるものの何に起因するか判断できず，心エコーを施行することとした。
　　心エコーレポートは戻ってきたが，さて，どのように判断するか。

●心エコーレポートの解釈 （図4-1，図4-2）

　まず，「観察状態」で描出不良がないかを見る。本例は何も記載がないの
で，通常どおり検査が行えたことになる。描出不良例では，検査値や評価自体
が参考値となることがある。心電図（ECG）で心房細動がなかったかなども確
認する癖をつけたほうがよい。本例では洞調律（sinus rhythm）である。

　Mモード計測では，左室サイズ，左室肥大の有無，EF（ejection fraction）
を見る。本例では，左室拡張末期径（LVDd）は55mm以下，心室中隔壁およ
び後壁厚（IVSd，PWd）ともに12mm以下であり，左室拡大・左室肥大はな
い。EFは55%以上が正常であるが，EF 70%と保たれている。次に左房拡大
の有無を確認。左房容積係数（LA volume/BSA）は49.6ml/m^{2}であり，カット
オフ値34ml/m^{2}より大きく，拡大している。

　弁を見てみると，中等度大動脈弁逆流（moderate AR）がある。弁接合部中
央からのARジェットで，石灰化を伴うことから退行変性（加齢性変化）によ
るARと考えられる。また，AR-PHT 200（300）ms以下の場合には重度（se-
vere）ARで左室拡張末期圧上昇の可能性を考えるが，本例ではAR-PHT

26　Part 1 回診のプレゼンに臨む

検査診断・リコメンデーション

所見

LA・RA : dilatation of LA
Ao :
AV : moderate AR , calcification of AV cusps
MV : mild-moderate MR , calcification of MV
TV : mild TR
PV・PA : mild PR

観察状態:
体位:左側臥位　　　　　**呼吸:息止め可**　　　　ECG:sinus rhythm

身長　158cm 体重　57.8kg BSA　1.58m2 (患者自己申告値)

M-modeで記録		正常値				
AoD		34.3	mm(20-36)	E/A	1.12	
LAD		37.7	mm(25-42)	DcT	311.4	msec
IVSd		10.4	mm(6-12)	E	1.00	m/s
LVDd		52.6	mm(37-55)	A	0.89	m/s
LVDs		31.8	mm(26-35)	E/E'(sep)	17	
PWd		10.4	mm(6-12)	E'(sep)	0.06	m/s
FS		40	%(25-32)	E'(lat)	0.07	m/s
EF		70	%(≧55)	PV Flow	S>D	
IVC(呼気)		11.6	mm(≦21)			
呼吸性変動		(+)				

LA・RA
　dilatation of LA
　　LA=45.3mm×46.5mm, RA=25.2mm×44.0mm(4cv)
　　LA volume=78.4ml, LA volume/BSA= 49.6ml/m2

Ao
　大動脈弁輪径= 21.4mm , Valsalva= 34.3mm , STJ= 26.1mm , a-Ao= 37.6mm
　arch-Ao= mm , d-Ao= 29.1mm , abd-Ao= 24.1mm

AV
　moderate AR
　calcification of AV cusps
　　LV-Ao ; maxV=1.94m/s, maxPG=15.1mmHg, meanPG=7.5mmHg

　　ARjetは三尖接合中央から発生。
　　AR jet/LVOT= 34% , AR jet到達距離= 87.7mm , AR PHT= 569msec
　　d-Ao拡張期逆流(+) , abd-Ao拡張期逆流(-)

MV
　mild-moderate MR
　calcification of MV
　　MR jet area= 5.63cm2
　　弁の可動性は保たれている

TV
　mild TR
　　TR max PG=18.9mmHg

PV・PA
　mild PR
　　PR jet 拡張末期圧 ; maxPG=3.1mmHg
　　PA血流のAcT/ET=0.39(AcT=144.2msec)

コメント

LVH(-),LV asynergy(-)

図4-1　当院の心エコーレポート

569msであった〔AR-PHTは，200(300)〜500msで中等度，500ms以上で軽
度大動脈弁逆流[1,2)〕。ARがあった場合，Valsalva洞-上行大動脈のサイズを
確認する。40mm以上は拡大と判断するが，本例では拡大はない。僧帽弁は軽
度〜中等度の僧帽弁逆流(mild to moderate MR)。中等度以下の弁膜症は，そ
の時点で問題となることは少ない。三尖弁は軽度三尖弁逆流(mild TR)でTR

4 ざっくり評価の心エコー 27

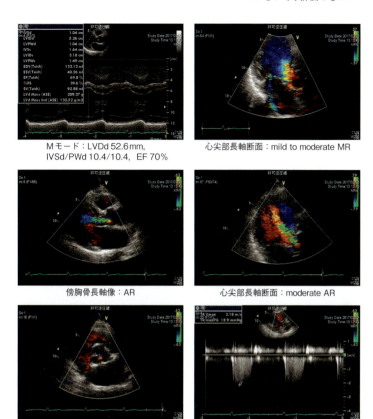

図4-2 74歳，女性の心エコー画像。Mモード，胸骨長軸像，短軸像，心尖部長軸像，最大TR圧較差。大動脈弁は三尖弁で，接合面中央からARを認め，逆流ジェットは乳頭筋レベルに達しておりmoderate ARと考える。左室拡大なく，EF 70%。大動脈の拡大を認めない。最大TR圧較差は18.9 mmHg。MRはmild to moderate程度。

　最大圧較差（TR maxPG）は18.9 mmHgとある。カットオフ値は最大TR流速2.8 m/s，最大TR圧較差30 mmHgであり[3]，本例は正常範囲内である。

　右心系の拡大の記載はない。下大静脈（IVC）は21 mm未満で拡大なく，呼吸性変動もあるため，右房圧は正常（推定3 mmHg）となり，肺高血圧の可能性は低いと考えられる。

　まとめると，加齢性変化に伴ったmoderate ARで，上行大動脈拡大もなく，左心機能は保たれている。左房拡大は，74歳という年齢の影響，ARによる左室容量負荷，mild to moderate MRの容量負荷も軽度影響している可能性はある。右心負荷・肺高血圧は呈していないため，左房拡大は現時点で問題とならない，という結果となる。

現時点で循環器内科へのコンサルトは不要であり，退院後のmoderate ARのフォローは，症状・臨床所見（胸部単純X線写真での心拡大や，心雑音，拡張期血圧低下など）で増悪がない場合，2〜3年後の心エコーフォローアップでよい[4]。

● 心エコー所見のざっくりとした見方

レポートを手にしたとき，まずざっくりと目を通す項目。
(1) 左室駆出率（EF），左室拡大の有無，左室肥大の有無，asynergyの有無
(2) 左房のサイズ。心房細動例では左心耳内の血栓の有無を確認
(3) 弁膜症の有無
(4) 右心負荷の有無
(5) 他の異常がないか─心嚢液貯留の有無，腫瘤の有無など

1) EF，左室拡大，左室肥大の有無，asynergyの有無

心エコーを施行する目的の1つに，心機能評価がある。ここでいう心機能とは，左室収縮力を指し，EFのことである。EFは50〜55%以上が正常，それ以下では左室収縮機能低下ということになる。簡易なMモードで求められるEFを用いることが多い。壁運動異常（asynergy）や左室が回転楕円体でなくなるような疾患（拡張型心筋症，肥大型心筋症など）では，MモードによるEFは使用できず，modified Simpson法によるEF（心尖部からの描出で，四腔像・二腔像の左室内腔をトレースして求めるEF）の値がレポートされる。

Mモードで心室中隔壁厚径（IVSd）と後壁厚径（PWd）12mm以上のときに，左室肥大と考える。高血圧症や大動脈弁狭窄症では，求心性左室肥大となることが多い。高血圧症や大動脈弁狭窄症がなく，求心性左室肥大が高度な場合，心アミロイドーシスも考える必要がある（図4-3）。心アミロイドーシスの

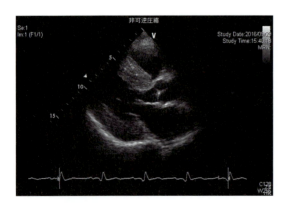

図4-3 心アミロイドーシスの傍胸骨長軸像。前壁中隔と後壁は22mmと著明に肥厚。granular sparkling signを認める。

心エコー所見では左室のgranular sparkling signが有名だが，ゲインによっては左室肥大でも同様に見えることもあり，これだけで判断できるものではない。左室拡張機能障害の程度や，心電図で低電位の所見があるかなども含めて考えていく必要がある（図4-3）。また，心尖部のみや後壁以外の左室壁肥厚など局所の高度肥大（15mm以上）がある場合は，肥大型心筋症を疑う必要がある。

　Mモードで LVDd＞55mmは左室拡大と考える。BSA＞2.0など体格が大きい場合は体格補正（BSAで割る）をして，正常値を確認するとよい。

　asynergyとは局所壁運動低下のことである。冠動脈支配領域に一致してasynergyがある場合，虚血性心疾患の有無を考えなくてはならない。壁運動異常の重症度は，normokinesis（正常），hypokinesis（収縮低下：mild，moderate，severe），akinesis（無収縮），dyskinesis（逆運動）がある[2]。asynergyがあり，左室壁の菲薄化や輝度上昇がある場合は，陳旧性心筋梗塞後の可能性が高い。ただし，asynergyイコール虚血性心疾患ではない。虚血性心疾患以外で壁運動異常を呈するものとして，左脚ブロック・ペーシングリズム・心筋症・心サルコイドーシス・右心負荷（心室中隔の扁平化・奇異性運動）・開心術後（心室中隔の異常運動）でも局所壁運動異常をきたすことはある。心サルコイドーシスの典型例は，心室中隔基部の限局性壁運動低下と菲薄化であるが，後壁基部など別の部位にも限局性菲薄化を認めることや，びまん性に壁運動低下が生じることがある。また左室肥大では，基部中隔から前壁中隔で壁運動が低下して見える場合があり，肥満例では下壁が横隔膜に押されるため壁運動が低下して見えることもある。大動脈弁閉鎖不全症では，大動脈弁逆流ジェットが当たっている左室壁の壁運動低下や内膜面の輝度上昇（線維化）が生じることもあり，逆流ジェットの当たる部分も注意して観察する必要がある。

2) 左房サイズ

　左房容積係数34ml/mm²以上を左房拡大と考える[3]。左房容積係数は心尖部四腔像と二腔像から左房をトレースして求められる。Mモードでの左房径はあてにならないことを覚えていてほしい。

　左房拡大がある場合，
・心房細動などの上室不整脈の有無
・左室肥大，左心機能低下，弁膜症などにより，左室拡張末期圧が上昇，左房圧も上昇し，左房が拡大
・僧帽弁閉鎖不全による慢性的な容量負荷による左房拡大や，僧帽弁狭窄症による左房圧負荷による左房拡大
などが考えられる。

　左房拡大があり，肺高血圧が疑われる場合（肺疾患や肺血管疾患は除外），

30　Part 1　回診のプレゼンに臨む

左心系の負荷にて肺静脈圧上昇・肺毛細血管圧上昇・肺動脈圧上昇となり，肺高血圧・右心負荷を呈している可能性を考える。肺血管圧の上昇は，労作時息切れなどの心不全症状と直結しており，左房拡大の有無と肺高血圧の有無をチェックすることは重要である。

3) 弁膜症

　重症度は trivial，mild，moderate，severe と分類される。mild 以下の弁膜症は健常者でも認められ，臨床上問題となることは少ない。moderate 以上で注意する。

●弁逆流

　moderate 以上の場合，弁逆流の原因〔一次性：退行変性（石灰化），逸脱，弁尖短縮，穿孔，二次性か〕を確認する。severe の評価のものは，左室拡大の有無，EF，他の弁膜症の有無についても確認するとともに，自覚症状の有無を確認し，手術適応かを検討する必要がある。

　僧帽弁閉鎖不全症（MR）では，容量負荷により左房拡大・左室拡大を呈する。収縮期に大動脈への拍出に加え，低圧系の左房へ拍出（逆流）するため，EF は見かけ上高値となる。よって severe MR では，EF 60% 以下の場合は左心機能低下しており，EF 60% だから収縮能正常と判断してはいけない。MR は，僧帽弁自体の異常による場合と，二次性（左室拡大や EF 低下による tethering，弁輪拡大）がある。二次性の場合は，原因改善にて MR も改善する場合がある。severe MR の心エコー指標は，MR ジェット到達（angiographic grade）3〜4＋ のほかには，vena contracta≧0.7cm，逆流量（RV）≧60ml（二次性では≧30ml），逆流率（RF）≧50%，有効逆流弁口面積（ERO）≧0.4cm^2（二次性では≧0.2cm^2）などがある[4]。severe MR では，無症候性の場合でも，EF 低下（EF≦60%），左室拡大（LVDs≧40mm）があれば手術適応検討が必要であり，特に注意する。また，弁尖逸脱の部位も重要で，後尖に限局した逸脱では，多くの場合，僧帽弁形成術が行える。severe MR で高い確率で弁形成の成功が見込まれる場合は，無症候性で EF や LVDs が保たれている症例でも手術適応となる場合がある[4]。

　大動脈弁閉鎖不全症（AR）では，左室への容量負荷により，左室拡大と左室肥大（遠心性肥大）となる。severe AR の心エコー指標は，AR ジェット到達（angiographic grade）3〜4＋ のほか，vena contracta＞0.6cm，逆流量（RV）≧60ml，逆流率（RF）≧50%，ERO≧0.3cm^2 などがある[4]。severe AR では自覚症状がある場合以外に，無症候性の場合でも EF＜50% の場合や，EF≧50% かつ LVESD＞50mm（LVDs/BSA＞25mm/m^2），手術低リスク患者で EF≧50% かつ LVDd＞65mm でも手術を検討する[4]。moderate AR でも，他の心臓手術がある場合は大動脈弁置換術の適応となる[4]。若年の AR では先天性二尖

弁であることが多く，傍胸骨長軸像では収縮期に大動脈弁のドーミングや短軸像での弁尖の枚数，縫線（raphe）の位置，冠動脈起始部の確認，逸脱の有無（通常，癒合弁尖が逸脱する）を確認する。二尖弁では上行大動脈拡大を合併することが多く，50〜55mm以上で大動脈弁・大動脈置換術の適応検討となる[4]。二尖弁severe AS・AR例では，大動脈径45mm以上で大動脈弁置換術に加え上行置換術も適応検討となるので，上行大動脈サイズにも注意する[4]。

●弁狭窄

退行変性（加齢性変化）に伴うものがほとんどで，リウマチ性弁膜症は現代では少なくなった（超高齢者のみ）。弁狭窄の場合も，moderate以上で気にしてほしい。

大動脈弁狭窄症（AS）では，弁狭窄程度と合わせ，三尖弁か二尖弁かを確認する。開放制限の原因が，リウマチ性（交連部癒合あり，小さな逆三角形の形で開放）か退行変性（交連部は癒合せず，弁腹中心に石灰化変性。Y字の形で開放）かもチェックする。通常，大動脈弁通過血流速は1.0m/s前後であり，2.0m/s以上がmild ASと判断される。EF正常例で，大動脈弁通過血流2.0〜2.4m/sと軽度高値で大動脈弁石灰化を伴うものの大動脈弁口面積が小さくないものは，大動脈弁硬化症とすることもある。大動脈弁通過血流速≧4.0m/s，左室-大動脈平均圧較差≧40mmHgでsevere ASと判断されるが，基準値以下でも重症と判断される例（low-flow low-gradient ASなど）もあるので，専門医へのコンサルトは必要である[4]。EFが50%以上あるか，左室肥大や左室狭小化の有無も注意する。severe ASで失神・狭心症・心不全症状などが出現した場合は手術適応となるため，軽微な自覚症状にも注意する必要がある。

僧帽弁狭窄症（MS）のほとんどはリウマチ性であるが，弁輪部石灰化（MAC）や退行変性に伴う石灰化によるMSもある。心エコー所見に「AML（前尖）のドーミング，交連部癒合」の記載があれば，ほぼリウマチ性でよいだろう。この場合，大動脈弁でも交連部癒合を呈している可能性があり，ASの有無を確認するとよい。MSの典型的な心エコー所見は，僧帽弁石灰化と開放制限，AMLのドーミング，著明な左房拡大と小さな左室である。EFは保たれていることが多い。MSでA波>1.5m/sでは，僧帽弁狭小化に伴った左房圧高値を疑う[3]。severe MSでは，僧帽弁弁口面積≦1.5cm^2，心不全症状の有無，収縮期肺動脈圧高値（PASP>30mmHg），新規発症の心房細動，左房内血栓の有無を評価し，手術適応を検討する[4]。

4）右心負荷の有無

右室・右房のサイズや肺動脈拡大の有無を確認する。計測上の右室・右房拡大のみでなく，左心系とのバランスが保たれているかが大事である。著明な右室の拡大は右心系への容量負荷の可能性があり，心房中隔欠損症などの左→右

シャント疾患の有無をチェックする。肺疾患・肺血管疾患などで肺高血圧がある場合も，右心系は拡大する。

推定肺動脈収縮期圧（PASP）は，TR最大圧較差＋右房圧で求められる。推定右房圧は下大静脈（IVC）で評価し，IVC≦21mmかつ呼吸性変動があれば右房圧3mmHg，IVC＞21mmかつ呼吸性変動がない場合は右房圧15mmHg，それ以外の組み合わせでは右房圧8mmHgと考える[5]。最大TR流速が2.8m/s（最大TR圧較差30mmHg）以上，推定PASP 35〜40mmHg以上あれば，肺高血圧の可能性があると考える[5]。心エコーでは肺高血圧を診断できるわけではなく，あくまで「肺高血圧っぽいかどうか」の評価のみできる。2015 ESC/ERC肺高血圧ガイドラインでは，IVCによる評価は計測部位により不正確となる場合も多く，心エコー評価はPASPではなく最大TR流速を用いている[6]。TR≦2.8m/sで他の右心負荷を疑う所見なしの場合，「low probability of PH」，TR＞3.4m/sあるいは2.9〜3.4m/sであっても右心負荷を疑う所見があれば「high probability of PH」としている。それ以外は「intermediate probability of PH」となる[6]。右心負荷を疑う所見としては，右室・右房拡大，IVC≧21mm＋呼吸性変動低下，PA＞25mmなどがある[6]。

5) 他の異常がないか—心囊液貯留の有無，腫瘤の有無など

ごく少量であれば，心囊液は健常者でも認められる。全周性に心囊液貯留がある場合は，心囊液による心室の拡張制限が生じていないかに注意する。拡張早期右室虚脱が認められた場合，程度にもよるが，心囊液による右室の拡張制限が生じていると考え，フォローが必要である。

心臓腫瘍の多くは，左房粘液腫か，血栓・疣贅の場合が多い。左房粘液腫の場合，有茎性で心房中隔の卵円窩部分に茎が付着し可動していることが多い。血栓の場合は，血流のよどみやすい部分に生じるので，心尖部瘤や左室壁にdyskinesisがある部分，心房細動なら左心耳に，壁在血栓として認めることが多い。感染性心内膜炎による疣贅は，弁の低圧側（例：僧帽弁では左房側）にできることが多い。特に僧帽弁に付着した10mm以上の疣贅は塞栓症発症リスクが高く，弁破壊や逆流の程度に加え，疣贅のサイズもチェックする必要がある。高齢者での大動脈弁左室側に付着する小さなヒモ状エコーは，感染徴候がない場合，ランブル疣贅の可能性が高い。ランブル疣贅は弁自体の加齢性変化によって生じ，大きくない場合は，これ自体が問題となることはあまりない。

●心エコーの定期フォロー時期の目安とは

「mild AR，moderate MR……とレポートに記載があるけれど，どれくらい頻回にフォローすればよいの？」と思った読者もいると思う。「よくわからないから1年ごとに見ておきましょう」という感じに毎年行われる「検査目的：

mild ARフォロー」は，本当に必要なのだろうか。

　2014 AHA弁膜症のガイドライン[4]を参考にすると，mild AS，AR，MRは3〜5年ごと，moderate AS，AR，MRでは1〜2年ごと，severe AS，AR，MRは6〜12カ月ごと（ARとMRで左室拡大がある場合，さらに頻繁に），MSは僧帽弁弁口面積（MVA）>1.5cm^{2}では3〜5年ごと，MVA 1.0〜1.5cm^{2}は2年ごと，MVA<1.0cm^{2}は1年ごとにフォローを検討するとよい。注意として，「左心機能低下のない例，症状がない例，臨床所見で増悪のない症例」に限定される。よって，症状増悪時や，胸部X線写真で心拡大増悪，心雑音増強など，何かあったら簡便な心エコーですぐに評価すべきであることは言うまでもない。また，複数の弁膜症を有する場合は，単弁疾患のときよりも短い間隔でのフォローが推奨されている。米国と日本では医療事情が異なるため一概には言えないが，参考にしてみてもよいと思う。

文　献

1）Zoghbi WA, Enriquez-Sarano M, Foster E, et al. Recommendations for evaluation of the severity of native valvular regurgitation with two-dimensional and Doppler echocardiography. J Am Soc Echocardiogr 2003; 16: 777-802.
2）日本エコー検査学会 監. 心臓超音波テキスト 第2版. 医歯薬出版，東京，2009.
3）Nagueh SF, Smiseth OA, Appleton CP, et al. Recommendations for the evaluation of left ventricular diastolic function by echocardiography: An update from the American Society of Echocardiography and the European Association of Cardiovascular Imaging. J Am Soc Echocardiogr 2016; 29: 277-314.
4）Nishimura RA, Otto CM, Bonow RO, et al. 2014 AHA/ACC guideline for the management of patients with valvular heart disease: Executive summary. Circulation 2014; 129: 2440-92.
5）Rudski LG, Lai WW, Afilalo J, et al. Guidelines for the echocardiographic assessment of the right heart in adults: A report from the American Society of Echocardiography. J Am Soc Echocardiogr 2010; 23: 685-713.
6）Galiè N, Humbert M, Vachiery JL, et al. 2015 ESC/ERS guidelines for the diagnosis and treatment of pulmonary hypertension: The Joint Task Force for the Diagnosis and Treatment of Pulmonary Hypertension of the European Society of Cardiology (ESC) and the European Respiratory Society (ERS) : Endorsed by: Association for European Paediatric and Congenital Cardiology (AEPC), International Society for Heart and Lung Transplantation (ISHLT). Eur Heart J 2016; 37: 67-119.

［東　　亮子］

Part 2

一般診療と循環器救急

5 心肺蘇生後に救急搬送され，緊急PCIを施行した1例

●ポイント

・卒倒患者を見かけたら，速やかに一次救命処置（basic life support：BLS）を開始する。
・適切な心肺蘇生は卒倒患者の救命率を上昇させる。
・致死性不整脈の大半は虚血性心疾患である。

Case

症　例	56歳，男性（接触時はそのような情報はないはずではあるが）
主　訴	意識消失（以下の情報も事後の病歴聴取から得られたものである）
家族歴	兄：心筋梗塞
生活歴	飲酒（−），喫煙（40本／日），輸血（−），アレルギー（−）
既往歴	特記事項なし

冠危険因子　□糖尿病　□高血圧症　□脂質異常症　□肥満　■喫煙
　　　　　　■家族歴　□CKD　□透析　□末梢血管疾患　□脳血管障害

現病歴　1カ月頃前から胸部違和感や労作時に息切れを感じていた。某年5月8日，上野の神社でのお祭りに参加し，御輿を担いでいた。14時頃休憩で座っていたところ前のめりに倒れ込み，1〜2分の痙攣の後，嘔吐した。周囲の人が異変に気づき，14時06分に救急要請。偶然居合わせた循環器内科医師が心肺停止であると判断して胸骨圧迫を実施し，自動体外式除細動器（AED）が2回作動していた。救急隊到着時（14時13分）の意識レベルはJapan Coma Scale Ⅲ-200であったが，自己心拍再開（return of spontaneous circulation：ROSC）が得られていた。

　　現地で末梢ルートを確保され，同日14時30分に当院救急搬送となった。搬送後に施行した12誘導心電図でV1〜V3にST上昇が疑われたため，ST上昇型心筋梗塞疑いで循環器内科コンサルトとなった。

入院時身体所見
●身長164cm，体重65kg，BMI 24.2kg/m²，血圧160/90mmHg，脈拍120/min・整，体温36.1℃，意識E4V5M6
●頭部　眼瞼結膜：貧血（−），点状出血（−）。眼球結膜：黄染（−）
●口腔内　咽頭発赤（−），扁桃腫大（−）

- ●表在リンパ節　腋窩・鎖骨上：触知せず
- ●頸部　頸静脈怒張（−），甲状腺腫大（−），血管雑音（−）
- ●胸部　心音：S1→，S2→，S3（−），S4（−）。心雑音（−），肺胞呼吸音正常
- ●腹部　平坦・軟，圧痛（−），腫瘤（−），腸蠕動音正常，肝・脾：触知せず
- ●四肢　下腿浮腫（−），冷感（−），足背動脈触知（+/+）

入院時検査所見（14時43分，採血結果到着時にはすでに冠動脈造影室に入室していた）

- ●血算　WBC 11,600/μl, RBC 445×10⁴/μl, Hb 14.2 g/dl, Ht 42.6%, Plt 26.6×10⁴/μl
- ●凝固　PT 10.2 s, PT-INR 1.03, APTT 26.8 s, D-dimer 5.34 μg/ml
- ●生化学　Alb 3.8 g/dl, BUN 11 mg/dl, Cre 0.92 mg/dl, UA 7.8 mg/dl, Na 141 mEq/L, K 3.2 mEq/L, LDH 613 IU/L, AST 223 IU/L, ALT 257 IU/L, T-Bil 0.7 mg/dl, CK 344 IU/L, CK-MB 5.1 ng/ml, トロポニンI 0.49 ng/ml, Glu 276 mg/dl, γ-GTP 17 IU/L, BNP 20.3 pg/ml
- ●心電図（図5-1）　心拍113 bpm, QRS 0.115 s, QRS軸+83度，移行帯V₃～V₄，V₁～V₃でST上昇，Ⅱ・Ⅲ・aVFにST低下。心電図診断：前壁中隔の急性心筋梗塞の疑い

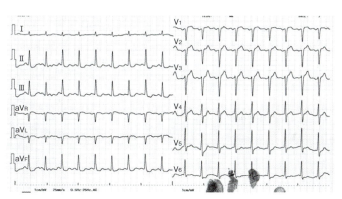

図5-1　入院時心電図。（V₆誘導のしみは，アルコールの付いた手指で心電図の感熱紙に触れたためである）

- ●胸部単純X線（臥位）（図5-2）　CTR 58%, CPA sharp, 肺門部血管陰影増強（−），胸部異常陰影（−）
- ●心エコー（quick check）　前壁中隔は軽度壁運動異常，心尖部無収縮，壁厚は保たれている

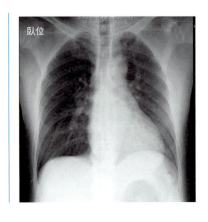

図5-2 入院時胸部X線（所見は入院時検査所見参照）

●卒倒患者をみたら，まず行うこと

突然の院外心肺停止で最も多い心電図波形は心室細動である。心室細動による突然の心停止を目撃された患者に対して，バイスタンダーによる心肺蘇生が開始されなかった場合，卒倒から除細動までの時間が1分経過するごとに7〜10%ずつ生存率が低下することが知られている。バイスタンダーが心肺蘇生を開始した場合，卒倒から除細動までの時間が1分経過するごとの生存率低下を3〜4%に抑えることができる[1]。

日本の統計では，院外AED使用例のうち，心室細動の割合は約20%である（心静止が最多で45%。このなかには，心室細動から心静止に至ったものも含まれていると考えられる[2]）。心室細動を含めた致死性不整脈の原因のうち約80%は，急性心筋梗塞などの冠動脈疾患である[3]。上記のような背景もあり，BLSでは胸骨圧迫とAED装着が重要視されている。

本症例では偶然居合わせた循環器内科医がこれを着実に実践してくださったことで，後に述べるように神経学的にまったく欠損なく回復し，退院していった。

●いつ専門科に紹介するか

上記のような背景があるなら，速やかに循環器内科を紹介いただくべきである。心筋虚血が明らかなら，速やかに再灌流してどれだけ梗塞の領域を小さくすることができるかが，生命予後の主要な予測因子である左室駆出率（EF）に直結する。まさに「time is heart」である。

その設定の是非はともかくとして，来院後から再灌流までの時間（door-to-balloon time）が90分以内であれば，心筋バイオマーカーの上昇を認める虚血性心疾患に対し急性心筋梗塞として保険請求ができる。循環器当直を置く多くの病院が，この制限時間をクリアすべく対応している。採血結果を待ってコン

サルトをしてくださる慎重な医師もいるが，結果から言うと，その前に相談いただいたほうが数倍ありがたいことは言うまでもない。

●検査所見の解釈

　検査は診断と治療方針を立てるために行うものである。検査それぞれに特定の感度と特異度があり，それらを頭に入れながら，速やかに診断を行い治療方針を立てていく。検査結果が出揃ってから診断を考えるという姿勢は，循環器救急にはマッチしない。

　急性期の心筋梗塞は，心電図上ST上昇が明らかでないものもある。本症例も，来院時の心電図所見だけで急性心筋梗塞を確信するのは難しいかもしれない（いや，難しい）。可能なら，以前の心電図と比較すべきである。ワンポイントの心電図だけでは変化を確信できなくても，以前のものと比較すると，その違いが明らかであることがしばしばある。

　また，心電図のみで確信できなくても，心エコーで壁運動低下の有無を確認し，しかも壁運動低下域の心筋の壁厚が保たれ，輝度の上昇もなければ，急性の心筋虚血の可能性が高い（例外は，たこつぼ心筋症くらいだろう）。とにかく，急性期の治療のタイミングを逃さないことが大切である。医療は時間を争うゲームではないが，再灌流までに時間を要して心筋梗塞の保険請求ができないときは，呼ばれて治療をしたにもかかわらず，結果的に自分たちの仕事が正当に評価されていないのではないかという喪失感とともに，保険システムに対する憤りも感じてしまうことになる。

　心電図変化がなくても，患者が胸痛を訴えている場合は，急性冠症候群以外の胸痛の原因を鑑別している間，最初の心電図記録からしばらく後（30分程度か）に再検し，心電図変化が出現していないかどうか確認してみるとよい。

　急性心筋梗塞の最早期は，特異的な採血結果を認めない。学会・研究会の症例提示では結果が示されているが，実臨床では，採血結果の確認の前に緊急冠動脈造影を行うことが多い。冠動脈造影中に貧血・電解質・腎機能の結果報告を随時受けながらプランを立てる，という流れになることがほとんどである。ちなみに来院時採血では，白血球の上昇，トロポニンⅠの上昇，CK軽度上昇，D-dimerの上昇などが急性心筋梗塞を裏づける所見である。

●本症例の経過と転帰

　救急外来時の心エコーを行い，大動脈起始部の解離所見や大動脈弁閉鎖不全などの急性大動脈解離の所見を認めなければ，血管造影室の準備が整う前にアスピリン200mgとプラスグレル20mgを患者に内服していただく。プラスグレルによる抗血小板機能が発現するまでには，内服後1時間程度を要するためである[4]。当院でも，ST上昇型心筋梗塞の場合は，診断がつき次第服用いた

だいた。

Case（続き）

> **入院後経過** 急性前壁心筋梗塞と診断した後，緊急でカテーテル造影検査および経皮的冠動脈インターベンション（percutaneous coronary intervention：PCI）を施行。左前下行枝近位部LAD#6に99％，右冠動脈中節部RCA#2に99％狭窄を認めた。今回のLAD#6に対してSynergy™ 3.5×16mmを留置し，手技を終了（図5-3）。

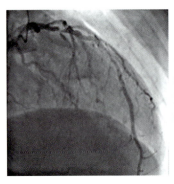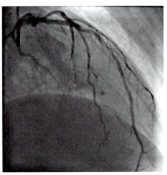

図5-3　冠動脈造影にて左前下行枝近位部#6に高度狭窄を認め（左図），血栓吸引後，冠動脈ステントを留置した（右図）。

> 　緊急PCIを行うにあたっての注意点については，循環器内科志望の医師を対象とした本書の姉妹編で本症例を提示しながら述べる予定であるが，参考までに，使用した機材を紹介する。
> ・右橈骨動脈アプローチ，6Frスリットシース
> ・ガイディングカテーテル：JL3.5, Hyperion®
> ・ガイドワイヤー：LAD/SION blue®，第1対角枝（D1）/Runthrough®
> ・マイクロカテーテル：Crusade® K
> ・イメージングデバイス：FastView®（光干渉断層診断optical frequency domain imaging：OFDI）
> ・血栓吸引デバイス：Elininate™
> ・バルーン：LAD／Hiryu® 2.25×15mm，Raiden® 3.75×8mm（ステント留置後），D1／Hiryu® 2.25×15mm
> ・ステント：XIENCE Alpine® 2.5×38mm
> 　術後意識状態，バイタルは安定しており胸部症状も軽快。5月9日0時の血液検査でCKが1,544，トロポニンIが16.3であり，その後ピークアウトした。5月11日に残存病変であるRCA#2の99％狭窄に対してPCIを施行し，XIENCE Alpine® 2.5×38mmを留置して手技を終了。心臓リハビリテー

ションにて，徐々に安静度を上げ，胸部症状・バイタルの変動なく経過したため，5月16日退院となった。

退院時処方
- アスピリン 100mg 1×（朝食後）
- プラスグレル 3.75mg 1×（朝食後）
- カルベジロール 2.5mg 1×（夕食後）
- クレストール 2.5mg 1×（夕食後）
- ランソプラゾールOD 15mg 1×（夕食後）
- エナラプリル 0.25mg 1×（朝食後）

●この症例から学べること

　本章では，来院してから循環器内科医に診療を引き渡すまでを中心に記載したが，善意のバイスタンダーが患者の予後を大きく変えていることを見逃してはいけない。心肺蘇生をしてくださった先生は救急隊とともに来院されることはなかったが，この先生のような対応を躊躇なく実践したいものである。なお，当院は東京都文京区と中央区の境に位置するが，心肺停止蘇生後の症例のコンサルトを受けることが多い。そのなかには，運良く近くを通りかかった医師による心肺蘇生が奏功した例が散見される。

　来院時の検査結果は決して心筋梗塞に典型的な所見ばかりではないが，コンサルトを受けた当直医師は速やかに緊急冠動脈造影を実施した。診療にあたり，何を優先すべきか，問診・身体所見・検査などから最大限に情報を得て，最大限の効果（心筋梗塞の場合は，速やかな再灌流）を得ることが大切である。

文　献

1) ECC Committee, Subcommittees and Task Forces of the American Heart Association. 2005 American Heart Association Guidelines for Cardiopulmonary Resuscitation and Emergency Cardiovascular Care. Circulation 2005; 112 (Suppl): IV1-203.
2) Nakahara S, Tomio J, Ichikawa M, et al. Association of bystander interventions with neurologically intact survival among patients with bystander-witnessed out-of-hospital cardiac arrest in Japan. JAMA 2015; 314: 247-54.
3) Huikuri HV, Castellanos A, Myerburg RJ. Sudden death due to cardiac arrhythmias. N Engl J Med 2001; 345: 1473-82.
4) Montalescot G, Bolognese L, Dudek D, et al. ACCOAST Investigators. Pretreatment with prasugrel in non-ST-segment elevation acute coronary syndromes. N Engl J Med 2013; 369: 999-1010.

［山本　貴信］

6 心原性ショックで搬送されてきた1例

●ポイント

・心原性ショックは致死率の高い予後不良の病態である。
・速やかなプライマリケアが心原性ショック患者の救命につながる。
・心原性ショックの患者を救命するためには，熟練した医師・パラメディカルから構成されるチームの連携が不可欠である。

Case

症　例	63歳，男性
主　訴	全身倦怠感，発熱
家族歴	特記事項なし
生活歴	飲酒（－），喫煙（10本／日×20年），輸血（－），アレルギー（－）
既往歴	5歳：虫垂炎（手術），60歳：鼠径ヘルニア（手術）

冠危険因子　□糖尿病　■高血圧症　□脂質異常症　□肥満　■喫煙
　　　　　　□家族歴　□CKD　□透析　□末梢血管疾患　□脳血管障害

現病歴　某年5月31日，38℃台の発熱および全身倦怠感が出現したため，A病院を受診した。咳や咽頭痛はみられなかったが急性上気道炎と診断され，感冒薬を処方された。6月4日に体温が39℃台まで上昇し，全身倦怠感がさらにひどくなったためA病院を再度受診，原因精査および治療目的で同日緊急入院した。この時点で息切れや胸痛はみられず，入院時の心電図所見では不完全右脚ブロックを認めるのみであった。6月6日午前0時頃，胸痛および呼吸困難の訴えがあり，心電図検査を行ったところⅢ・aVF，V1～V2誘導にてST上昇を認め，まもなくQRS幅の広い心電図波形に変化して意識レベルも低下した。急性心筋梗塞の可能性が高いと考えられたため当院における加療を依頼され，同日午前1時に当院へ救急搬送された。

入院時身体所見

●身長163cm，体重65kg，BMI 24.5kg/m²，血圧60/40mmHg，脈拍45/min・整，体温38.3℃，意識E2V2M4

●頭　部　眼瞼結膜：貧血（－），点状出血（－）。眼球結膜：黄染（－）

●口腔内　咽頭発赤（－），扁桃腫大（－）

●表在リンパ節　腋窩・鎖骨上：触知せず

- ●頸部　頸静脈怒張（＋），甲状腺腫大（－），血管雑音（－）
- ●胸部　心音：S1→，S2→，S3（＋），S4（－）。心雑音：心尖部に最強点のあるLevine Ⅱ/Ⅵの収縮期逆流性雑音を聴取，呼吸音：湿性ラ音を聴取
- ●腹部　平坦・軟，圧痛（－），腫瘤（－），腸蠕動音正常，肝・脾：触知せず
- ●四肢　下腿浮腫（－），四肢冷感（＋），末梢拍動微弱

入院時検査所見

- ●血算　WBC 6,710/μL，RBC 462×10^4/μL，Hb g14.5/dL，Ht 44.3%，Plt 25.3×10^4/μL
- ●凝固　PT 21.5s，PT-INR 1.94，APTT 36.9s，D-dimer 3.91μg/ml
- ●生化学　TP 6.0g/dL，Alb 3.3g/dL，BUN 25mg/dL，Cre 0.8mg/dL，UA 6.4mg/dL，Na 134mEq/L，K 4.3mEq/L，Cl 98mEq/L，LDH 1,592IU/L，AST 366IU/L，ALT 240IU/L，T-Bil 0.84mg/dL，γ-GTP 130IU/L，CK 1,707IU/L，CK-MB 166IU/L，Glu 195mg/dL，CRP 12.9mg/dL，BNP 359pg/ml
- ●血液ガス（O$_2$ 10L/min）　pH 7.31，PCO$_2$ 28mmHg，PO$_2$ 82.9mmHg，HCO$_3$ 15mEq/L
- ●胸部X線（臥位）　心陰影の拡大（＋），肺門部の血管陰影増強，肺野の透過性低下
- ●心エコー　LAD 42mm，IVST 12mm，LVPWT 11mm，LVDd/Ds 51/41mm，EF 35%。左室：前壁は無収縮，他の部位は重度の収縮低下。右室：拡大，無収縮。軽度の僧帽弁逆流，中等度の三尖弁逆流。心嚢液貯留（－），IVC 23mm，呼吸性変動不良

●心原性ショックの患者に遭遇したら，まず行うこと

　ショックとは，生体の循環調節系が最大限に反応するにもかかわらず，臓器・組織の機能や構造を維持するために必要な酸素とエネルギー基質の供給が急激に破綻した急性循環不全の病態であり，放置すると死に至る臨床症候群である。心臓疾患に起因するショックを，特に心原性ショックと称する。

　心原性ショックは，①血管抵抗低下性，②不整脈性（心拍数の異常），③左心不全性（左室ポンプ不全），④循環血液量減少性，および⑤右室過負荷性（右室ポンプ不全）の5型に分類される[1]。

　ショックのプライマリケアは以下の手順で手早く行う[2]。

(1) まず声かけを行いながら外見を観察し，ショックの有無を評価する。この評価にあたっては5P（Pulmonary deficiency：努力様呼吸，Pallor：顔面蒼白，Prostration：虚脱，Perspiration：冷汗，Pulselessness：脈拍触知不良）をチェックするとよい（所要時間：来院から1分以内）。

(2) ショックもしくはショック前状態と判断した場合，患者の最も楽な姿勢を

保持しつつ，高濃度酸素の投与を行う（所要時間：来院から2分以内）。

(3) バイタルサインのチェックと爪床圧迫テスト（爪床の圧迫後に解除した際に，白色から赤みが戻るまで2秒以上かかるかどうか）を実施する。爪床圧迫テストが陽性であれば心拍出量低下性の可能性が高く，陰性であれば血管抵抗低下性の可能性が高い（所要時間：来院から5分以内）。

(4) 対象患者の病態がショックの5型と循環虚脱の3病態（容量，ポンプ，心拍数）のうちいずれに該当するのかを判断するために，ベッドサイドでの検査を進める（所要時間：来院から10分以内）。

(5) 循環動態の管理を行い，血圧の安定化を図る（所要時間：来院から15分以内）。

(6) ショックの原因疾患に対する緊急・専門治療を開始する。

　本症例に対しては，紹介元の病院の医師ならびに当科の初期対応医師が上記のショックに対するプライマリケアを着実に実践したことで適切な治療を施すことが可能となり，救命することができたばかりでなく，大きな後遺症を残すことなく退院していただくことができた。

●いつ専門科に紹介するか

　本症例のように「突然の胸痛および呼吸困難」といった急性の心血管疾患の存在を伴うショック患者の原因精査と治療には，ショックの診療に精通した循環器内科医・パラメディカルを含むマンパワーおよび緊急検査体制が整備されている必要がある。具体的には，心電図，心エコー検査，血液検査，CT・血管造影を含むX線検査を迅速に行うことができる施設であることが望ましい。したがって，診療経験が乏しい場合，マンパワーが不足している場合，諸検査が施行できないもしくは時間がかかる場合には，潔くより高度な医療機関に委ねるという判断が必要である。本症例では，前医（A病院）から適切なタイミングで転医の判断をされたことがこの患者の救命につながった。

●検査所見の解釈

　心原性ショックの診断基準は，①収縮期血圧90mmHg未満または通常の血圧より30mmHg以上の低下，②乏尿（尿量20ml/hr未満）・意識障害・末梢血管収縮（四肢冷感，冷汗）のすべての循環不全があること，である。この患者のバイタルサインをみると血圧60/40mmHg，意識障害〔GCS（Glasgow Coma Scale）E2V2M4＝合計8点〕，四肢冷感（＋）であり，明らかに心原性ショックの診断基準を満たしている。血液ガスデータでは，低酸素血症を改善するために酸素投与下で採取されたものであるにもかかわらず，pH 7.31とacidemiaを呈している。アニオンギャップ（AG）を計算すると，$AG = Na - (Cl + HCO_3^-) = 134 - (98 + 15) = 21 mEq/L$とAGが増加しており，HCO・$HCO_3^-$

を低下させるような病態，すなわち乳酸などをはじめとする有機酸の蓄積が起こるような病態に伴った代謝性アシドーシスが存在していることがわかる[3]。この所見も心原性ショックの診断を支持するものとなる。トランスアミナーゼ値の上昇は肝臓への血流障害を示唆するものと考えられ，心原性ショックの病態に矛盾しない所見である。頸静脈怒張を認め，Ⅲ音や湿性ラ音が聴取されることから，うっ血性心不全を合併していることも推定できる。

　6月4日前医（A病院）入院時の心電図所見は不完全右脚ブロック，洞性頻脈を認めるのみであるが（図6-1），6月6日午前0時に胸痛および呼吸困難の症状が出現したときの心電図ではⅢ・aVF・V1～V2誘導にてST上昇，Ⅰ・Ⅱ・aVL・V4～V6誘導にてST低下を認めたため（図6-2），急性心筋梗塞が疑われた。

　しかしながら，この心電図をとってからまもなくQRS幅の広い心電図波形に変化した（図6-3）。もちろん心室頻拍をはじめとするwide QRS頻拍は否定できないが，心拍数の大幅な変化を伴わずに短期間のうちにここまで心電図波形が大きく変化をきたすのは，急性の広範な心筋障害の存在を示唆するものであり，劇症型心筋炎の可能性が強く示唆される。

　血液データでは心筋バイオマーカーの上昇や炎症反応陽性を示しており，心エコー所見でも壁運動異常を示しているので，この時点では急性心筋梗塞を否定することはできない。しかしながら，後述するとおり緊急で行った冠動脈造影検査では冠動脈の閉塞や有意狭窄は認められず，急性冠症候群による心原性ショックは否定された。先行する感冒様症状があり，心エコー検査にて著明な左室収縮能の低下を認めたことから，劇症型心筋炎の可能性が高いと判断された。

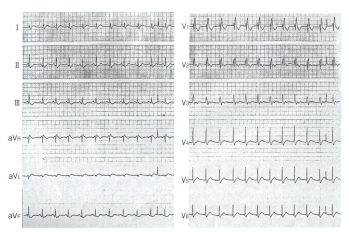

図6-1　某年6月4日，A病院入院時の心電図

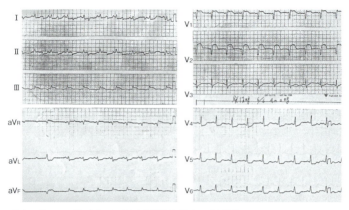

図6-2　某年6月6日，胸痛および呼吸困難出現時の心電図

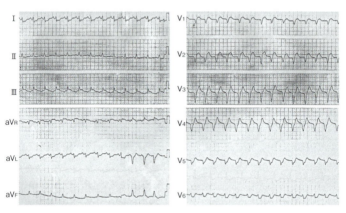

図6-3　某年6月6日，意識レベル低下時の心電図

● この症例の経過と転帰

　本例は生命を失う危険の高いショックの状態にあったため，原疾患の救命治療より先に循環動態を立て直す必要があり，冠動脈造影検査に先んじて大動脈内バルーンパンピング（IABP）を挿入し，冠動脈造影検査が終了した時点で直ちに経皮的心肺補助装置（PCPS）も挿入された。一連の処置には熟練した循環器内科医の技術が必要であることは言うまでもないが，IABPやPCPSといった補助循環装置の操作に熟練した臨床工学士，IABPの準備やPCPSのプライミングを手早くかつ正確に行うことのできる看護師，冠動脈造影検査装置の操作を行う放射線技師，心電図や血行動態圧波形をモニタリングする生理検査技師など多くの職種メンバーの協力があってはじめて成し遂げられるものであることを忘れてはならない。

Case（続き）

入院後経過　入院時にショック状態で来院，呼吸不全をきたしていたので気管内挿管を行い，人工呼吸管理とした。直ちにIABPを挿入したうえで緊急カテーテル検査を施行した。冠動脈造影検査では異常が認められず，虚血性心疾患の可能性は否定された。心エコー検査にて著明な左室収縮能の低下を認めたこと，心電図所見の経過および先行する感冒様症状があることから，劇症型急性心筋炎を強く疑い，左室から心筋生検を行った。完全房室ブロックになっていたため一時ペーシングを挿入，著明な低心拍出量を補助するためにPCPSを挿入し，強心薬および血管収縮薬の持続点滴を併用して血行動態の回復・維持に努めた。この時点で両心ともにほぼ心停止の状態となっていた。6月9日になると右室の動きが改善，続いて6月11日には左室の壁運動も改善してきた。両心室の収縮能がほぼ正常化してきた6月14日にPCPSを，続いて6月16日にIABPを抜去した。肺うっ血が改善して呼吸状態が安定したため，6月17日に抜管した。左室収縮能はほぼ正常化したが，心筋炎後の心筋リモデリング予防目的でβ遮断薬を少量から投与開始し，続いてACE阻害薬も投与開始した。長期臥床による廃用症候群のリハビリ目的で6月19日に一般病棟へ転床，状態が安定したため7月1日に退院した。

退院時処方
- エナラプリル 2.5mg 1×（朝食後）
- カルベジロール 2.5mg 1×（朝食後）

●この症例から学べること

　本症例は入院中に心原性ショックを発症したこともあり，初療を担当した医療者の適切な判断（プライマリケア，転医の判断）があって救命することができた。冒頭にも述べたとおり，心原性ショックは致死率の高い病態であるので，迅速かつ適切な初期対応と速やかな専門治療の開始が救命の鍵となる。今回は遭遇機会の比較的少ない劇症型心筋炎の例を挙げたが，日常診療において遭遇する頻度が高い心原性ショックをきたし得る疾患としては急性心筋梗塞・大動脈解離・大動脈瘤破裂・肺血栓塞栓症などが挙げられる。

　劇症型心筋炎は，ショックまたは重症心不全で発症する急性心筋炎であると定義されている。かつては劇症型心筋炎の症例を救命することはほぼ不可能であったが，PCPSや人工心臓などの補助循環装置の改良や普及により，劇症型心筋炎の救命率が飛躍的に向上した。

　劇症型心筋炎の多くはウイルスが原因と考えられている。したがって現時点では根本的な治療法はなく，薬物や補助循環装置を用いて血行動態を維持しながら心筋組織の炎症が軽快するのを待つしか方法がない。ステロイドパルス治療や免疫グロブリン投与の有効性について考慮されたが，いずれも明らかな有効性が認められないというコンセンサスが得られている[4]。

48 Part 2 一般診療と循環器救急

　劇症型心筋炎の超急性期に心筋生検を施行することについては議論が分かれるところであるが，好酸球性心筋炎などの有効な薬物のある病態を診断できる可能性があるので，可能な範囲で行うべきであろうと考えられる。

　救命された劇症型心筋炎の長期予後については，不明な点が多い。発症後1～2年という比較的短い期間の観察では，後遺症を残すことなく回復している例が多いが，拡張型心筋症に移行してしまう症例も存在する[5]。したがって，退院後は心保護効果のある薬剤の内服を継続することが推奨される。

文　献

1) 日本循環器学会．循環器病の診断と治療に関するガイドライン（2007-2008年度合同研究班報告）．循環器医のための心肺蘇生・心血管救急に関するガイドライン．
2) 黒川清．水・電解質と酸塩基平衡―Step by stepで考える（Short seminars）．南江堂，東京，2004.
3) 野中暁子．心原性ショック～心筋症・心筋梗塞・不整脈によるショックにどう対応するか．レジデントノート 2004; 6: 1029-38.
4) Gupta S, Markham DW, Drazner MH, et al. Fulminant myocarditis. Nat Clin Pract Cardiovasc Med 2008; 5: 693-706.
5) Maejima Y, Yasu T, Kubo N, et al. Long-term prognosis of fulminant myocarditis rescued by percutaneous cardiopulmonary support device. Circ J 2004; 68: 829-33.

［前嶋　康浩］

7 うっ血性心不全で入院加療中に PEAをきたした1例

●ポイント

・無脈性電気活動（PEA）に遭遇したら，心肺蘇生（CPR）をしながら，原因を検索する必要がある。
・急変イベント前24時間以内になんらかのサインが出ていることが多い。
・院内でCPRに至った場合は，できるだけ早い段階でレビューをする。

Case

症　例　61歳，男性
主　訴　浮腫，呼吸困難
家族歴　特記事項なし
生活歴　飲酒（ビール3本/日），喫煙（40本/日），輸血（-），アレルギー（-）
既往歴　特記事項なし
冠危険因子　□糖尿病　□高血圧症　□脂質異常症　□肥満　■喫煙
　　　　　　■家族歴　□CKD　□透析　□末梢血管疾患　□脳血管障害
現病歴　これまで医療機関受診歴や健診受診歴はなかった。某年8月頃，感冒症状（咳嗽）と持続する胸痛を自覚した。その後に全身の浮腫と呼吸困難が出現したが，家族の勧めを断って医療機関は受診しなかった。浮腫が増悪し，軽労作でも息切れが出るようになり，11月に入って動けなくなった。眼瞼浮腫・下肢浮腫・陰嚢水腫が出現，体動困難となり，11月17日に前医へ救急搬送。心拍200bpm台の頻脈と全身浮腫を認めたため，精査・加療目的に同日当院に転院搬送，当科緊急入院となった。

入院時身体所見

●身長175cm，体重66kg，BMI 21.5kg/m^2，血圧125/92mmHg，脈拍200 / min・不整，体温36.1℃，SpO$_2$ 98%（O$_2$マスク6L/min），意識E4V5M6
●頭部　眼瞼結膜：貧血（-），充血（+），点状出血（-）。眼球結膜：黄染（-），眼瞼浮腫著明，両眼周囲に赤色変化あり
●口腔内　咽頭発赤（-），扁桃腫大（-）
●表在リンパ節　腋窩・鎖骨上：触知せず
●頸部　頸静脈怒張（+），甲状腺腫大（-），血管雑音（-）
●胸部　心音：全体に減弱。心雑音：頻脈のため評価困難。呼吸音：右下肺で減弱

- ●腹部　膨隆・軟，圧痛（−），腫瘤（−），腸蠕動音減弱，陰嚢水腫（＋）
- ●四肢　四肢浮腫（＋＋/＋＋），冷感（＋），足背動脈触知（＋/＋）
- ●神経学的所見　特記すべき異常所見なし

入院時検査所見

- ●血算　WBC 7,500/μl（Neu 81.6%, Lym 14.3%, Mo 4.1%, Eo 0.0%, Ba 0.0%），RBC 648×10^4/μl, Hb 19.7 g/dl, Ht 59.7%, MCV 92.1 fl, MCH 30.4 pg, MCHC 33.0%, Plt 13.5×10^4/μl
- ●凝固　PT 13.5 s（9.9 s），PT（%）65.3%, PT-INR 1.31, APTT 32.2 s（29.0 s），Fbg 201 mg/dl, D-dimer 13.80 μg/ml
- ●生化学　TP 6.5 g/dl, Alb 3.4 g/dl, BUN 50 mg/dl, Cre 1.38 mg/dl, UA 13.6 mg/dl, Na 139 mEq/L, K 5.0 mEq/L, Cl 104 mEq/L, Ca 10.1 mg/dl, LDH 385 IU/L, AST 57 IU/L, ALT 26 IU/L, γ-GTP 82 IU/L, T-Bil 2.4 mg/dl, CK 990 IU/L, CK-MB 21.5 ng/ml, トロポニンI 0.13 ng/ml, Glu 116 mg/dl, BNP 3,841.3 pg/ml
- ●血清　CRP 0.59 mg/dl
- ●心電図（図7-1）　心拍188 bpm，心房細動，左軸偏位　poor R progression, 四肢低電位

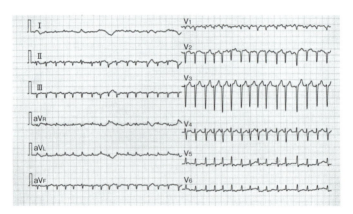

図7-1　入院時心電図

- ●胸部単純X線（図7-2）　心拡大あり，右胸水貯留，肺門部血管陰影増強（＋）
- ●心エコー（quick check, 頻脈で判定困難）　左室：前壁中隔−側壁は無収縮，その他は重度の収縮低下，いずれも壁厚が保たれているが，EF＜20％。大動脈弁逆流（−），軽度僧帽弁逆流，三尖弁圧較差は計測できず。IVC 20 mm，呼吸性変動（−）。心嚢液（−）

　　来院時，脈拍190～200/minの心房細動調律だが，血圧は保たれていた。エコー上，左室壁運動低下は認めるが，壁菲薄化は認めない。また，下大静脈が拡大し，呼吸性変動にも乏しいため，右心系の容量負荷もあると判断し

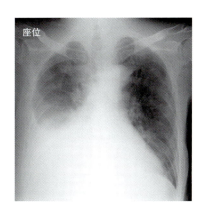

図7-2　入院時胸部X線写真

た。以上から，クリニカルシナリオ（CS）2の急性心不全であるが，フロセミド20mg静注とともにドブタミン持続点滴を開始。心エコー所見は，虚血や拡張型心筋症としては非典型的であり，頻拍誘発性心筋症も視野に入れる必要があると考え，ヘパリン持続投与，陰性変力作用の少ないアミオダロンを中心にレートコントロールを開始した。

　片側性胸水貯留は心不全にしては非典型的であったため，11月18日胸水穿刺を行ったが，漏出性胸水であった。利尿薬にて順調に利尿が得られたものの，11月20日には胸水の再増加を認め，11月21日朝にはいったん100/min程度まで落ち着いていた脈拍が170/minにまで上昇した。利尿は順調であったため，フロセミド静注継続の方針としたが，胸部X線上の胸水が減少しないため，ドブタミン持続点滴量を増量。薬物療法による心不全加療が行き詰まったと判断し，再度胸腔穿刺を試みた。しかし座位を保持できず，穿刺を断念した。担当医が病室を離れた直後，ベッドサイドの研修医が意識レベル低下・血圧低下に気づき，無脈性電気活動（pulseless electrical activity：PEA）と判断し，11時49分，心肺蘇生（CPR）を開始した。

● 心電図モニターは頻脈性心房細動

　心電図は心臓マッサージ中で記録波形ははっきりしないが，主に心房細動波形が続いていた。12時16分に自己脈に回復（CPR中，一時的に自己脈拍が触知できるようになったが，ほどなくPEAとなった）（図7-3）。

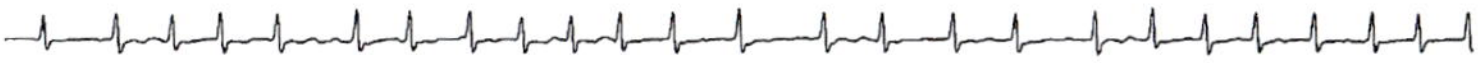

図7-3　心肺蘇生直前の心電図モニター波形

●CPRしながら，行われたこと

　本症例の場合は，病棟で胸水穿刺を試みる直前での急変であったため，できるだけ多くの人手を確保することができた。質の高いCPRを行うことに注意しながら，PEAに至った原因を想起する必要がある。鑑別診断として，H&Tがいつでも想起できるようにしておく[1]。

H：Hypovolemia：循環血液量減少

　　Hypoxia：低酸素

　　Hydrogen ion（acidosis）：アシドーシス

　　Hypo-/Hyperkalemia：低/高カリウム血症

　　Hypothermia：低体温

　　Hypoglycemia：低血糖

T：Tension pneumothorax：緊張性気胸

　　Tamponade, cardiac：心タンポナーデ

　　Toxins：中毒

　　Thrombosis, coronary：急性冠症候群

　　Thrombosis, pulmonary：肺血栓塞栓症

　　Trauma：外傷

　CPRは開始されているので，バイタルサインと心電図モニターは確認できる状況である。上記の鑑別のために行うことは，動脈血ガス・血算・生化学・心エコーだろう。

●検査所見の解釈

・血液ガス（気管内挿管直後，胸骨圧迫中）　pH 7.155, PO_2 148mmHg, PCO_2 67.5mmHg, HCO_3^- 22.8mmol/L, BE −5.4mmol/L, SaO_2 98.4%,

・血算　WBC 8,600/μl, RBC 268×10^4/μl, Hb 8.3g/dl, Ht 26.1%, Plt 12.1×10^4/μl

・生化学　BUN 39mg/dl, Cre 1.60mg/dl, UA 10.3mg/dl, Na 144mEq/L, K 5.0mEq/L, Cl 100mEq/L, LDH 250IU/L, AST 37IU/L, ALT 21IU/L, γ-GTP 48IU/L, T-Bil 2.1mg/dl, CK 197IU/L, Glu 145mg/dl, CRP 4.46mg/dl, APTT 59.6s, PT-INR 1.34

　採血上，電解質異常はないが，呼吸性アシドーシスも認める。何より，入院時と比べ，著しい貧血の進行を認めている。心不全で加療中であったため，心エコーを行ったが，心囊腔にエコーフリースペースを認めず，左室収縮は入院時と著明な変化はなかった。上記の鑑別のなかで否定できないのは，循環血液量減少，低酸素，緊張性気胸，中毒，肺血栓塞栓症，外傷（前回穿刺部の出血）。うっ血が悪化する可能性はあったが，積極的な細胞外液輸液により，血圧がやや上昇したため，この時点で循環血液量減少の要素が関与していること

は予想された。さらなる診断のため胸腔の試験穿刺を行ったところ，血性の胸水を採取したため，胸腔内出血の可能性が高いと判断した。

やや緩徐な経過ではあったが，3日前の胸腔穿刺に伴う胸腔内出血の可能性が高く，呼吸器外科医に応援を依頼し，胸腔ドレーンを挿入した。出血のコントロールがつかなければ致命的になることも考慮し，呼吸器外科に胸腔鏡下での出血点の観察と血腫除去を依頼した。胸腔鏡での観察では，初回に穿刺したと思われるポイントから，浸み出すような（woozing）出血を認め，それ以外に出血源を認めなかったため，この部位を焼灼，止血していただいた。心房細動に伴う心不全，虚血性心疾患の要素もあり，ヘパリン持続点滴を開始していたため（APTT 40〜50秒台を維持するためにヘパリン400〜600単位/hrを持続静注），これが持続的な出血を助長していたと考えられた。

一元的に考えれば，今回のPEAの原因を上記のH&Tで考えれば，①外傷（医原性）による出血，②循環血液量減少による血圧低下がメインの病態で，計4L近い血性胸水を回収したことから，③緊張性血胸（気胸ではなく）による静脈還流減少が関与していた可能性もあるかもしれない。

Case（続き）

その後の経過　無事に手術室からICUに帰室し，循環管理を継続。その後は，血圧低下なく，循環動態は安定していた。CPRを行ったにもかかわらず，循環虚脱の時間が遷延したためか，残念ながら，この患者は意識低下が遷延し，気管切開を行い人工呼吸管理を継続している。

このような急変があった場合，お互いに辛いことではあるが，経過についてレビューすることが大事である。急変時の対応だけに限らず，それ以前に，急変を未然に防ぐ手立てがあったどうかも検証するためである。今回のケースについていえば，緩徐な胸腔内出血であったため，心不全に伴う胸水の増量と誤認してしまい，結果的に対処が後手に回ってしまった。

急変患者の過半数は，急変前に意識や呼吸状態の変化が出現しており[2]，呼吸・循環・意識の変化に関して一定の要件を満たした場合，対策チーム（medical emergency team：MET）をコールして対応する（あるいは対応してもらう）ことで大手術後の合併症罹病率や死亡率を有意に減少させることができることが，集中治療管理の領域ではよく知られている[3]。当院でも，迅速対応チーム（rapid response team：RRT）を結成して，急変前の変化を察知してICUやHCUに収容し，チームに積極的に介入してもらうことで，急変の発生率を下げようという機運が高まってきている。

本ケースの場合は，十分な利尿が図れていたにもかかわらず，本人は11月20日の時点で呼吸困難の増悪を訴え，脈拍も増加していた。胸腔穿刺から2日

経過していたが，これらのサインは胸腔内出血が潜在的に進行し，循環虚脱に向かいつつあったことを示唆していたと解釈できる。この時点で，上記のMETコールの要件を満たしていたといえる。

後付けの解釈とはいえ，このようなケースでは，急変に至るまでの過程と急変中の対応についてレビューすることが今後の診療に役立つことは言うまでもない。フォーマルな形である必要はないが，関係者の記憶が薄れる前に，検討会を開くべきである。

●この症例から学べること

本章では，処置中に急激な循環虚脱をきたした症例を提示した。担当医は，想定外の展開に動揺する間もなく，心肺蘇生を開始した。相当量の出血が数日間の間に潜在性に進んでいたが，2度目の胸腔穿刺の前日には，胸水（結果的には血液だった）の再貯留を認めた。

心肺蘇生開始となったときは，ショックの鑑別と，このPEAの原因検索が大切であり，常に鑑別とアセスメントができるようにしておく必要がある。

また，一連の対応が終わった後は，できるだけ早い段階でレビューをして，次の急変に活かすことが大切である。

文　献

1) 日本内科学会 認定医制度審議会 救急委員会 編. 内科救急診療指針2016, 日本内科学会, 2016.
2) Franklin C, Mathew J. Developing strategies to prevent inhospital cardiac arrest: analyzing responses of physicians and nurses in the hours before the event. Crit Care Med 1994; 22: 244-7.
3) Bellomo R, Goldsmith D, Uchino S, et al. Prospective controlled trial of effect of medical emergency team on postoperative morbidity and mortality rates. Crit Care Med 2004; 32: 916-21.

[山本　貴信]

8 繰り返す失神で循環器内科に紹介 されてきた1例

●ポイント

・失神は脳全体の血流低下による一過性かつ可逆性の意識消失であり，救急患者の3〜5%を占める。

・失神は起立性低血圧，神経調節性，心原性，脳血管性の4つに分類される。

・失神の多くは起立性低血圧・神経調節性失神で予後は良好であるが，心原性・脳血管性は予後不良であり，見逃してはならない。

Case

症　例　70歳代，男性

主　訴　繰り返す失神

家族歴　特記事項なし

生活歴　飲酒（−），喫煙（−），輸血（−），アレルギー（−）

既往歴　3年前：頸椎症性脊髄症手術，前年：鼠径ヘルニア手術

冠危険因子　□糖尿病　■高血圧症　□脂質異常症　□肥満　□喫煙
　　　　　　□家族歴　□CKD（eGFR 79.4l/min/1.73m²）　□透析　□末梢血管疾患
　　　　　　□脳血管障害　＊CHADS2スコア1点（高血圧）

現病歴　4年前から，月1回程度の前駆症状のない15秒ほどの失神と月2回ほど2〜5秒の気が遠くなる感じを認め，前医を受診した。てんかんと診断され，抗てんかん薬（バルプロ酸，レベチラセタム，ラモトリギン）の投与を受けたが，内服中にも月1回程度の失神を繰り返していた。失神は前駆症状，痙攣を伴わなかった。さらなる精査・加療目的に当院脳神経外科を紹介受診され，MRI・脳波が正常であることからてんかんが否定的であったため，当科紹介となった。

入院時身体所見

●身長174cm，体重69kg，BMI 22.9kg/m²，血圧155/63mmHg，脈拍65 /min・整，体温36.6℃，意識E4V5M6

●頭部　眼瞼結膜：貧血（−），点状出血（−）。眼球結膜：黄染（−）

●口腔内　咽頭発赤（−），扁桃腫大（−）

●表在リンパ節　腋窩・鎖骨上：触知せず

●頸部　頸静脈怒張（−），甲状腺腫大（−），血管雑音（−）

56　Part 2 一般診療と循環器救急

- ●胸部　心音：S1→，S2→，S3（−），S4（−）。心雑音（−），肺胞呼吸音正常
- ●腹部　平坦・軟，圧痛（−），腫瘤（−），腸蠕動音正常，肝・脾：触知せず。手術瘢痕あり（鼠径ヘルニア）
- ●四肢　下腿浮腫（−），冷感（−），足背動脈触知（＋／＋）
- ●神経学的所見　左第1・2指のしびれと左下肢の感覚鈍麻

入院時検査所見

- ●血算　WBC 5,500/μl（Neu 58.3%，Lym 30.5%，Mo 6.9%，Eo 3.8%，Ba 0.5%），RBC 432×10^4/μl，Hb 13.3g/dl，Ht 39.6%，MCV 91.7fl，MCH 30.8pg，MCHC 33.6%，Plt 17.4×10^4/μl
- ●凝固　PT 21.4s（9.9s），PT（%）35.6%，PT-INR 1.95，APTT 46.0s（29.0s）
- ●生化学　TP 6.6g/dl，Alb 3.8g/dl，BUN 18mg/dl，Cre 0.74mg/dl，UA 4.9mg/dl，Na 141mEq/L，K 3.9mEq/L，Cl 109mEq/L，Ca 8.8mg/dl，LDH 167IU/L，AST 15IU/L，ALT 14IU/L，γ-GTP 19IU/L，T-Bil 0.6mg/dl，T-Chol 138mg/dl，TG 152mg/dl，HDL-Chol 47mg/dl，LDL-Chol 73mg/dl，CK 108IU/L，Glu 105mg/dl，HbA1c 6.3%
- ●血清　CRP 0.03mg/dl
- ●内分泌　TSH 0.04μIU/ml，FT3 3.97pg/ml，FT4 1.18ng/dl，BNP 23.7pg/ml
- ●心エコー　LVDd/Ds 39/17mm，IVS/PW 15/14mm，EF 72%，AOD/LAD 29/43mm，左室壁運動・弁：正常

その後の経過　当科初診前にすでに脳外科において複数回の脳波検査，MRI検査が施行されており，当初疑われていたてんかんは否定されていた。

　本症例の失神は前駆症状がないこと，労作安静・動作・姿勢と関連なく出現すること，意識消失時に痙攣を伴わないこと，血液検査などで異常を認めないことから，心原性失神を疑った。安静時心電図（図8-1），身体所見，胸部X線写真（図8-2），心エコーに異常を認めないことから，器質的心疾患の存在は否定的であり，不整脈原性の失神（徐脈性あるいは頻脈性）を考えた。そこでホルター心電図を計3回行ったが，自覚症状を伴わないごく短時間の心房細動が認められた（図8-3）のみであり，心停止も認めなかった。その後も10〜20秒程度の失神が月に1〜2回出現するため1週間心電図が記録可能であるイベントレコーダーを施行したところ，心房細動の停止時に約5秒の心停止（図8-4）を認め，本人の自覚症状（気が遠くなる感じ）と一致していたため洞不全症候群（徐脈頻脈型）と診断が確定，ペースメーカ留置を行い，症状は消失した。

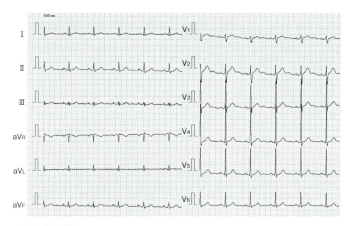

図8-1 入院時心電図

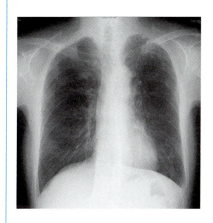

図8-2 入院時胸部X線写真

Total Heart Beat	80,457beat/24時間02分
HR	Min HR：33/min (8日23:57) Ave HR：62/min Max HR：118/min (8日22:00)
Basic Rhythm	Sinus Rhythm
Pause	あり　2.0s以上 1/日 　　　max 2.0s 8日15:10 心房細動終了時 　　　症状 (-)
VPC/SVPC	VPCs　　460/日 (0.572% of THB) 　　　　　　multiform VPC SVPCs 17,198/日 　　2連発 (462回) 　　3連発 (83回)　最高7連発、8日16:18、症状 (-) 　　　　　　　最高168bpm (3連発)、9日9:34、症状 (-) 　　Blocked PAC、一部変行電動を伴う
Transient AF, AFL	21:59〜22:00　症状 (-) 15:08〜15:09　症状 (-) 15:09〜15:10　症状 (-) 持続時間　時間3分
ST-T change	
症状	なし

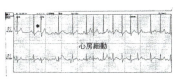

図8-3 ホルター心電図所見

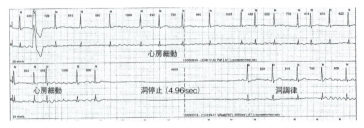

図8-4　イベントレコーダー。心房細動の停止時に約5秒の心停止を認めた。

●失神の診断

　循環器病の診断と治療に関するガイドライン（2012年改訂版）[1]によると，失神は「一過性の意識消失発作と姿勢保持困難を伴う症候群であり，自然に意識の回復が認められるもの」と定義されている。失神の原因は起立性低血圧，神経調節性，心原性，脳血管性の4つに大きく分類される。

　初期診断には，病歴聴取・身体所見・心電図検査・胸部X線写真が用いられるが，最も重要となるのは病歴聴取である。失神が起立時に生じるようであれば起立性低血圧を，頭位の影響があれば脳血管性失神を考える。失神の前駆症状として悪心・嘔吐・冷汗を伴うようであれば神経調節性失神を疑う。降圧薬の内服の有無や家族歴も手がかりとなる。

　身体所見では，頸部の血管雑音の有無，血圧の左右差の有無，心雑音の有無に特に注意する。心電図あるいは心電図モニターも有用である。

　意識消失時に咬舌，向反発作，筋痛，5分以上の意識障害，チアノーゼ，発作後もうろう状態がある場合にはてんかんを疑う。長時間の起立時に生じる場合，意識消失前に発汗・嘔気・顔面蒼白を伴う場合には神経調節性失神を疑う。神経調節性失神を疑う場合には臥位・立位の血圧測定，5分間立位試験，Tilt試験を行う。心原性が疑われれば心エコーを，不整脈原性が疑われればホルター心電図を行う。

　失神の原因が不明の場合には，まずハイリスク所見（表8-1）の有無をチェックする。

　図8-5に意識消失発作症例における診断・治療のフローチャートを示す。ハイリスク所見を有する症例では，運動負荷心電図・心臓カテーテル検査・冠動脈造影・心臓電気生理検査などにより診断を確定する。失神発作の頻度が稀な場合には，提示した症例のように1週間の心電図連続記録（イベントレコーダー）を施行する。また，それでも診断がつかない場合には，図8-6に示す植込み型ループレコーダー留置を考慮する。ループレコーダーは非常に小さく，図8-6右に示すように左前胸部の皮下に留置し使用する。

表8-1 高リスクな失神患者

1. 重篤な器質的心疾患あるいは冠動脈疾患の存在
   （心不全，低左心機能，心筋梗塞の既往）
2. 病歴あるいは心電図から不整脈原性失神が疑われるもの
   ①労作中あるいは仰臥時の失神
   ②失神時の動悸
   ③心臓突然死の家族歴
   ④非持続性心室頻拍の記録
   ⑤二束ブロック（左脚ブロック，右脚ブロック＋左脚前枝 or 後枝ブロック）
   ⑥不適切な洞徐脈，洞房ブロック
   ⑦早期興奮症候群
   ⑧QT時間の延長 or 短縮
   ⑨Brugada型心電図
   ⑩不整脈原性右室心筋症（異形成）を示す心電図所見
3. その他：重度の貧血，電解質異常など

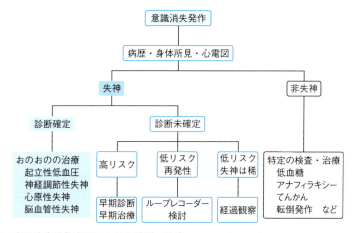

図8-5 意識消失発作症例における診断・治療のフローチャート

電池寿命は約3年であり，失神症状出現時の心電図を捉えることが可能であるため，極めて有用である。ループレコーダー記録中に全般性強直間代発作をきたすてんかん発作が生じた場合，心電図記録にてんかん発作に特徴的な筋電図アーチファクト（強直間代相）が記録され，てんかんの診断が可能なこともある。

● 失神の治療

起立性低血圧の場合は，急激な起立の回避，誘因（脱水，過食，飲酒など）の回避，誘因となる薬剤（降圧薬，利尿薬，α遮断薬など）の回避，適切な水分・塩分の摂取を行うように生活指導を行う。

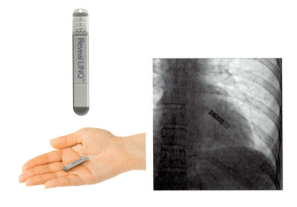

図8-6 植込み型ループレコーダー（左：日本メドトロニック社）

　神経調節性失神の治療も，生活指導がメインとなる。すなわち，病態の説明，前駆症状出現時の失神回避法の説明，誘因（脱水，長時間の起立，飲酒など）の回避，誘因となる薬剤（利尿薬，硝酸薬，α遮断薬など）の回避などである。難治症例では，弾性ストッキングの使用やTiltトレーニング，ペースメーカ留置を行う。

　心原性失神の治療は基礎疾患により異なる。徐脈性不整脈（洞不全症候群，房室ブロックなど）による場合はペースメーカ留置が第1選択であり，頻脈性不整脈（上室頻拍，心室頻拍，心室細動，Brugada症候群，QT延長症候群など）による場合にはカテーテルアブレーション，植込み型除細動器（ICD）の留置を行う。虚血性心疾患による失神の場合は，異型狭心症症例であればカルシウム拮抗薬が第1選択となる。器質的狭窄による心筋虚血が関与する場合には，冠動脈形成術や外科手術を行う。いずれの場合も，効果が不十分あるいは不確実と考えられるときにはICD留置を考慮する。他の器質的心疾患（肥大型心筋症，拡張型心筋症，大動脈弁疾患，僧帽弁疾患）に生じる失神には，おのおのの心疾患に対する薬物治療・非薬物治療を行う。

　脳血管性失神は極めてハイリスクであり，疑われる場合には脳外科・脳血管内科による精査・加療が勧められる。

　失神の多くは良性であるが，心原性失神・脳血管性失神はハイリスクであり，見逃してはならない。また，これらの症例には適切な薬物・非薬物治療を検討することが重要である。

●この症例から学べること
　失神は脳全体の血流低下による一過性かつ可逆性の意識消失である。救急患者の3～5％を占める。失神は，起立性低血圧，神経調節性，心原性，脳血管性の4つに分類される。失神の多くは起立性低血圧，神経調節性失神であり，

予後は良好である。心原性，脳血管性は予後不良であり見逃してはならない。

文　献
1）日本循環器学会．循環器病の診断と治療に関するガイドライン（2011年度合同研究班
　　報告）．失神の診断・治療ガイドライン（2012年改訂版）．

[合屋　雅彦]

9 動悸症状にて来院し，肺静脈調律を認めた頻拍誘発性心筋症の1例

●ポイント

・動悸患者の全身状態を把握する。

・動悸の鑑別を行う。

・頻拍症に対する一連の検査・治療法を理解する。

Case

症　例　42歳，女性

主　訴　動悸・息切れ

家族歴　特記事項なし

生活歴　飲酒（機会飲酒），喫煙（−），輸血（−），アレルギー（−），閉経前，妊娠（−）

服薬歴　なし（市販薬を含む）

既往歴　特記事項なし

冠危険因子　□糖尿病　□高血圧症　□脂質異常症　□肥満　□喫煙　□家族歴　□CKD　□透析　□末梢血管疾患　□脳血管障害

現病歴　生来健康で健康診断でも異常を指摘されたことはなかった。3カ月ほど前より頻脈性の動悸が持続していた。発熱・発汗・体重減少は認めず，2週間前より坂道を上がるときなどに息切れを感じるようになり，当科外来を受診した。来院時，心拍136 bpmの頻脈，X線で軽度心拡大を認め，精査・加療目的に入院となった。

入院時身体所見

●身長156 cm，体重70 kg，BMI 28.8 kg/m^2，血圧120/78 mmHg，脈拍136/min・整，体温36.5℃，意識E4V5M6

●頭部　眼瞼結膜：貧血（−），点状出血（−）。眼球結膜：黄染（−）

●口腔内　咽頭発赤（−），扁桃腫大（−）

●表在リンパ節　頸部リンパ節軽度腫脹

●頸部　頸静脈怒張（＋），甲状腺腫大（−），血管雑音（−）

●胸部　心音：S1→，S2→，S3（−），S4（−）。心雑音（−），肺胞呼吸音正常

●腹部　平坦・軟，圧痛（−），腫瘤（−），腸蠕動音正常。肝・脾：触知せず

●四肢　下腿浮腫（−），冷感（−），足背動脈触知（＋/＋）

- ●神経学的所見　特記なし
入院時検査所見
- ●尿定性　TP（−），Glu（−），比重1.009，pH 5.0，Uro（±），Bil（−），Ket（−），WBC（−），Nitrate（−），OB（−）
- ●血算　WBC 6,090/μl（Neu 58.0%，Lym 37.0%，Mo 4.0%，Eo 1.0%，Ba 0%），RBC 454×10^4/μl，Hb 12.9g/dl，Ht 39.0%，MCV 85.6fl，MCH 28.0pg，MCHC 33.1%，Plt 30.8×10^4/μl
- ●凝固　PT 9.8s，PT（%）111.7%，PT-INR 0.95，APTT 28.6s
- ●生化学　TP 7.9g/dl，Alb 4.1g/dl，BUN 17mg/dl，Cre 0.88mg/dl，UA 6.0mg/dl，Na 142mEq/L，K 4.2mEq/L，Cl 105mEq/L，Ca 9.7mg/dl，LDH 200IU/L，AST 31IU/L，ALT 25IU/L，γ-GTP 30IU/L，ALP 172IU/L，T-Bil 0.3mg/dl，T-Chol 217mg/dl，TG 124mg/dl，HDL-Chol 59mg/dl，LDL-Chol 131mg/dl，CK 120IU/L，Glu 75mg/dl，HbA1c 5.9%
- ●血清　CRP 0.02mg/dl，BNP 326pg/ml
- ●心電図（図9-1）　心拍136bpm，narrow QRS tachycardia。心電図診断：心房頻拍の疑い
- ●胸部単純X線（図9-2）　CTR 52%，CPA 両側sharp，肺門部血管陰影増強（＋），胸部異常陰影（−），右2弓，左3・4弓軽度拡大

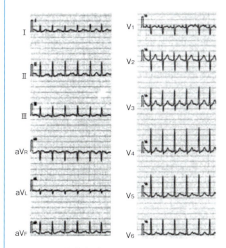

図9-1　入院時心電図

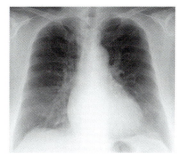

図9-2　胸部単純X線

- ●心エコー　LVDd/Ds 60/46mm，IVS/PW 10/10mm，EF 55.0%，AOD/LAD 30/40mm，E/A 1.02。左室壁運動異常（−），LVH（−）。大動脈弁Vmax 1.02m/s，軽度僧帽弁逆流，軽度三尖弁逆流。IVC 19mm，呼吸性変動（＋）。#左室拡大，#軽度僧帽弁逆流，軽度三尖弁逆流
- ●ホルター心電図（図9-3）　1日総心拍数（THB）217,440/日，最小心拍数

74bpm，平均心拍数151bpm，最大心拍数214bpm。PVC：単発26回／日，PAC：単発383回／日，3連以上576回，最大30連発

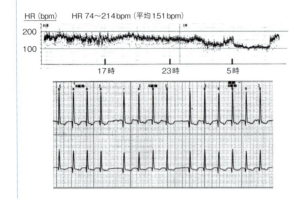

図9-3 ホルター心電図所見。上：心拍数，下：頻拍中の心電図。

● ホルター心電図検査の有用性

　一般的にホルター心電図検査は，小型の心電計を24時間装着することで日常生活中の長時間心電図を記録し，それを解析する検査である。1日の総心拍数に加え，最小心拍数・平均心拍数・最大心拍数を測定することが可能で，不整脈の総数やその波形・発生時間を記録し，またST変化についても検査できるため，不整脈だけでなく狭心症の診断にも有用である。2つの誘導（NASA・CM5）で記録する機種が一般的であるが，3誘導，12誘導での心電図記録が可能な機種もある。また，heart rate variabilityなど心拍変動による自律神経機能の評価や，late potential，T-wave alternansなどによる致死性不整脈や突然死の予測をすることも可能な機種があり，様々な目的で検査を行うことができる。

Case（続き）

入院後経過
● 心臓電気生理検査・カテーテルアブレーション
　入院翌日，心臓電気生理検査を施行した。入室時は頻拍を認め，心房期外収縮（図9-4★）の後に頻拍は停止した（図9-4→）。CARTO® system（Biosense Webster, Inc）ガイド下にまず右房のactivation mappingを行ったところ，心房中隔に最早期を認めた（図9-5A）。そのため，経中隔左房穿刺を行い左房のmappingを行ったところ，右上肺静脈に最早期を認めた（図9-5B）。

9 動悸症状にて来院し，肺静脈調律を認めた頻拍誘発性心筋症の1例　65

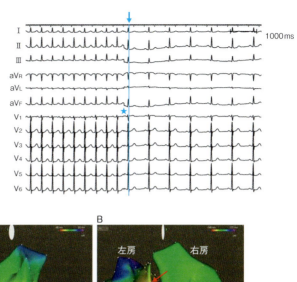

図9-4　頻拍が停止し洞調律となった際の心電図

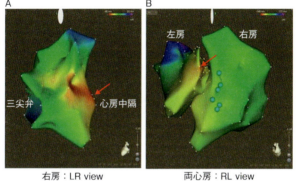

図9-5　頻拍中に行ったCARTO® activation mapping。左：右房（LR view），右：両心房（RL view）。

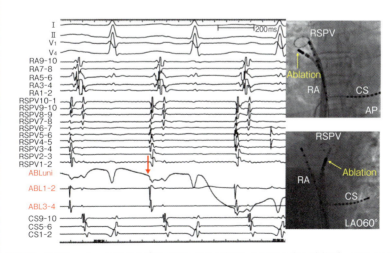

図9-6　アブレーション時の心内心電図。RA：右房，RSPV：右上肺静脈，ABL：アブレーションカテーテル，CS：冠静脈洞。

アブレーションカテーテルTHERMOCOOL®（Biosense Webster, Inc）を右上肺静脈に留置したところ、カテーテルで記録された電位は頻拍より先行し、unipolar電極はQSパターンを呈しており（図9-6赤矢印），右上肺静脈起源の心房頻拍と診断した．同部位で通電したところ，1回目の通電開始6.6秒後に頻拍は停止した（図9-7）．その後イソプロテレノール負荷を行うが心房頻拍は誘発されず，アブレーションを終了した．

退院時処方
なし

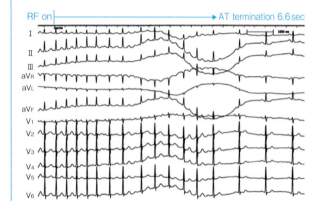

図9-7 アブレーション開始後の12誘導心電図．AT：心房頻拍，RF：高周波通電．

●症例のまとめ

- はじめは洞調律と心房頻拍を断続的に繰り返していると考えられたが，すべて肺静脈調律であり，70 bpm台から210 bpm台まで心拍数の大きな変動を認めた．
- 右上肺静脈の中隔側下部の基部における通電1回で頻拍は停止し，以降は洞調律で経過した．
- 治療半年間で再発なく，CTRは50％から43％へ，BNPは326 pg/mlから28 pg/mlへと改善を認め，頻拍誘発性心筋症による心不全の状態であったと考えられた．

●動悸患者の評価方法

動悸患者が来院した場合に，まずバイタルサイン〔意識，血圧，脈拍数，体温，呼吸数，経皮的酸素飽和度（SpO$_2$）〕をチェックすることが大事である．また，以下の項目もチェックを行いたい[1]．
① 持続性か断続性か
② 心拍は整か不整か
③ おおよその心拍数はいくつか

④発作的な症状か（突然始まるか，どのように発作がおさまるか）

⑤随伴症状はあるか（胸痛，ふらつき，発汗など）

⑥誘因因子はあるか（運動，飲酒など）

⑦基礎心疾患があるか（冠動脈疾患，弁膜症など）

　以上の情報から，緊急性や重大性を判断する必要がある。

●動悸の鑑別

　動悸の原因として大きく分けた場合に，①心臓性と，②非心臓性が考えられる[2]。

①心臓性

　1）不整脈性：期外収縮（上室性，心室性），WPW症候群，発作性上室頻拍，心房細動，心房粗動，心室頻拍，心室細動，徐脈性不整脈（洞不全症候群，房室ブロック），ペースメーカ調律，ペースメーカ誘発頻拍など

　2）非不整脈性：弁膜症（僧帽弁逸脱症，大動脈弁狭窄症），心房粘液種，肺塞栓症，心膜炎，先天性心疾患，高血圧症など

②非心臓性

　1）高心拍出状態：貧血，発熱，甲状腺機能亢進症，低血糖，褐色細胞腫，肥満など

　2）薬物：テオフィリン，アトロピン，血管拡張薬，三環系抗うつ薬，ジギタリスなど

　3）その他：カフェイン，アルコール，タバコ，コカインなど

　4）精神的要因：パニック障害，不安神経症，心身症（身体化）など

　様々な要因が動悸の原因となるため，患者背景や全身状態を踏まえたうえで判断する必要がある。

●この症例から学べること

　本症例は一見洞性頻脈様の心電図所見を呈していたが，安静時の心拍が136 bpmと頻脈を認め，また，ホルター心電図では平均心拍151 bpmと明らかな異常を認めた。安静時の心拍が100 bpm以上の場合は，背景に何かしらの原因があり，精査が必要であると考えられる。

　また，問診時に生来健康で健診でも異常は指摘されていないということから「発症前の状態」が評価でき，3カ月ほど前より頻脈性の動悸が持続していたということから「発症様式」と「症状の詳細」が把握できた。発熱・発汗・体重減少などがないということは，内分泌疾患などの「陰性所見」を示唆し，2週間前より坂道を上がるときなどに息切れを感じるようになったことから病状の「時間経過」を評価することができた。患者の全身状態を把握するうえで，問診の重要性が示された1例であった。

最後に，動悸の特徴と予想される疾患の一覧を記す（表9-1）。

表9-1　動悸の特徴と疾患

動悸の特徴	推定される疾患
いつも心臓がどきどきする	①甲状腺機能亢進症や貧血による洞性頻脈 ②心房細動（頻脈性） ③頻発性期外収縮
脈が止まる，抜ける。心臓がドキンとする	散発性期外収縮
動悸が突然始まり，突然止まる	発作性頻拍（上室性，心室性）
動悸が突然始まり，いつのまにか軽快している	発作性心房細動
脈がゆっくりで，ときどき大きく脈を感じる	房室ブロック，洞不全症候群
血圧上昇・発汗とともに動悸が出現	褐色細胞腫
発汗・震えとともに動悸が出現	低血糖
中年女性で，顔面紅潮・発汗とともに動悸が出現	更年期障害
安静時，不整脈を伴わず動悸が出現	心因性

文　献

1) 高階經和. 心臓病の診かた・聴きかた・話しかた―症例で学ぶ診断へのアプローチ. 医学書院, 東京, 2008, p.136.
2) 松尾理 監. よくわかる病態生理〈2〉循環器疾患―コアカリ対応. 日本医事新報社, 東京, 2006, p.36.

[前田　真吾]

10 呼吸困難を訴えて入院となった頻脈性心房細動の1例

●ポイント

・診断することにこだわらない。治療しながら診断していく。

・症状の原因を疾患群で捉える。

・医療行為のメリット・デメリットを天秤にかける。

Case

症　例　69歳，男性

家族歴　特記事項なし

生活歴　喫煙（20本/日×50年）

既往歴　特記事項なし

冠危険因子　□糖尿病　■高血圧症　□脂質異常症　□肥満　■喫煙
　　　　　　□家族歴　□CKD　□透析　□末梢血管疾患　□脳血管障害

現病歴　それまで医療機関にかかっておらず特に症状もなかったが，昨日より続く動悸を自覚，夜になってもおさまらなかったため夜間救急外来へ自家用車で来院した。来院時の心電図は心拍139 bpmの頻脈性心房細動を呈していた。発熱や感冒の症状はなかったが，WBC 11,400/μl，CRP 0.06 mg/dlを認めたため，軽度の感染を契機にした頻脈性心房細動と診断。ベラパミル点滴により心拍90 bpm程度となったため帰宅，翌日当科受診した。抗凝固療法（ワルファリン），ベラパミルを中心としたレートコントロールを行い，心拍75 bpm，BNP 349 pg/mlをみていたが，1カ月後もNYHA Ⅲ程度の呼吸困難を自覚，歩行困難や食欲低下もきたしており，精査・加療目的に入院とした。

入院時身体所見

●身長169 cm，体重58 kg，BMI 20.4 kg/m^2，血圧131/78 mmHg，脈拍76 /min・整，体温36.0℃，意識E4V5M6

●胸部　心音：S1→，S2→，S3（−），S4（−）。呼吸音正常

●四肢　下腿浮腫（−），冷感（−）

入院時検査所見

●血算　WBC 7,460/μl（Neu 70.2%，Lym 22.8%，Mo 4.3%，Eo 1.2%，Ba 0.3%），RBC 575×10^4/μl，Hb 18.0 g/dl，Ht 51.3%，MCV 89.2 fl，MCH 31.3 pg，MCHC 35.0%，Plt 20.7×10^4/μl

- ●凝固　PT 34.1s（10.5s），PT（%）21%，PT-INR 2.98，FDP 3.6μg/ml，D-dimer 1.2μg/ml
- ●生化学　TP 5.1g/dl，Alb 4.4g/dl，BUN 44mg/dl，Cre 1.5mg/dl，UA 1.3.6mg/dl，Na 137mEq/L，K 4.4mEq/L，Cl 94mEq/L，LDH 235IU/L，AST 25IU/L，ALT 33IU/L，γ-GTP 24IU/L，T-Bil 4.0mg/dl，T-Chol 218mg/dl，CK 71IU/L，CK-MB 7U/L，AMY 125U/L，Glu 105mg/dl，HbA1c 6.3%
- ●血清　CRP 0.76mg/dl
- ●内分泌　TSH 4.27μIU/ml，FT3 2.15pg/ml，FT4 1.15ng/dl，BNP 349.6pg/ml
- ●動脈血液ガス検査　pH 7.42，PO_2 98.0mmHg，PCO_2 42.0mmHg，Lac 3.1mmol/L，HCO_3^- 28.1mmol/L
- ●心電図　1ヵ月前初診時：頻脈性心房細動，心拍139bpm，V2・V3でQS pattern，V5・V6に陰性T波，前壁陳旧性梗塞を否定できず（図10-1）。入院時：心房細動，心拍75bpm，初診時とQRS・T波の形はほぼ同じ（図10-2）

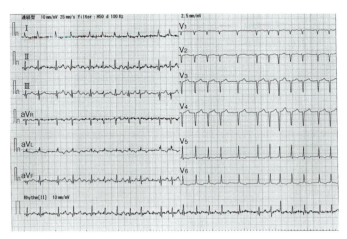

図10-1　1ヵ月前初診時。記録に残っていた心電図は，胸部誘導が1/4スケールであった（循環器医は縮小スケールを好まない）。

- ●胸部X線写真（図10-3）　肺はやや過膨張
- ●心エコー　LVDd 58mm，LVDs 39mm，IVSTd 13mm，PWTd 12mm，EF 55.6%，AoD 47mm，AVD 20mm，LAD 46mm。三尖弁逆流2.3m/s，maxPG 21mm，軽度大動脈弁逆流，軽度僧帽弁逆流。IVC 9mm。E/e′ 19.6，壁運動異常（－）

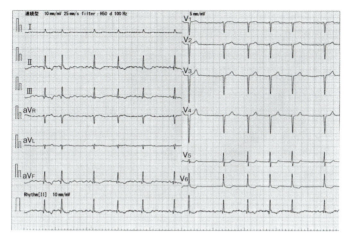

図10-2　入院時心電図。これも，胸部誘導が1/4スケールである。

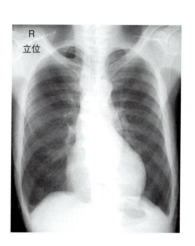

図10-3　胸部X線写真

●症例のまとめ

　夜間救急でよく見る頻脈性心房細動の1例である。この患者の問題は，レートコントロールが済んでも症状が改善しないことにある。1カ月しても呼吸困難を中心とした症状が強く，車いすで診察室へ来院した。

　さて，ここで何を考えるだろう。「疾患→症状」から，「症状→疾患」という考え方の転換をしなければいけない。実臨床で「診断」は最後に来ることがある，もしくは最後までわからないと思ったほうがよい。症状→診断とはいえ，病名を1つずつ思い浮かべているわけではない。呼吸困難を大きなグループに分けて考え，①循環系（肺循環を含む），②肺，③気道，④血液，⑤神経運動から原因を推察する。身体所見や検査ももちろん重要だが，意外と見落とされ

がちなのは「発症の仕方」だと思う。特に，循環系の症状はこれが大変重要になる。

　この患者は発症が比較的急激である。発症時間は半日単位では特定可能だが，時間単位ではない。「なんとなく」始まっているというのも重要であろう。この発症様式と身体所見，検査所見から③④⑤は可能性が小さくなったが，消したわけではない。先に述べたように，診断は最後まで出ないこともあるのだから。②は，時間経過から慢性疾患は除外されるとすると，急性の肺疾患ということになり，X線所見で明らかでないことから積極的には疑わなかった。というわけで，①を最も積極的に考えた。賢明な方なら「肺塞栓」を考えるだろう。ただし，心エコーで右心圧は上がっていない。では，心房細動はどうだろう。一般的に，レートコントロールがうまくいっていれば治療はOKなはずである[1, 2]。この患者はEFも保たれている。しかし，本当にそうだろうか。本来なら造影CTを撮って肺塞栓を否定したいが，中等度の腎障害があり避けた（必要があれば撮るが，それには相応の理由が必要）。

　ここでもう一度，発症の仕方を考えてみよう。初診時に一番明確なのは，頻脈性心房細動だったこと。これがきっかけの1つであることは間違いない。こんな考えのもと，頭の中は「心房細動を止めてから考えよう」になった。除細動のデメリットは塞栓症のリスクであるが，抗凝固療法を1カ月行ったこと，さらに経食道心エコーを行うことでリスクは減少し，メリットが上回ると判断した。

●症例の経過

　入院当日朝の絶食を指示し，入院後経食道心エコーを行った。1カ月にわたる抗凝固療法を行っていたので，一般的には必須ではないかもしれない[3, 4]。肺塞栓の鑑別と左心耳チェックのため除細動に先行して造影CTを行うことも考えたが，すでに抗凝固療法を行っていることから後回しにし，除細動後の状態が改善しなかったときの次のオプションとした。経食道心エコーで血栓がないことが確認できたため，除細動を行うことにした。プロカインアミド100mgを点滴静注した後50Jで除細動したところ，洞調律に復帰した。その後，プロパフェノン450mg 分3を処方した。除細動後は症状が劇的に改善。当日夜から食欲は回復した。除細動翌日に退院，以後は外来通院加療している。
●退院時心電図（図10-4）
●症状消失後X線写真（図10-5）　X線所見からはさほど改善しているようには思えないが，症状は劇的に改善した。

●この症例から学べること

　レートコントロールができている心房細動で強い症状を伴っていた症例であ

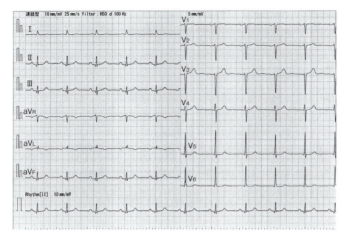

図10-4　退院時心電図。こちらは胸部誘導が1/2スケールになっている（左のキャリブレーションで判別できる）。

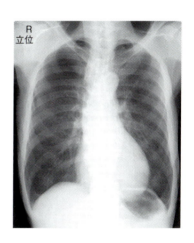

図10-5　症状消失後のX線写真

り、決して珍しいものではない。レートコントロールとリズムコントロールで予後に差は証明されていないが、このように心収縮能が保たれていてもレートコントロールでは対処できない病態が確かに存在する[5]。ただ、ここで述べておきたいのは、このような症例を知っておくということだけではない。その医療行為が患者に与えるメリット・デメリットを天秤にかけて治療していくセンスが大切だと思う。

　症状の原因として肺塞栓や心房細動を考えた場合、造影CTで肺塞栓を診断する、心房細動に除細動をかけるということが選択肢になった。造影CTを行えば確実に肺塞栓の有無を判断できるが、腎機能を悪化させる可能性があることが最大のデメリットになる。除細動をするメリットは、心房細動が症状の原

因であるかはっきりする，血行動態が改善するということである。デメリット
は麻酔薬・抗不整脈薬の副作用，脳梗塞の可能性，除細動をしても心房細動に
戻ってしまう可能性，医療費などであろうか。脳梗塞の可能性はゼロにはでき
ないが，デメリットよりもメリットが上回ると判断した。また，除細動により
腎機能が改善することが報告されており[6]，造影CTを行うにしても除細動を
先にするほうが理にかなっていると考えた。

呼吸困難を呈する病態は大変多く，多岐にわたる。しばしば診断がつかない
事態にも陥る。「診断→治療」ではなくメリット・デメリットを考慮したうえ
で，治療を先行することもあり得る。

文　献

1) Wyse DG, Waldo AL, DiMarco JP, et al. A comparison of rate control and rhythm control in patients with atrial fibrillation. N Engl J Med 2002; 347: 1825.

2) Van Gelder IC, Hagens VE, Bosker HA, et al. A comparison of rate control and rhythm control in patients with recurrent persistent atrial fibrillation. N Engl J Med 2002; 347: 1834.

3) Seidl K, Rameken M, Drögemüller A, et al. Embolic events in patients with atrial fibrillation and effective anticoagulation: value of transesophageal echocardiography to guide direct-current cardioversion. Final results of the Ludwigshafen Observational Cardioversion Study. J Am Coll Cardiol 2002; 39: 1436.

4) Flaker G, Lopes RD, Al-Khatib SM, et al. Efficacy and safety of apixaban in patients after cardioversion for atrial fibrillation: insights from the ARISTOTLE Trial (Apixaban for Reduction in Stroke and Other Thromboembolic Events in Atrial Fibrillation). J Am Coll Cardiol 2014; 63: 1082.

5) Snow V, Weiss KB, LeFevre M, et al. Management of newly detected atrial fibrillation：a clinical practice guideline from the American Academy of Family Physicians and the American College of Physicians. Ann Intern Med 2003; 139: 1009.

6) Takahashi Y, Takahashi A, Kuwahara T, et al. Renal function after catheter ablation of atrial fibrillation. Circulation 2011; 124: 2380-7.

[植島　大輔]

11 ウイルス性劇症型心筋炎に PCPS（VA ECMO）を用いた1例： ICU管理を中心に

●ポイント

・とにかく細かな観察が大切である。

・カテコラミンの適切な使用を心がける。

・各科との連携が必要である。

Case

症　例	33歳, 女性
主　訴	発熱後の心機能低下
生活歴	特記事項なし
既往歴	特記事項なし

冠危険因子　□糖尿病　□高血圧症　□脂質異常症　□肥満　□喫煙　□家族歴　□CKD　□透析　□末梢血管疾患　□脳血管障害

現病歴　発熱・関節痛が出現した翌日に近医を受診したところ, インフルエンザB型と診断され, イナビル・カロナールによる加療が行われた。その後徐々に食事摂取ができない状態となったため, 発症6日目の夕方に総合病院救急外来を受診, 食欲低下を重くみた担当医により入院が指示された。入院後, 頻脈・低血圧が遷延したため心エコーが行われ, 高度心機能低下（EF 20%）, 心嚢液貯留が判明, インフルエンザによる劇症型心筋炎と診断された。7日目には心機能がさらに低下したため, 大動脈内バルーンパンピング（IABP）, 経皮的心肺補助（PCPS）が留置され, 気管内挿管・人工呼吸器管理となった。8日目に発症した劇症型心筋炎の加療目的で当科へ転院搬送となり, ICU病棟へ入院となった。

入院時身体所見

●身長159cm, 体重41kg, BMI 16.2kg/m², 血圧120/84mmHg（IABP, PCPS 補助下）, 脈拍94/min・整, 体温36.4℃, 意識E4 V（T）M6

●胸部　心音：S1→, S2→, S3（−）, S4（−）。Levine Ⅲ～Ⅳ/Ⅵ程度の駆出性雑音を認める。2RSB・2LSB・4LSB・心尖部にて聴取し, 最強点は判然としない

●四肢　下腿浮腫（−）, 冷感（−）, 足背動脈触知（＋/＋）

入院時検査所見

- 血算　WBC 15,600/μl (Neu 83.4%, Lym 10.8%, Mo 4.3%, Eo 1.2%, Ba 0.3%), RBC 445×10⁴/μl, Hb 9.6 g/dl, Ht 30.0%, MCV 67.4 fl, MCH 21.6 pg, MCHC 32.0%, Plt 16.3×10⁴/μl
- 凝固　PT 12.3 s (10.5 s), PT (%) 73.7%, PT-INR 1.17, APTT 170.0 s (29.0 s), Fbg 295 mg/dl, FDP 4.0 μg/ml, D-dimer 1.55 μg/ml, ATⅢ 71.9%, PIC 1.4 μg/ml, TAT 8.9 ng/ml
- 生化学　TP 5.1 g/dl, Alb 2.7 g/dl, BUN 12 mg/dl, Cre 0.43 mg/dl, UA 1.8 mg/dl, Na 136 mEq/L, K 3.8 mEq/L, Cl 101 mEq/L, Ca 7.2 mg/dl, LDH 707 IU/L, AST 227 IU/L, ALT 77 IU/L, γ-GTP 24 IU/L, ALP 141 IU/L, T-Bil 1.0 mg/dl, T-Chol 126 mg/dl, TG 105 mg/dl, HDL-Chol 37 mg/dl, LDL-Chol 67 mg/dl, CK 10,345 IU/L, CK-MB 386 U/L，ChE 196 IU/L, AMY 270 U/L, Glu 105 mg/dl, HbA1c 4.7%, Fe 27 μg/dl
- 血清　CRP 1.20 mg/dl, 乳糜 (1＋)
- 内分泌　TSH 5.42 μIU/ml, FT3 2.84 pg/ml, FT4 1.29 ng/dl, BNP 187.8 pg/ml
- 動脈血液ガス検査　(FiO₂ 1.0, BIPAP 10 cmH₂O), pH 7.4, PO₂ 408 mmHg, PCO₂ 249.0 mmHg, Lac 3.1 mmol/L, HCO₃⁻ 29.7 mmol/L
- 心電図（図11-1）　洞調律, 心拍87 bpm, QRS軸 不定軸, poor R progression, 肢誘導およびV₃〜V₆にて低電位, 不完全右脚ブロック (QRS 100 ms)。心電図診断：不定軸, 広範な心筋障害

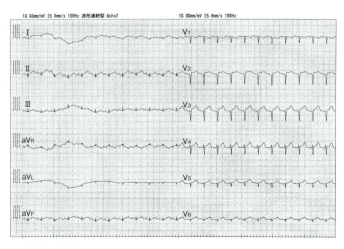

図11-1　入院時心電図

- 前医入院時胸部単純X線（図11-2） CTRは約50%，年齢を加味すると若干心拡大がある印象だが，これだけで心疾患を疑うのは難しいと思われる

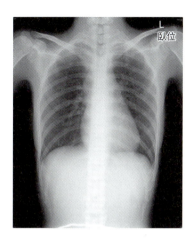

図11-2 前医入院時胸部単純X線

- PCPS挿入後胸部単純X線（図11-3） CPA sharp，右中肺野にSwan-Ganzカテーテルと中心静脈カテーテル，下行大動脈にIABPカテーテルあり。PCPSの脱血管は下大静脈内にある（搬送時に少し抜けた可能性が高い）

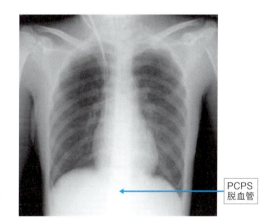

図11-3 PCPS挿入後胸部単純X線

- 心エコー（図11-4） EF 11%，壁運動異常（＋），びまん性の重度低収縮，LVDd/Ds 27/25mm，IVS/PW 9/18mm，前壁に軽度浮腫（＋），後壁に著明な心筋浮腫（＋）。TR maxPG 12mmHg。E/A 0.54，IVC 14/19mm，呼吸性変動（－）。大動脈弁開放は1/3拍程度，僧帽弁逆流（－）。心嚢液貯留（＋）。短軸像にて30mm，心窩部アプローチにて24mm

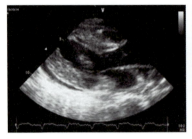
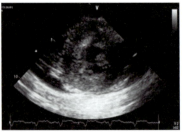

図11-4　心エコー

● この症例のポイント

　若年者のウイルス性劇症型心筋炎の1例である。循環器専門医でもこの症例をはじめに見て診断ができる可能性は低い。急性発症なので初診時のX線写真は心拡大を示しておらず，インフルエンザの診断が下っている患者に心電図をとることも，ましてや心エコーをすることもないだろう。この症例は持続する血圧低下が診断の引き金になっているが，若年女性で血圧が80mmHgというのは決して珍しくなく，診断が下ったのはラッキーだったと思う。劇症型心筋症の死亡率は20%程度とされているが，心臓移植を要するものを含めると40%を超える[1]。上記は転院時の採血だが，CKは1万超え，CK-MBは400近かった。一般的に横紋筋のCK-MBはCK全体の3%未満だから，横紋筋由来・心筋由来の混合だろうか。

　PCPS送血管による下肢虚血は実は相当多く，CKの上昇をみたときには真っ先に足の状態を評価するべきだろう。浅大腿動脈に順行性にシースを挿入し（当院は5Frシースを入れるようにしている），PCPSの送血管から分岐する形で下肢へ血流を流せば，下肢虚血を回避できる。エコー下に浅大腿動脈を穿刺するのは，慣れていれば比較的容易である。下肢が虚血に耐えられる時間は24時間程度なので，足の血流を評価して，シースを挿入する時間は十分にある。本症例では下肢の血流低下が疑われたので，上記の方法でシースを挿入した。

　（本筋とは離れるが，PCPSという呼び名は日本では一般的だが，世界的に見るとVA ECMOや単にECMOと呼ばれることが多いので注意してほしい。）

● 循環器のICU管理

　この症例は，循環器で行うICU管理のなかでも重症に分類される。まず，PCPS・IABPが付いているだけで日ごとに死亡率が上がることを考慮する必要がある。これらのデバイスはあくまで一時しのぎと考えるべきで，判断の遅れが死亡につながる。「あのときこうしておけば」と何度思ったかしれない。

特にPCPSの合併症は多く[2]，入れた直後の状態で管理の難易度が規定されてしまう（ポイントは，脱血管の位置，下肢の動脈の状態）が，挿入手技はテーマとは外れるので割愛する。劇症型心筋症や虚血性心疾患による気絶心筋は，回復するものはたいてい1週間以内で回復する。それまで，

(1) 適切な輸液，輸血：Hb10程度が目標。輸液は，脱血管が右房内にないと（下大静脈内にあると），PCPSを回すために多量に用いなければならない

(2) 出血コントロール：圧迫でダメなら縫合も考慮

(3) カテコラミンの適正使用：少ないほうがよい。心悸亢進は期待できないので，ドブタミン・ドパミンは少量に，血圧はノルアドレナリンで確保

(4) 尿量の確保：不可ならCHDFなど

(5) 回復不能の判断とVADへの切りかえ

など，スピード感をもって対処する。可能であれば心エコーをベッドサイドに置いて数時間ごとにチェックするぐらいの細やかさが大切だと思う。

　血行動態を規定する要素が個々の患者によって大きく違うので，循環器疾患のICU管理でスタンダードを示すことは難しい。以前「血行動態管理（心不全治療）はセンスだ」と言っていた先生がいたが，あながち間違いではないと思う。経験が少ないうちは，上級医の指導の下，ベッドサイドに張りつくことが本を読むより重要だと思う。

●本症例の経過

　インフルエンザウイルスB型による劇症型心筋炎と考えた。補助循環導入後2日目に当院へ転院となっており，入院時に施行した心エコー検査では高度の心筋浮腫，収縮能の低下（diffuse severe hypokinesis，EF 11%程度）を認め，一方で大動脈弁は毎心拍開放していた。ドブタミン 3.5γ，hANPの投与を0.0125γ，ペラミビル水和物（ラピアクタ®）を5日間，γ-グロブリン5g/日を3日間投与した。心筋炎の治療にエビデンスが最もあるのは酸素投与とACE阻害薬のみで[3]，β遮断薬の有効性は確立していない。血行動態が破綻していることを考え，ACE阻害薬は急性期には使用せず回復期に導入している。第9病日を境に，左室収縮能ならびに心筋浮腫の著明な改善を認めた。第10病日に心嚢ドレーンカテーテルの留置処置を行い心嚢液を除去，穿刺直後より心係数（CI）は2.2から3.6へと上昇し，この時点で左室駆出率（EF）は80%台へと改善していた。第11病日にPCPSを，第12病日にIABPと心嚢ドレーンを抜去，第13病日に抜管した。最終的に自力歩行可能となり退院となった。

●回復後心エコー（図11-5）　心筋浮腫の改善および心機能の改善を認める。

●この症例から学べること

　循環器疾患のCCU・ICU管理について本で学べることは多くない。もちろ

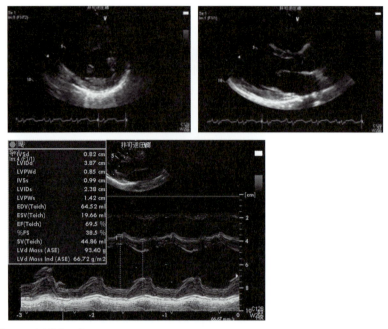

図11-5 回復後の心エコー

んエビデンスは大切だが，どんなエビデンスも1例の症例にはかなわない。ましてや劇症型心筋炎は非常に珍しく，絶対的なエビデンスとなるような症例数は期待できない。重症心不全を学ぶなら行動拠点をCCUにして，それこそ用事がなければずっといる（労働時間制限は守る）ことをお勧めする。実際に薬を調節したりしなくても，使っている薬や呼吸器の設定をメモするだけでも得られることは多いはずである。

文 献
1) Magnani JW, Danik HJ, Dec GW Jr, et al. Survival in biopsy-proven myocarditis: a long-term retrospective analysis of the histopathologic, clinical, and hemodynamic predictors. Am Heart J 2006; 151: 463-70.
2) Schwarz B, Mair P, Margreiter J, et al. Experience with percutaneous venoarterial cardiopulmonary bypass for emergency circulatory support. Crit Care Med 2003; 31: 758-64.
3) Rezkalla S, Kloner RA, Khatib G, et al. Effect of delayed captopril therapy on left ventricular mass and myonecrosis during acute coxsackievirus murine myocarditis. Am Heart J 1990; 120: 1377-81.

［植島　大輔］

Part 3

虚血性心疾患

12 発症から数日が経過し，心不全を合併した急性心筋梗塞の1例

●ポイント

・現病歴・血液検査所見・心電図所見などを総合することで，急性心筋梗塞の発症時間を推定することが可能である。

・急性心筋梗塞発症後に数日が経過していても，生存心筋の虚血が残存している症例においては早期再灌流療法が有用である。

Case

症 例　80歳，女性

主 訴　背部痛，呼吸苦

家族歴　特記事項なし

生活歴　飲酒（−），喫煙（−），輸血（−），アレルギー（−）

既往歴　高血圧症，C型慢性肝炎

冠危険因子　□糖尿病　■高血圧症　□脂質異常症　□肥満　□喫煙
　　　　　□家族歴　■CKD（eGFR 45.7 ml/min/1.73 m²）　□透析　□末梢血管疾患
　　　　　□脳血管障害

現病歴　以前よりC型慢性肝炎と高血圧症の診断で当院消化器内科かかりつけであった。11月6日の夜間に突然の背部痛を自覚したが，2時間ほど休んでいると痛みは消失したため様子を見ていた。11月8日の夜21時頃より就寝中に背部痛と呼吸苦を認めるようになり，改善しないため11月9日深夜0時30分に近医に救急搬送された。その際，血圧は保たれているもののSpO_2が89％と低下しており，12誘導心電図でV_2・V_3にST上昇を認めたため，急性心筋梗塞の疑いでかかりつけである当院へ同日救急搬送された。当院搬送時にも何となく胸苦しい感じが残存していた。

入院時身体所見

●身長143 cm，体重50 kg，BMI 24.2 kg/m²，血圧145/99 mmHg，脈拍96/min・整，体温35.8℃，意識E4V5M6，SpO_2 95％（リザーバーマスク6L），呼吸数22回/min

●頭部　眼瞼結膜：貧血（−），点状出血（−）。眼球結膜：黄染（−）

●口腔内　咽頭発赤（−），扁桃腫大（−）

●表在リンパ節　腋窩・鎖骨上：触知せず

- ●頸部　頸静脈怒張（-），甲状腺腫大（-），血管雑音（-）
- ●胸部　心音：S1→，S2→，S3（-），S4（-），心雑音（-），全肺野にwheeze聴取
- ●腹部　平坦・軟，圧痛（-），腫瘤（-），腸蠕動音正常，肝・脾：触知せず
- ●四肢　下腿浮腫（+），冷感（+），橈骨・足背動脈触知（+/+）

入院時検査所見
- ●血算　WBC 8,800/μl，RBC 477×10⁴/μl，Hb 14.3 g/dl，Ht 43.3%，MCV 90.8 fl，MCH 30.0 pg，MCHC 33.0%，Plt 26.0×10⁴/μl
- ●凝固　PT 10.8 s（9.9 s），PT（%）91.9%，PT-INR 1.08，APTT 29.4 s（29.0 s），Fbg 523 mg/dl，D-dimer 1.11 μg/ml
- ●生化学　TP 8.1 g/dl，Alb 3.7 g/dl，BUN 24 mg/dl，Cre 0.90 mg/dl，Na 141 mEq/L，K 3.6 mEq/L，Cl 108 mEq/L，Ca 8.9 mg/dl，LDH 628 IU/L，AST 99 IU/L，ALT 36 IU/L，T-Bil 0.6 mg/dl，CK 485 IU/L，CK-MB 42.4 ng/ml，トロポニンI 12.23 ng/ml，AMY 100 U/L，Glu 148 mg/dl，Mg 2.0 mg/dl，BNP 1,012 pg/ml，eGFR 45.7 ml/min/1.73 m²
- ●血清　CRP 5.15 mg/dl
- ●心電図（図12-1）
- ●胸部X線写真（図12-2）

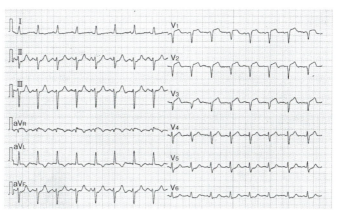

図12-1　来院時心電図

- ●心エコー（救急外来）　前壁中隔基部から心尖部にかけて重度の収縮低下，軽度僧帽弁逆流。上行大動脈にflapを認めない。右心負荷所見（-），心嚢液貯留（-）

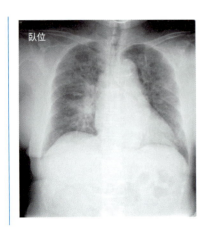

図12-2　来院時胸部X線

● **本症例は急性心筋梗塞と考えるが，発症時間はいつと考えるのが妥当か？**

　まず鑑別診断であるが，背部痛が主訴のため大動脈解離も鑑別に挙がる．ときに大動脈解離が上行大動脈に及び，心筋梗塞を合併することがある．本症例は，背部痛が間欠的であること（当院受診時には改善していた），D-dimerが軽度高値にとどまること，エコーにて明らかな解離所見が上行大動脈に認められなかったことなどから，大動脈解離の可能性は低いと判断した．症状は来院3日前と，来院数時間前の2回あった．注目すべきは採血所見のLDHである．LDHは心筋バイオマーカーの1つであるが，急性心筋梗塞発症から24時間程度が経過すると上昇開始することが知られている．現病歴を見直すと，来院3日前の症状出現時が心筋梗塞の発症時間と推定できる．一般的に，冠動脈が完全閉塞した場合，急性心筋梗塞は3時間程度で完成すると考えられており，日本循環器学会ガイドライン上も，発症から12時間以上が経過している場合は，ST上昇や自覚症状の残存を参考に再灌流療法を急ぐべきかどうかを判断するように推奨している．

　本症例においては，症状が寛解と再燃を繰り返していることから，3日前に冠動脈病変は血栓によってほぼ閉塞したが，その後一時的に再灌流が得られ，来院数時間前に再度ほぼ閉塞の状態に陥ったことが考えられる．本症例のように，心筋虚血に伴う症状が残存しており，心電図上もST上昇を持続的に認めている場合は，まだ生存心筋が残存している可能性が高く，早期再灌流療法の意義があると考えられる．

● **急性心筋梗塞と左脚前枝ブロック所見の関連は？**

　本症例の心筋梗塞発症前の心電図を図12-3に示す．
　今回の入院時の心電図では，V1～V3の異常Q波とST上昇，対側性変化と

してのⅡ・Ⅲ・aVFのST低下を認めるとともに，左脚前枝ブロックと思われる新規の高度左軸偏位を認めている．左脚前枝ブロックは急性心筋梗塞の3～18%に認めると報告されており，左前下行枝病変を示唆する所見である[1]．最近の報告では，左脚前枝ブロックを呈する急性冠症候群（ACS）は心不全合併が多く，院内死亡リスクと関連する可能性が示唆されている[2]．本症例も心不全を合併しており，再灌流療法後にはST変化の改善とともに左脚前枝ブロックは消失していた（図12-4）ことから，心筋虚血に伴う所見であったことがわかる．

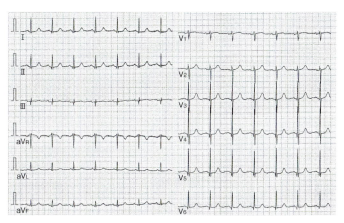

図12-3　過去の心電図

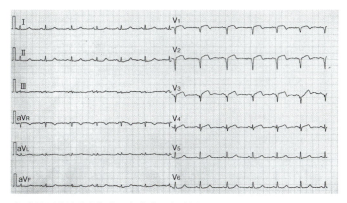

図12-4　経皮的冠動脈形成術（PCI）直後の心電図

●心不全を合併した急性心筋梗塞の治療方針をどうするか？

　本症例は，背部痛とともに呼吸困難感を自覚しており，バイタルサインにおいて低酸素血症，聴診所見にて全肺野のwheezeが聴取され，胸部X線上も肺水腫の所見を認め，Killip分類のclassⅢと判断される。心不全を合併した急性心筋梗塞患者が夜中に来院したとき，まずは心不全の状態を安定させて，日中にPCIを施行するという選択肢もあると考えられるが，本症例では夜中の2時過ぎにオンコールの医師を呼び，緊急PCIを施行した。

　心不全状態の患者に緊急PCIを施行する場合，仰臥位になる必要があることや造影剤を含めた容量負荷によって心不全がさらに増悪し，PCI中に急変するリスクをあらかじめ予想しておく必要がある。呼吸状態悪化の可能性があっても緊急で冠動脈の治療をすべきかどうかの判断は，そのまま経過をみることによって心筋のさらなる壊死が生じ，病態の改善を妨げる可能性があるかどうかによって決まると考える。

　本症例は初回の梗塞が3日前に生じ，その段階では心不全は生じていなかったが，来院直前に再梗塞を生じたことが心不全増悪につながっている。病歴上も3日前に生じたものと同じ背部痛が来院直前に生じており，心電図においてもST上昇が残存していることから，責任病変の灌流域に残存心筋が存在し，かつ，まさに今壊死を生じていることが心不全増悪につながったものと考えられる。心電図上で前壁誘導がQ波となっていることは，すでに心筋梗塞が完成している可能性を示唆し，やや再灌流のmotivationを下げるものではあるが，Q波自体は気絶心筋（stunning）と呼ばれる一過性の心筋障害によって生じることもあり，症状の経過，ST変化，血液検査所見などから総合的に現在の心筋の状態を判断する必要があると考える。

Case（続き）

> **入院後経過**　緊急で冠動脈造影検査（CAG）を施行したところ，左前下行枝（LAD）#6に造影遅延を伴う99%狭窄を認めた（図12-5）。
>
> 　引き続き，PCI施行。血栓吸引を試みるも，明らかな血栓は認めなかった。血管内エコー（IVUS）で病変を確認したところ，明らかなプラーク破綻像はわからず，病変は線維性プラークが主体で，病変遠位部の内腔径は3.75mm前後，病変近位部の内腔径は3〜3.25mm程度であった。バルーンカテーテル（IKAZUCHI Zero® 2.0×15mm）で前拡張を施行した段階で造影遅延はなくなり，TIMI grade 3に血流は改善した。薬剤溶出性ステント（XIENCE Alpine® 3.25×23mm）を，病変部をカバーする形で留置。IVUSで確認すると，ステント拡張は良好であったが，病変遠位部のステント圧着不良を認めたため，バルーンカテーテル（Hiryu® Plus 3.75×8mm）で病変遠位部のみ後拡張を施行した。IVUSで再度確認し，圧着良好を確認して手技を終了した。

12 発症から数日が経過し，心不全を合併した急性心筋梗塞の1例　87

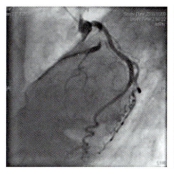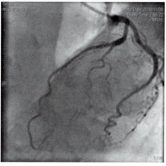

図12-5　冠動脈造影検査。左：治療前，右：治療後。

　心電図の経過は上記したとおりである。特に利尿薬を使用することはなかったが，以下に示す入院2日後の胸部X線（図12-6）でわかるように，心不全は速やかに改善を認めた。
　その後は背部痛や呼吸困難感などの自覚症状なく経過し（表12-1），リハビリテーション施行の後，入院5日後に自宅退院となった。

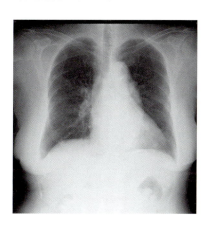

図12-6　入院2日後の胸部X線写真

表12-1　入院後のCK/CK-MBの経過

	来院時	3時間後	7時間後	13時間後
CK (IU/L)	485	580	653	544
CK-MB (ng/ml)	42.4	56.5	62.2	40.4

退院時処方
・アスピリン 100mg 1×（朝食後）
・プラスグレル 3.75mg 1×（朝食後）
・ビソプロロール（フマル酸塩）5mg 1×（朝食後）

・カンデサルタン 8mg 2×（朝夕食後）

・ボノプラザン（タケキャブ®）20mg 1×（朝食後）

・アトルバスタチン 10mg 1×（夕食後）

●この症例から学べること

入院後のCK/CK-MBの経過をみると，入院後に緩やかに上昇し，13時間後の段階でピークアウトしている。もし入院時の段階で心筋梗塞が完成していれば，心筋バイオマーカーは入院時がピークになると考えられ，本データをみても，心筋の壊死が入院時の段階で進行性であった可能性が高い。そして，特に利尿薬を使用することなく心不全が改善したことからも，心筋虚血による一過性の収縮低下が心不全増悪に寄与していたと考えられる。繰り返しになるが，目の前の患者の心筋壊死が今まさに進行しているのか，すでに完成してしまっているのかを，症状・心電図・血液検査などの所見を総合して考えることが，方針決定に重要である。

心不全を合併した急性心筋梗塞患者に対して緊急PCIを施行する際に最も重要なことは，血圧や酸素化を来院時よりできる限り悪化させないことである。血圧や酸素化の低下が，急性心筋梗塞の心筋障害や心臓以外の臓器障害をさらに悪化させる可能性があり，それがまさにKillip分類における予後の違いに表れている。来院時に血圧低下や酸素化低下を認めるような急性心筋梗塞症例は，できる限り血圧や酸素化を安定させながら，かつ早期再灌流を目指すという難しい管理を必要とすることも多く，大動脈内バルーンパンピング（IABP）や人工呼吸器を用いた呼吸管理などを導入するタイミングを常に考えておく必要がある。

文　献

1) Elizari MV, Acunzo RS, Ferreiro M. Hemiblocks revisited. Circulation. 2007; 115: 1154-63.

2) Zhang H, Goodman SG, Steg GP, et al. Clinical characteristics and outcomes of acute coronary syndrome patients with left anterior hemiblock. Heart 2014; 100: 1456-61.

［秦野　　雄］

13 心電図のみでは診断が困難であった胸痛の2症例

●ポイント

・まずは問診によって，胸痛の発症時間や性状，時間経過などを確認する。
・胸痛患者の初期マネージメントで最も重要なことは，バイタルサインと心電図所見をなるべく早く確認することである。心電図で診断が困難な場合，心エコー検査が診断に有用なことが多い。

胸痛で受診したが，心電図所見で確定診断が難しかった2症例を示す。

Case 1

症　例　85歳，男性
主　訴　胸部絞扼感
家族歴　特記事項なし
生活歴　飲酒（焼酎1合/日），喫煙（20歳頃〜84歳まで7本/日，1年前から禁煙中），輸血（−），アレルギー（−）
既往歴　高血圧症，脊柱管狭窄症
冠危険因子　□糖尿病　■高血圧症　□脂質異常症　□肥満　■喫煙
　　　　　□家族歴　■CKD（eGFR 45.7 ml/min/1.73 m^2）　□透析　□末梢血管疾患
　　　　　□脳血管障害
現病歴　毎年健診を受けていたが，高血圧以外に特に異常を指摘されていなかった。1月28日19時30分頃より前胸部絞扼感を自覚。自宅にて様子をみていたが症状改善しないため，かかりつけ医に相談したところ，救急要請するように指示され，21時3分に救急車にて当院救急外来を受診した。

入院時身体所見

●身長150 cm，体重51 kg，BMI 22.2 kg/m^2，血圧164/85 mmHg，脈拍72/min・整，体温36.6℃，意識E4V5M6，SpO$_2$ 98%（room air）
●頭部　眼瞼結膜：貧血（−），点状出血（−）。眼球結膜：黄染（−）
●口腔内　咽頭発赤（−），扁桃腫大（−）
●表在リンパ節　腋窩・鎖骨上：触知せず
●頸部　頸静脈怒張（−），甲状腺腫大（−），血管雑音（−）

- ●胸部　心音：S1→，S2→，S3（−），S4（−）。心雑音（−），肺胞呼吸音正常
- ●腹部　平坦・軟，圧痛（−），腫瘤（−），腸蠕動音正常，肝・脾：触知せず
- ●四肢　下腿浮腫（−），冷感（+），足背動脈触知（+／+）
- ●心電図（図13-1）

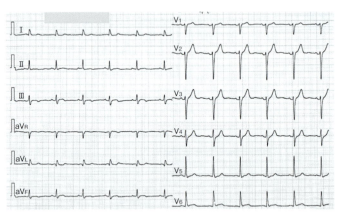

図13-1　来院時心電図

●診断は？

　まずは病歴，バイタルサインを含む身体所見，心電図を総合して初期診断を考える必要がある。特に急性心筋梗塞は心電図で早期診断ができるため，10分以内に問診・身体所見・12誘導心電図までを終えるべきであると日本循環器学会のガイドラインにも記載されている。現病歴をとる際に重要な点は，胸痛の発症時間・性状・時間経過などである。病院到着時も胸痛が続いている場合は，緊急性が高いと考えたほうがよく，バイタルサインや心電図のチェックを最優先すべきである。

　さて，本症例では胸部絞扼感が持続してはいるが，バイタルサインはやや高血圧傾向である以外に大きな問題はなく，心電図上も一見してわかるようなST上昇はない。心電図変化で急性心筋梗塞の診断が困難な場合に考えるべきことは，心電図変化が出にくい左回旋枝領域の心筋梗塞である。後壁梗塞ではV1のR波増高がみられることがあるが，本症例ではみられない。V7〜V9といった後壁誘導をとるというのが次の選択肢であるが，本症例で注目すべきはV6誘導にみられるわずかなST上昇である。V6誘導は後壁誘導のV7に近く，本症例のようにV6誘導のみにST上昇がある場合，V7〜V9誘導ではよりはっきりとST上昇が捉えられた可能性が高い。本症例では，残念ながら後壁誘導はとられていなかった。

心電図で自信をもって診断できない場合は，採血や心エコーを参考に診断するが，心エコーが迅速な診断ツールとして有用であろう．本症例では後側壁領域に壁運動低下を認めたため，急性後側壁心筋梗塞の診断となり，採血結果を待たずに緊急冠動脈造影検査の方針となった．

心カテ開始後に血液検査所見が明らかとなった．確認すべきは貧血の有無，腎機能，心筋バイオマーカーやBNP値などである．

Case 1（続き）

入院時検査所見
- 血算　WBC 10,800/μl，RBC 478×10^4/μl，Hb 14.5 g/dl，Ht 42.4%，MCV 88.7 fl，MCH 30.3 pg，MCHC 34.2%，Plt 32.6×10^4/μl
- 凝固　PT 9.7 s（9.9 s），PT（%）108.4%，PT-INR 0.98，APTT 23.7 s（29.0 s），Fbg 326 mg/dl，FDP 4.4 μg/ml
- 生化学　TP 7.9 g/dl，Alb 4.2 g/dl，BUN 20 mg/dl，Cre 1.17 mg/dl，Na 139 mEq/L，K 4.4 mEq/L，Cl 105 mEq/L，Ca 9.4 mg/dl，LDH 233 IU/L，AST 40 IU/L，ALT 47 IU/L，T-Bil 0.3 mg/dl，CK 119 IU/L，CK-MB 4.1 ng/ml，トロポニンI 0.04 ng/ml，Glu 141 mg/dl，Mg 2.0 mg/dl，BNP 42.9 pg/ml，eGFR 45.7 ml/min/1.73 m^2
- 血清　CRP 0.43 mg/dl
- 冠動脈造影検査（図13-2）

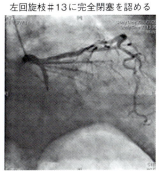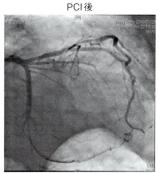

図13-2　血栓吸引，エキシマレーザー施行後に薬剤溶出性ステント（XIENCE Alpine® 3.5×23 mm）を留置

●この症例から学べること

本症例で注目すべきは，トロポニンを含む心筋バイオマーカーの上昇が来院時にはみられていないことである．ここで発症からの時間経過の問診が重要となってくる．

本症例は発症から受診まで1時間半程度しか経過していない．トロポニンは

特異度の高い重要な検査ではあるが，心筋梗塞発症から2時間未満の場合は陽性とならないことがある。つまり，本症例は心電図がはっきりせず，トロポニンでも診断できず，症状と心エコーが重要であったことがわかる。もちろん1～2時間後にトロポニンを再検すれば陽性になるはずであるが，その頃には心筋梗塞はほぼ完成してしまい，再灌流療法の意義が乏しくなってしまうだろう。

* * *

Case 2

症　例　57歳，男性

主　訴　胸痛

家族歴　父：脳梗塞，心疾患家族歴なし

生活歴　飲酒（2～3合/日），喫煙（－），輸血（－），アレルギー（－）

既往歴　高血圧症，高尿酸血症

冠危険因子　□糖尿病　■高血圧症　■脂質異常症　□肥満　□喫煙　□家族歴　■CKD（eGFR 47.6 ml/min/1.73 m²）　□透析　□末梢血管疾患　□脳血管障害

現病歴　高尿酸血症にて近医通院中。最近になって高血圧症・耐糖能異常・脂質異常症も指摘されるようになったため，ウォーキングをするように心がけていた。ただ，晩酌をほぼ毎日継続しており，2～3日に1回は椅子に座ったまま寝てしまうことがあった。2週間前くらいから，ウォーキング中に胸痛を自覚するようになったが，数分の安静で軽快していたため様子を見ていた。1月21日，普段どおりウォーキングをしていて強い胸痛を自覚したため，かかりつけ医を受診。胸部X線・心電図を施行するも特記すべき異常は認められず，狭心症を疑われてβ遮断薬を処方され，帰宅となった。翌日，起床時に苦しそうに胸を押さえているところを妻が発見し，救急要請。症状出現から2時間後に当院救急外来に搬送となった。

入院時身体所見

●身長178 cm，体重75 kg，BMI 23.6 kg/m²，血圧83/58 mmHg，脈拍112/min・整，体温36.0℃，意識JCS1～3で苦悶状，呼吸数30回/min，SpO₂ 80%（room air）

●頭部　眼瞼結膜：貧血（－），点状出血（－）。眼球結膜：黄染（－）

●口腔内　咽頭発赤（－），扁桃腫大（－）

●表在リンパ節　腋窩・鎖骨上：触知せず

●頸部　頸静脈怒張（＋），甲状腺腫大（－），血管雑音（－）

●胸部　心音：S1→，S2↑，S3（－），S4（－）。心雑音（－），呼吸音に左右差（－），肺胞呼吸音正常

●腹部　平坦・軟，圧痛（－），腫瘤（－），腸蠕動音正常，肝・脾：触知せず

●四肢　下腿浮腫（－），冷感（－），足背動脈触知（＋/＋），右下腿に把握痛

(＋),熱感(−)
● 心電図(図13-3)

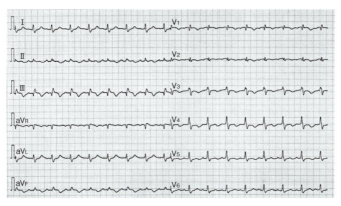

図13-3　来院時心電図

● 診断は？

　現病歴をみると，ウォーキング中に胸痛を認めるようになり，近医で狭心症と診断されており，最終的に胸痛がおさまらなくなったために救急外来を受診したという経過である。背景に冠危険因子も存在し，急性心筋梗塞が最も疑われる。バイタルサインをみるとショック状態であり，急性心筋梗塞であればKillip分類 class Ⅳの最重症である。速やかに心電図が施行され，初診医はⅡ・Ⅲ・aVFの陰性T波の所見から急性冠症候群と診断し，緊急カテーテル検査へ向かう準備を開始した。

　さて，急性心筋梗塞でショック状態を呈するのはどのような場合だろうか。最も注意すべきは，左主幹部病変や多枝病変などであり，右室梗塞もショック状態を呈し得る。左主幹部病変や多枝病変の場合，aVR誘導におけるST上昇をしばしば認めるが，本症例でははっきりしない。心電図からは下壁領域のイベントが疑われ，右室梗塞の合併はあり得る。ただ，胸痛が来院時も持続していて，発症から2時間程度しか経過していないにもかかわらず，下壁誘導が陰性T波になっていることに若干の違和感を覚える。なぜSTは上昇していないのか？　そう思って心電図を見直すと，V1〜V4に広範に陰性T波が広がっていることに気づく。そしてV1誘導のR波が高く，Ⅰ誘導やV6誘導のS波は深く，右脚ブロック様である。

　胸部X線所見を示す(図13-4)。
　ここで違和感はさらに強くなる。来院時のバイタルサインをみると，著明な低酸素血症がある。急性心筋梗塞で低酸素血症を合併しているのであれば，通

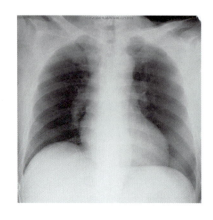

図13-4　来院時胸部X線

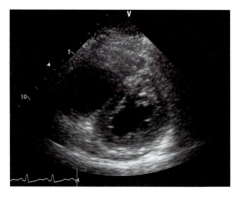

図13-5　心エコー（短軸像）

常は心不全であろう。しかし，胸部X線上は肺野の透過性は低下しておらず，むしろやや亢進しているようにさえ見える。ここで初診医は心カテに行くのを少し思いとどまった。胸痛の原因となり得る他の疾患を鑑別すべきと考え，心エコーを施行した。エコーの短軸像を下に示す（図13-5）。

　ショック状態の診断において心エコーの役割は重要である。もし重症の心筋梗塞で心原性ショックを呈しているのであれば，左室の収縮は著明に低下しているはずである。心嚢液による心タンポナーデや右室梗塞による右室拡大なども，心エコーで診断できる。本症例では，左室の収縮は全周性に保たれている印象であり，心室中隔が右室に押されてフラットになりD-shapeを呈していた。心エコーの結果を見て，再度心電図を見直すとSⅠQⅢTⅢを呈していることに気づく。V1〜V4の陰性T波も，重症の肺血栓塞栓症による右心負荷によってしばしば認める所見である。この段階で肺血栓塞栓症の存在を強く疑うが，右室梗塞においてもときに右室拡張末期圧の上昇によるD-shapeを呈することがあるので，確定診断のために造影CTを施行した。造影CTでは両側肺動脈の近位部に血栓を認め，肺血栓塞栓症の診断がついた。右室は著明に拡

13 心電図のみでは診断が困難であった胸痛の2症例　95

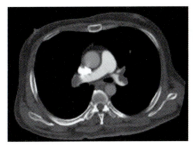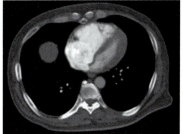

図13-6　造影CT

大し，左室を圧排している（図13-6）。
　クリアクター100万単位（13,750単位/kg）投与後にヘパリンを開始。ドブタミンも併用したところ，比較的速やかに収縮期血圧は120mmHg台まで改善し，酸素化も改善した。翌日にはリハビリを開始し，第13病日に自宅退院となった。
　本症例の入院時の血液検査所見を示す。

Case 2（続き）

入院時検査所見
- 血算　WBC 7,700/μl, RBC 469×10^4/μl, Hb 16.1g/dl, Ht 49.4%, MCV 105.3fl, MCH 34.3pg, MCHC 32.6%, Plt 7.4×10^4/μl
- 凝固　PT 9.7s（10.5s），PT（%）107.3%, PT-INR 0.94, APTT 32.5s（29.0s）, Fbg 252mg/dl, FDP 124.2μg/ml, D-dimer 26.81μg/ml
- 生化学　TP 6.2g/dl, Alb 3.4g/dl, BUN 15mg/dl, Cre 1.25mg/dl, UA 8.4mg/dl, Na 140mEq/L, K 4.3mEq/L, Cl 102mEq/L, Ca 8.3mg/dl, LDH 325IU/L, AST 134IU/L, ALT 46IU/L, T-Bil 1.3mg/dl, γ-GTP 246U/L, CK 104IU/L, CK-MB 5.8ng/ml, トロポニンI 0.35ng/ml, AMY 59U/L, T-Chol 117mg/dl, TG 44mg/dl, HDL-Chol 66mg/dl, LDL-Chol 47mg/dl, Glu 211mg/dl, HbA1c 6.0%
- 内分泌　TSH 3.74μIU/ml, FT3 3.28pg/ml, FT4 1.04ng/dl, BNP 454.1pg/ml
- 血清　CRP 0.90mg/dl

●この症例から学べること

　D-dimerが上昇しているのは当然であるが，特筆すべきはトロポニンIやBNPも上昇していることである。実は，重症の肺塞栓においてトロポニンやBNPはしばしば上昇する。もし本症例を現病歴と心電図から急性心筋梗塞だろうと考えていたら，トロポニン上昇をみることでより急いで心カテ室へ向

かったかもしれない。本症例において重要なことは，なぜショック状態なのか？　なぜ低酸素血症なのか？　なぜこのような心電図所見になっているのか？……ということを総合的に考えることであった。

　胸痛患者が受診したときは，現病歴，バイタルサインを含む身体所見，心電図所見を統合して初期診断を行い，心エコーによって，自分が考えた初期診断が正しいかどうか確認をすることが重要である。1つの情報のみを重視して診断することで，重要な初期治療の機会を失ってしまう可能性があることに注意すべきであろう。

［秦野　雄］

14 徐脈と意識消失を伴い救急搬送された急性心筋梗塞の1例

●ポイント

・急性心筋梗塞症例のなかには胸痛を伴わない症例が多く存在するため，まず心疾患の関与を疑うか，もしくは否定する姿勢が必要と思われる。

・不整脈を併発した症例の場合，その管理も重要である。

Case

症　例　55歳，男性

主　訴　嘔吐，心窩部違和感，意識消失

入院目的　精査加療目的

家族歴　特記事項なし

生活歴　飲酒（機会飲酒），喫煙（−），輸血（−），アレルギー（−）

既往歴　糖尿病，脂質異常症，高尿酸血症

冠危険因子　■糖尿病　□高血圧症　■脂質異常症　□喫煙　□家族歴　■高尿酸血症

現病歴　健診で糖尿病・脂質異常症・高尿酸血症を指摘されていたが，特に医療機関受診はしていなかった。某年9月13日17時30分頃，自宅にて特に誘引なく心窩部違和感に引き続き，嘔吐した。その後も心窩部違和感は持続し，18時20分頃，数秒程度の突然の意識消失をきたし救急要請，18時40分，当院に救急搬送された。来院時には胸痛はないものの，5/10程度の心窩部違和感は残存していた。心電図上Ⅱ・Ⅲ・aVF誘導および右側胸部誘導にてST上昇を認め，急性下壁梗塞・右室梗塞の診断で緊急カテーテルを施行し，緊急入院となる。

入院時身体所見

●身長 171cm，体重 95kg，BMI 32.5kg/m²，血圧 96/47mmHg，脈拍 40/min・整

●頭部　眼瞼結膜：貧血（−），点状出血（−）。眼球結膜：黄染（−）

●口腔内　咽頭発赤（−），扁桃腫大（−）

●表在リンパ節　腋窩・鎖骨上，触知せず

●頸部　頸静脈怒張（−），甲状腺腫大（−），血管雑音（−）

●胸部　心音：S1→，S2→，S3（−），S4（−）。心雑音（−），肺胞呼吸音正常

- ●腹部　平坦，軟，圧痛（−），腫瘤（−），腸蠕動音正常，肝脾触知せず
- ●四肢　下腿浮腫（−），冷感（−），足背動脈触知 良好

入院時検査所見
- ●血算　WBC 11,700/μl，Hb 14.7 g/dl，Plt 26.8×10^4/μl
- ●凝固　PT-INR 0.99，APTT 23.9 s，D-dimer 0.30 μg/ml
- ●生化学　Alb 3.5 g/dl，BUN 21 mg/dl，Cre 1.45 mg/dl，UA 9.3 mg/dl，Na 139 mEq/L，K 3.5 mEq/L，LDH 233 IU/L，AST 37 IU/L，ALT 35 IU/L，T-BIl 0.3 g/dl，CK 121 IU/L，CK-MB 2.5 IU/L，T-Chol 177 mg/dl，HDL-Chol 42 mg/dl，LDL-Chol 156 mg/dl，TG 156 mg/dl，BNP 7 pg/ml，高感度トロポニン I 0.03 ng/ml，BS 283 mg/dl，HbA1c 7.6％
- ●血清　CRP 0.02 mg/dl
- ●心電図（図 14-1）
- ●胸部 X 線写真（図 14-2）
- ●心エコー　Dd 52 mm，Ds 26 mm，IVS 11 mm，PW 10 mm，AoD 34 mm，LAD 31 mm，EF 44％。左室下壁に重度の低収縮。有意な弁膜症（−）

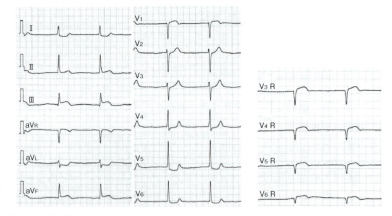

図 14-1　心電図

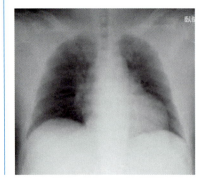

図 14-2　胸部 X 線写真

●診断は？

急性心筋梗塞のなかで，胸痛を認めない無痛性心筋梗塞症例が約20％存在するといわれている．よって，まず急性心筋梗塞の関与を疑うことが重要になる．本症例では血圧も低めで徐脈傾向であったため，すぐに心電図をとることができ，早急な診断と治療に結びついた．一方，血行動態の異常のない，一見消化器症状を疑う症状でも，急性心筋梗塞の症例が存在する．心電図は簡単にとれるので，否定する意味でも自分で簡単に検査できるようにしておくことが重要である．

Ⅱ・Ⅲ・aVF誘導でST上昇を認める場合，右室梗塞の併発を診断するため，必ず右側胸部誘導の心電図もとるべきである．さらに，急性冠症候群が疑われる場合でST変化がはっきりしない場合には，必ずV7〜V9もとる習慣をつけることが重要である．

Case（続き）

治療　ST上昇型心筋梗塞（STEMI）の診断にて，救急外来にてアスピリンおよびチエノピリジン系抗血小板薬を服用し，心臓カテーテル室に移動．まず，徐脈に対して一時的ペースメーカを右鼠径部より右室心尖部に挿入した．右橈骨動脈より6Frシースを挿入し冠動脈造影を行ったところ，左冠動脈には明らかな狭窄を認めず，右冠動脈への側副血行も認めなかった．右冠動脈近位部に完全閉塞病変を認め，冠動脈インターベンションを開始した．IVUS上は多量の血栓を認めたが，血栓吸引カテーテルを用いて血栓吸引を試みたが，血栓は吸引されなかった（図14-3）．

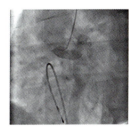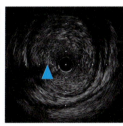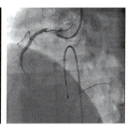

図14-3　心臓カテーテル検査にてRCAに完全閉塞を認めた（左）．ガイドワイヤーを挿入してculprit lesionをIVUSにて観察したところ，多量の血栓を認めた（中）．血栓吸引カテーテルを用いても，血栓の吸引は困難であった（右）．

　エキシマレーザー（ELCA）を用いて血栓の蒸散を図った．再度血栓吸引カテーテルを用いたところ，全長6cmにわたる巨大赤色血栓を吸引することができた（図14-4）．

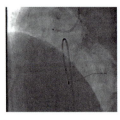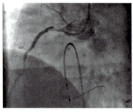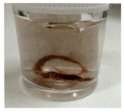

図14-4　0.9mmエキシマレーザーカテーテルを用いた（左）。血栓吸引カテーテルで再度血栓吸引を行い（中），全長6cmの赤色血栓を吸引できた（右）。

　冠動脈造影上も良好となり，最終的に薬剤溶出性ステント（4.0×23mm）を留置し，良好な結果を得ることができた（図14-5）。

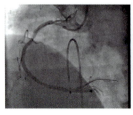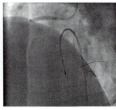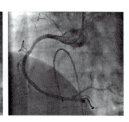

図14-5　冠動脈造影上も良好でTIMI 3を得られた（左）。culprit lesionであるRCA近位部にDESを留置（中）。最終造影も良好であった（右）。

　再灌流後は洞調律に復し，翌日に一時的ペースメーカを抜去した。術後CKは3,424 IU/Lでピークアウトした。血圧は収縮期血圧90mmHgで経過し，急性期は容量負荷を必要としたものの，発症3日目には血行動態も安定して点滴抜去も可能となった。胸部症状の再燃なく，心臓リハビリテーションも問題なく経過し，発症6日で退院した。以後，外来にても胸痛の再燃なく，6カ月後のフォローアップの冠動脈造影にても明らかな再狭窄を認めなかった。

退院時処方
- アスピリン 100mg 1×（朝食後）
- プラスグレル 3.75mg 1×（朝食後）
- エナラプリル 10mg 2×（朝夕食後）
- カルベジロール 10mg 1×（朝食後）
- アムロジピンOD 5mg 1×（朝食後）
- クレストール 2.5mg 1×（朝食後）
- ランソプラゾールOD 15mg 1×（朝食後）

●本症例のポイント

（1）胸部症状がない急性冠症候群が存在する。

（2）超急性期であり，トロポニンを含む心筋バイオマーカーの上昇は認められなかった。

（3）急性下壁心筋梗塞の約1/3で右室梗塞を合併するといわれている。右室梗塞の診断を早期に行うことで，低血圧が遷延した場合の輸液の管理も容易になり，対処も行いやすい。

（4）治療が終了した後，一時的ペースメーカの抜去が可能になる。

（5）一般に，動脈血栓では血小板血栓すなわち白色血栓の関与，静脈血栓では赤血球優位すなわち赤色血栓の関与が，病理的にも明らかになっている。一方，急性心筋梗塞も現在ではSTEMIと非ST上昇型急性心筋梗塞（NSTEMI）に分けられる。STEMIの場合，赤色血栓優位になることが多い。病理学的に赤色血栓と白色血栓の大きさを比較すると赤色血栓のほうが大きいことが明らかになっている。日本循環器学会のガイドラインにおいては，primary PCI時に血栓吸引療法を先行させることは，末梢へ飛散するプラーク破片や血栓の量を減らし，no reflow現象の軽減や心機能の改善に寄与する可能性があるとされている[1, 2]。一方，最新の欧州の論文では血栓吸引療法の無効を報告しており，血栓吸引療法の有効性についてはいまだ一定の見解が得られていないのが現状である[3]。本症例ではじめの血栓吸引療法が無効であった理由として，血栓が大きすぎて除去できなかった可能性が示唆された。ELCAを用いることで血栓が血管壁から剥がれ，吸引が可能となった可能性も考えられた。

●この症例から学べること

　胸痛を認めず，消化器症状のみの急性心筋梗塞が存在することを知っておくべきである。また，急性下壁心筋梗塞の場合は，右室梗塞の合併の有無を考え，右側胸部誘導の心電図を行うことが必要である。

文　献

1）日本循環器学会．循環器病の診断と治療に関するガイドライン．ST上昇型急性心筋梗塞の診療に関するガイドライン（2013年改訂版）．

2）Levine GN, Bates ER, Blankenship JC, et al. 2015 ACC/AHA/SCAI Focused Update on Primary Percutaneous Coronary Intervention for Patients With ST-Elevation Myocardial Infarction: An Update of the 2011 ACCF/AHA/SCAI Guideline for Percutaneous Coronary Intervention and the 2013 ACCF/AHA Guideline for the Management of ST-Elevation Myocardial Infarction: A Report of the American College of Cardiology/American Heart Association Task Force on Clinical Practice Guidelines and the Society for Cardiovascular Angiography and Interventions. Circulation

2016; 133: 1135-47

3) J Jolly SS, Cairns JA, Yusuf S, et al. Outcomes after thrombus aspiration for ST elevation myocardial infarction: 1-year follow-up of the prospective randomised TOTAL trial. Lancet 2016; 387: 127-35.

［足利　貴志］

15 透析中の血圧低下を契機に精査が行われ判明した無症候性心筋虚血の1例

●ポイント
- 透析患者での冠動脈疾患の診断プロセスは，一般的な診断とは異なる。
- 冠動脈疾患および弁膜症を合併した場合，弁膜症の評価も重要なポイントになる。

Case

症　例　61歳，男性

主　訴　なし

家族歴　特記事項なし

生活歴　飲酒（機会飲酒），喫煙（−），輸血（−），アレルギー（−）

既往歴　特記事項なし

冠危険因子　■糖尿病　■高血圧症　□脂質異常症　□喫煙　□家族歴
　　　　　　■CKD　■透析　□高尿酸血症

現病歴　糖尿病性腎症にて10年前に腹膜透析導入され，9年前からは血液透析を導入されている。本年の血圧透析中に血圧低下（収縮期血圧で10mmHg）が出現するようになり，当科を紹介受診。糖尿病性腎症の関与および透析があり，冠動脈病変の関与が疑われた。心臓MRI（非造影）にてLAD#7，LCX#13に高度狭窄が疑われ，心臓カテーテル検査目的の入院となる。

入院時身体所見
- ●身長177cm，体重77kg，BMI 24.5kg/m^2，血圧168/90mmHg，脈拍76/min・整，体温36.1℃，意識清明
- ●頭部　眼瞼結膜：貧血（−），点状出血（−）。眼球結膜；黄染（−）
- ●口腔内　咽頭発赤（−），扁桃腫大（−）
- ●表在リンパ節　腋窩・鎖骨上，触知せず
- ●頸部　頸静脈怒張（−），甲状腺腫大（−），血管雑音（−）
- ●胸部　心音：S1→，S2→，S3（−），S4（−）。心雑音（−），肺胞呼吸音正常
- ●腹部　平坦・軟，圧痛（−），腫瘤（−），腸蠕動音正常，肝・脾触知せず
- ●四肢　下腿浮腫（−），冷感（−），足背動脈触知良好，左前腕シャント（シャント音正常）

入院時検査所見

- 血算　WBC 4,000/μl，Hb 12.8 g/dl，Plt 18.0×10^4/μl
- 凝固　PT 9.9 s，PT-INR 1.00，APTT 28.1 s
- 生化学　Alb 3.7 g/dl，BUN 49 mg/dl，Cre 9.42 mg/dl，UA 5.7 mg/dl，Na 141 mEq/L，K 4.5 mEq/L，Cl 104 mEq/L，Ca 8.8 mEq/L，P 2.7 mEq/L，LDH 187 IU/L，AST 25 IU/L，ALT 36 IU/L，T-Bil 0.4 g/dl，CK 106 IU/L，T-Chol 138 mg/dl，HDL-Chol 43 mg/dl，LDL-Chol 79 mg/dl，TG 201 mg/dl，BNP 610 pg/ml
- 血清　CRP 0.02 mg/dl
- 心エコー　Dd 45 mm，Ds 25 mm，IVS 14 mm，PW 14 mm，AoD 37 mm，LAD 40 mm，EF 76％。左室壁運動異常なし，求心性左室肥大。大動脈弁：Vmax 3.4 m/s，meanPG＋25 mmHg，AVA (VTI) 1.72 cm^2
- 心電図（図15-1），胸部X線写真（図15-2），胸部MRI（図15-3）

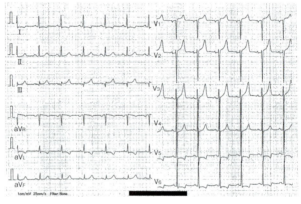

図15-1　心電図

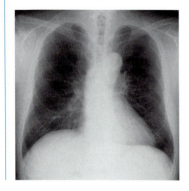

図15-2　胸部X線写真

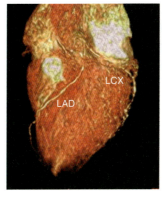
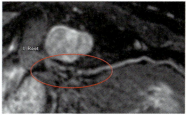

図15-3 胸部MRI。左：volume rendering (VR)，右：LAD。

● ここまでの検査所見から何を考え，どのように検査プランを立てるか

　入院後の経過として，心エコー上moderate ASの併発を認めたが，現時点では外科的治療適応はないと判断した。透析後の血圧低下を認め，冠動脈MRIを行った。非造影のMRIでは，解像度の問題で十分な狭窄の判断は困難であったが，冠動脈疾患の関与が強く疑われた。一方，透析患者では冠動脈石灰化を認める場合に冠動脈MDCTで狭窄を判定することが困難な症例にも多く遭遇する。今回はMRIで高度狭窄が疑われたため，早期の入院のもと，冠動脈造影を含む心臓カテーテル検査を施行した。

Case（続き）

> 　心臓カテーテル検査にて，LV-Ao peak to peakPG 5mmHg，meanPG 16mmHg，AVA 2.5cm^2（Gorin）であり，心エコーと同様，中等度以下のASと診断した。
> 　冠動脈造影を早期に行った理由としては，透析時の血圧低下にて十分な除水が得られないことのリスク，糖尿病もあり無症候ではあるがMRI所見より冠動脈病変がcriticalであるリスクも考えられた。

● どのように治療プランを立てるか：本症例のポイント

(1) 今回の症例では，ASに関してはまだ中等度以下であり，現時点で外科治療適応はないと判断し，定期的に心エコーでフォローすることにした。透析患者では冠動脈疾患の合併率も高く，早期の診断も重要になる[1,2]。冠動脈疾患に関しては高度狭窄を呈し，冠動脈治療が必要と判断した。造影MRIが不可であることより，心筋虚血の診断は心筋シンチもしくは負荷心エコーになることが考えられる[3,4]。本症例では非造影MRIを施行し，高度狭窄の疑いにて冠動脈造影を施行した。また，透析中の除水も不十分になっている

現状を考え，早期の再灌流療法としてPCIを選択した。通常であれば冠動脈造影中のFFR測定，もしくは心筋シンチや負荷心エコーの実施も必要になるが，病態もある程度確定しており，PCIへと移行した。血管造影上も高度の石灰化を認め，PCIに際してはロータブレーター（Rotablator™）による前処置が必要であった。

(2) 弁膜症に冠動脈疾患を併発した場合，若干弁膜症が軽度である症例であっても，将来的なリスクを判断してCABGおよび弁膜症治療を一期的に外科的に行うこともある。今回の症例では，まだASが中等度以下であり，冠動脈治療のみをPCIで行うこととした。個々の症例で心臓外科も含めた検討が必要である。

Case（続き）

　冠動脈造影検査にてRCAでは有意でなかったが，LAD#13で90%，LCX#7で90%の2枝病変を認めた。LCX#13に対してはロータブレーター，POBA後にDES留置（図15-4），LAD#7に対してもロータブレーター，POBA後にDES留置を行った（図15-5）。PCI施行後，透析中の血圧低下は消失し，心電図変化も認められなくなった。

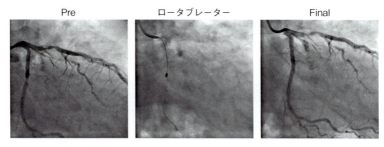

図15-4　LCX病変（左）に対するPCI。1.5mmのロータブレーターburrにて前処置後（中），スコアリングバルーンを用いて前拡張を行い，最終的にはDESを留置した（右）。

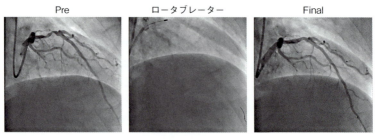

図15-5　LAD病変（左）に対するPCI。1.75mmのロータブレーターburrにて前処置後（中），スコアリングバルーンを用いて前拡張を行い，最終的にDESを留置した（右）。

退院時処方
- アスピリン 100 mg 1×（朝食後）
- プラスグレル 3.75 mg 1×（朝食後）
- 炭酸ランタン 1,500 mg 3×（毎食後）
- 炭酸カルシウム 3 g 3×（毎食後）
- ランソプラゾール 15 mg 1×（朝食後）

●この症例から学べること

　透析患者の冠動脈疾患の併発は多く，早期の診断が重要になる。とりわけ，糖尿病を併発した場合にはリスクが高く，早期の冠動脈疾患のR/Oが重要である。そのためには，定期的に12誘導心電図や心エコーをとることが重要となる。今回の症例も心電図で左室肥大を以前より認めていたが，透析中の血圧低下に伴ってST低下の増強が認められたことが大きな要素であり，簡単ではあるが12誘導心電図の有用性が明らかになった症例と思われる。

文　献

1) Foley RN, Parfrey PS, Sarnak MJ. Epidemiology of cardiovascular disease in chronic dialysis. Am J Soc Nephrol 1998; 9: S16-23.
2) Herzog CA, Ma JZ, Collins AJ. Poor long-term survival after acute myocardial infarction among patients on long-term dialysis. N Engl J Med 1998; 339: 799-805.
3) de Lemos JA, Hillis LD. Diagosis and management of coronary artery disease in patients with end-stage renal disease on hemodialysis. J Am Soc Nephrol 1996; 7: 2044-54.
4) 日本透析医学会. 血液透析患者における心血管合併症の評価と治療に関するガイドライン. 透析学会誌 2011; 44: 337-425.

［足利　貴志］

16 夜間の胸部圧迫感を訴え 来院した1例

●ポイント

・安静時や夜間早朝の胸痛を訴える症例では血管攣縮性狭心症を鑑別に挙げる。
・胸痛発作時の心電図を記録するよう試みる。
・診断のため冠攣縮誘発試験を行う。

Case

症　例	70歳代，男性
主　訴	安静時胸部圧迫感
家族歴	母：糖尿病
生活歴	飲酒（−），喫煙（30本／日，20歳〜），輸血（−），アレルギー（−）
既往歴	27歳：結核（手術），35歳：胃潰瘍（胃亜全摘術），50歳：肛門周囲膿瘍・痔，55歳：肺気腫
冠危険因子	□糖尿病　□高血圧症　□脂質異常症　□肥満　■喫煙 □家族歴　□CKD
現病歴	半年前より夜間安静時に胸部圧迫感を自覚するようになり，座位になることで10分程度の時間で自然に軽快していた。内科外来を受診し逆流性食道炎が疑われ，胃粘膜保護薬・プロトンポンプ阻害薬が処方された。しかしその後も症状が持続したため，循環器内科を紹介受診した。胸部圧迫感はニトログリセリンの舌下投与に反応して改善を認め，硝酸薬貼付により症状の頻度は軽快傾向にあった。狭心症の鑑別のためトレッドミル負荷試験を施行したが，胸痛なくST変化も認められなかった。ホルター心電図では有症状時の記録を得ることができなかった。夜間に起こる安静時胸部圧迫感の原因として血管攣縮性狭心症が疑われ精査・加療目的で当科入院となった。

入院時身体所見

●身長156cm，体重41kg，BMI 16.8kg/m^2，血圧116/77mmHg，脈拍92/min・整，体温36.2℃，意識清明

●頭部　眼瞼結膜：貧血（−），点状出血（−）。眼球結膜：黄染（−）

●表在リンパ節　腋窩・鎖骨上：触知せず

●頸部　頸静脈怒張（−），甲状腺腫大（−），血管雑音（−）

●胸部　心音：S1→，S2→，S3（−），S4（−）。心雑音（−），肺胞呼吸音正常

- ●腹部　平坦・軟，圧痛（-），腫瘤（-），腸蠕動音正常，肝・脾：触知せず．腹部正中部，右中腋窩線上に手術痕を認める
- ●四肢　下腿浮腫（-），冷感（-），足背動脈触知（+/+）
- ●神経学的所見　異常なし

入院時検査所見

- ●血算　WBC 5,600/μl（Neu 67.2%，Lym 25%，Mo 5.7%，Eo 1.4%，Ba 0.7%），RBC 483×10⁴/μl，Hb 12.9 g/dl，Ht 40.6%，MCV 84.1 fl，MCH 26.7 pg，MCHC 31.8%，Plt 24.8×10⁴/μl
- ●凝固　PT 9.7 s（9.9s），PT（%）104.6%，PT-INR 0.99，APTT 26.8 s（27.0s）
- ●血沈　16 mm/hr
- ●生化学　TP 6.8 g/dl，Alb 4.4 g/dl，BUN 19 mg/dl，Cre 0.81 mg/dl，UA 4.3 mg/dl，Na 137 mEq/L，K 4.7 mEq/L，Cl 105 mEq/L，Ca 9.6 mg/dl，LDH 182 IU/L，AST 24 IU/L，ALT 21 IU/L，γ-GTP 21 IU/L，ALP 251 IU/L，T-Bil 0.5 mg/dl，T-Chol 231 mg/dl，TG 108 mg/dl，HDL-Chol 79 mg/dl，LDL-Chol 142 mg/dl，CK 65 IU/L，Glu 91 mg/dl，HbA1c 6.6%，BNP 14.4 pg/ml（eGFR 70.8 ml/min/1.73 m²）
- ●血清　CRP 0.09 mg/dl
- ●感染症　HBs-Ag（-），HCV-Ab（-），TP抗体（-）
- ●内分泌　TSH 0.81 IU/ml，FT3 4.16 pg/ml，FT4 1.27 ng/dl
- ●心電図（図16-1）　心拍68 bpm，洞調律，1度房室ブロック，胸部誘導でR波増高不良
- ●胸部単純X線（図16-2）　特記すべき異常なし
- ●ホルター心電図　総心拍数115,764/日，最小心拍数60 bpm，最大心拍数125 bpm，心室期外収縮 8回/日，上室期外収縮 115回/日，検査中は自覚症状（-），ST変化（-）

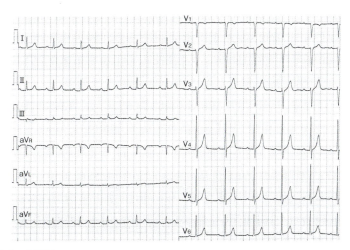

図16-1　心電図

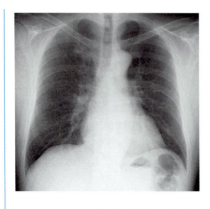
図16-2　胸部X線写真

- トレッドミル負荷心電図　最大運動強度7.0METs　ST-T変化（-），胸痛（-）
- 心エコー　AoD/LAD 32/28mm，IVSd/PWd 11/11mm，LVDd/LVDs 32/21mm，EF 64%。E/A 0.64（MV Dec time 159ms），微量の大動脈弁逆流，僧帽弁逆流（-），三尖弁逆流（-），肺動脈弁逆流（-）

● 安静時胸痛の鑑別診断
- 心臓，大動脈，肺疾患，消化器疾患を念頭に置く。
- 突発的に生じた強い安静時胸痛は急性心筋梗塞・大動脈解離・肺塞栓を考慮し，心電図・胸部造影CTを優先して行う。
- 血管攣縮性狭心症では夜間早朝の安静時に症状を訴えることが多く，診断の参考になる。
- 逆流性食道炎などの消化器疾患も安静時胸痛の原因となり得る。食事と症状の関連性などに注意して問診をする。
- 筋骨格由来の症状も鑑別に挙げる。

● いつ専門科に紹介するか
　安静時胸痛を訴える症例をどこまで精査するか，判断に迷うことは多く経験される。典型的な胸部圧迫感を訴える場合や，症状を繰り返す，ニトログリセリン舌下投与に反応して軽快する症例では，専門医へのコンサルトが必要である。

Case（続き）
　入院後経過　夜間安静時に生じる胸部圧迫感を主訴に受診され，血管攣縮性狭心症が疑われた。冠動脈造影では有意狭窄を認めなかった（図16-3）。冠攣縮誘発試験として，アセチルコリン負荷を施行した。右室心尖部に一時ペー

シングカテーテルを留置しアセチルコリン25μgを右冠動脈に選択的に投与したところ，普段と同様の胸部圧迫感を訴え，血管造影では右冠動脈近位部に冠攣縮が誘発された（図16-4）．同時に，心電図ではⅡ・Ⅲ・aVF誘導にてST上昇が認められた．硝酸薬投与で冠攣縮は速やかに消失した．

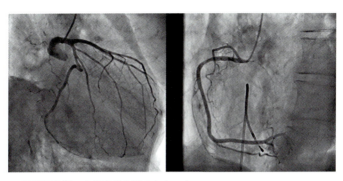

図16-3 冠動脈造影．有意狭窄を認めなかった．

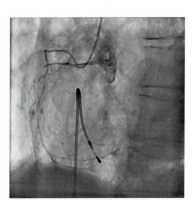

図16-4 アセチルコリン負荷で右冠動脈近位部の高度冠攣縮が誘発され，心電図変化と胸痛を認めた．

この所見から血管攣縮性狭心症と診断した．ヘルベッサー®Rカプセル100mgを内服開始し，退院となった．以後は外来通院中であるが，胸痛は消失している．

退院時処方
- ジルチアゼム（徐放カプセル）100mg 1×（眠前）
- 一硝酸イソソルビド 40mg 2×（朝夕食後）
- 硝酸イソソルビドテープ 40mg 1枚（眠前）
- ニトログリセリン 0.3mg 1錠（胸痛時）
- フルニトラゼパム 0.5mg 1×（眠前）
- コデインリン酸塩散10% 100mg/g 30mg（咳が出るとき）
- チオトロピウム 2.5μg（レスピマット®60吸入）1日1回，1回2吸入

● 血管攣縮性狭心症について

冠動脈が一過性に異常収縮する状態を冠攣縮と呼ぶ。血管攣縮性狭心症は，貫壁性虚血を生じることで胸痛発作時に一過性ST上昇を認めることが特徴である。動脈硬化を基礎とした狭心症とは異なり，夜間や早朝安静時に胸痛を自覚することが多い。欧米人と比べアジア人に多い。若年者にも発生する。

血管内皮機能障害，一酸化窒素産生の低下が冠攣縮に関与する[1]。冠攣縮部位には高率に冠動脈プラークが存在することが，血管内エコーを使用した研究で示されている[2]。

比較的予後良好な疾患だが，心筋梗塞・心室不整脈や突然死など重篤な心臓発作を生じる可能性があり決して軽視してはいけない。

● 診断について

有症状時の心電図を記録できれば診断の一助となる。しかし胸痛は夜間早朝に多いため，発作時記録は容易ではない。

ホルター心電図で自然発作を記録できた症例を示す。30歳代の男性で，午前5時の胸痛時に一致してST上昇を認め自然に軽快した（図16-5）。

病歴から血管攣縮性狭心症が強く疑われるが，発作時心電図を捉えることが不可能な症例では，非薬物誘発試験（過換気負荷など），冠攣縮誘発試験（アセチルコリン負荷，エルゴノビン負荷）を行う。

● 治療について

発作時は，症状緩和のためニトログリセリン舌下投与を行う。非発作時は，冠攣縮を避けるための生活指導が重要である。禁煙や節酒，過労，精神的ストレスからの回避を指示する。

薬物治療としてはカルシウム拮抗薬，硝酸薬が有効である。労作性狭心症の治療で頻用されるβ遮断薬はα受容体優位となり，冠攣縮を増悪させ得る。冠動脈に有意狭窄のある血管攣縮性狭心症に対してβ遮断薬投与が必要なときは，カルシウム拮抗薬・硝酸薬を併用する。

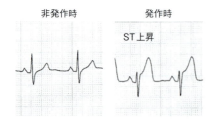

図16-5　ホルター心電図

●この症例から学べること

　安静時胸痛に対して，ホルター心電図・運動負荷心電図などの非観血的検査では診断に至らなかったが，アセチルコリン負荷試験を行い診断確定することができた。

　安静時胸痛で症状を繰り返す場合や，典型的な胸部圧迫感を訴える場合，硝酸薬が有効な場合は，冠攣縮を念頭に置いた診療を行うことが重要である。

文　献

1) Kugiyama K, Yasue H, Okumura K, et al. Nitric oxide activity is deficient in spasm arteries of patients with coronary spastic angina. Circulation 1996; 94: 266-71.
2) Yamagishi M, Miyatake K, Tamai J, et al. Intravascular ultrasound detection of atherosclerosis at the site of focal vasospasm in angiographically normal or minimally narrowed coronary segments. J Am Coll Cardiol 1994; 23: 352-7.

[吉川　俊治]

コラム：医師が基礎研究をする意義

　この本を手に取って読んでおられる読者は，本書の題のとおり循環器臨床に興味がある，または従事している医療者，特に比較的若い医師が多いと思う。そのような方々にはあまり興味がない話かもしれないが，このコラムの題である「医師が基礎研究を行う意義」，特に臨床を経験した循環器医師が基礎研究を行う意義について少し書きたい。

　『ブラックジャックによろしく』（佐藤秀峰，講談社）という医療漫画をご存知だろうか。主人公が循環器内科研修中に心臓血管外科教授から言われた言葉，「君が救えるのは君が出会った患者だけだ。…（中略）…私はすでに私の研究成果で数百万人の患者を救ったよ」。特に循環器臨床は致命的な重症疾患に対応することが多く，非常にタフな仕事であるが，患者の命を救うという直接的な貢献，やりがいを得ることができる。治療に難渋した患者が元気に退院していくときや，自らの手で多くの患者を治療できたときなど，医学生のとき（もしくはその前の受験勉強）からの多くの苦労・努力が報われ，一生を捧げるに値する仕事だと感じることができるだろう。しかし，多くの命を救おうとすると，なかには不幸にして救えなかった患者に出会うこともあるだろう。臨床に携わる人間として，自分が救えなかった患者を救えるようになりたいと自身の診療技術の研鑽を積むのは当然の姿と思うが，その限界は現在の医療技術・デバイス技術によって作られてしまう。自分が救えなかった症例を目の前にして，その限界を自らの手で切り開こうと考えるのは自然の流れと思う。そのための手段の1つが研究（臨床研究，基礎研究問わず）であり，『ブラックジャックによろしく』の心臓血管外科教授が言うように，結果が得られれば目の前にいない患者や未来の患者を救うことができる可能性を秘めている。筆者は9年間循環器臨床に従事した後，医療を提供する医師ではなく医学を前へ進める基礎医学者を志し，基礎研究の道へと進んだ。

　循環器内科医はカテーテルという専門的技術をもつため，その繊細でミスの許されない技術を身につけ洗練するために，多くの時間と努力を要する。そうして得た技術・知識を維持しupdateしていくことも重要でおろそかにできず，実際の仕事では救急患者も多く，多忙を極める。循環器臨床医にとっては，臨床研究をできたとしても，少なくとも一時的に臨床を離れる必要がある基礎研究を行うのは，他分野と比較してもハードルが高い印象がある。臨床医が基礎研究を行うことは畑違いであり，必要はないという考え方もあるかもしれない。臨床医がもつ基礎研究に関する知識・技術はもともと基礎研究に従事していた研究者には遠く及ばず，実際に基礎研究を行うにはそのような基礎研究者や先輩指導者の協力・指導が不可欠となる。

　しかし，臨床の現場で生じた疑問の解決，基礎研究で得られた知見の臨床への応用，特にトランスレーショナルリサーチには，基礎研究一辺倒ではも

コラム：医師が基礎研究をする意義　115

ちえない視点・経験が重要であり，基礎と臨床に通じた研究者が必ず必要となってくる。基礎と臨床は循環器医療の両輪であり，どちらが欠けても成り立たないと常々説いている先生を知っているが，臨床医が基礎研究を行う意義はまさにその車軸と考える。どれが欠けても循環器医療の発展はなく，いずれも等しく重要でやりがいがあり，誰かがやらなければならない仕事である。もちろん，基礎研究を行って再び臨床に戻れば，基礎研究で得た知見を自分自身の手によって臨床でおおいに役立たせることも可能だろう。

　臨床経験を積むなかで，自分の目指す将来の医師像が具体的になってくると思う。自己研鑽を積み続け，いわゆるゴッドハンドを目指す，自分の目の前にいる患者に全力を尽くし多くの患者に医療を提供する，臨床研究を通じてよりよい医療を提示する，基礎研究で病態を解明しまったく新たな治療法の可能性を切り開く，というような様々な目指すべき姿が見えてくるだろう。どの道を選ぶかは個人の価値観，さらには周囲の環境にも大きく左右されると思うが，「医師が基礎研究を行う意義」はある。将来岐路に立ったとき，基礎研究を行うという選択肢をぜひ頭の片隅でもいいので置いておいてほしい。現時点で基礎研究に興味があるという人は，ぜひ積極的に基礎研究に触れ，貢献してほしい。

［井原　健介］

Part 4

不 整 脈

17 心不全症状を認めた完全房室ブロックに対してDDDペースメーカ植込みを行った心サルコイドーシスの1例

●ポイント

・完全房室ブロックはペースメーカ植込みの絶対的適応（class I）である。
・徐脈性不整脈では，脳血流低下によるめまいや失神以外に，心負荷増大に伴う心不全を合併する症例も存在する。
・徐脈は心原性失神の原因となり生命予後に関係するため，失神患者における鑑別疾患として見逃さないようにする。

Case

症 例	68歳，女性
主 訴	めまい，失神，労作時息切れ
家族歴	特記事項なし
生活歴	飲酒（−），喫煙（16〜66歳），輸血（−），アレルギー（−）
既往歴	15歳：急性虫垂炎，虫垂切除術。25歳：肺結核。58歳：緑内障
冠危険因子	□糖尿病　■高血圧症　■脂質異常症　□肥満　□喫煙 □家族歴　□CKD　□末梢血管疾患　□脳血管障害
現病歴	生来健康であったが，前年夏から労作とは関係ないめまいや眼前暗黒感および脈の欠滞を自覚していた。某年1月，歩行中に突然意識消失して転倒し，夫に声をかけられてすぐに意識は回復した。同日近医耳鼻科を受診し，めまいに対してメリスロン®やアデホスコーワ®錠を処方されたが，めまい症状は改善しなかった。その後，労作時息切れも出現し，息切れの増悪を認めたため，同年12月に近医内科を受診した。心電図にて完全房室ブロックによる徐脈を認め，同日当院を紹介受診した。胸部X線にて心拡大を認め，BNP値も222pg/mlと高値であり，心不全を合併した完全房室ブロックと診断し，恒久ペースメーカの植込みおよび房室ブロックの精査・加療目的にて緊急入院となった。

入院時身体所見

●身長156cm，体重48kg，BMI 19.8kg/m²，血圧155/62mmHg，脈拍61/min・整，体温36.4℃，意識E4V5M6，SpO₂ 97%（RA）

●頭部　眼瞼結膜：貧血（−），点状出血（−）。眼球結膜：黄染（−）

●口腔内　咽頭発赤（−），扁桃腫大（−）

- ●表在リンパ節　腋窩・鎖骨上：触知せず
- ●頸部　頸静脈怒張（-），甲状腺腫大（-），血管雑音（-）
- ●胸部　心音：S1→，S2→，S3（-），S4（-）。心雑音（-），肺胞呼吸音正常
- ●腹部　平坦・軟，圧痛（-），腫瘤（-），腸蠕動音正常，肝・脾：触知せず
- ●四肢　下腿浮腫（-），冷感（-），足背動脈触知（+/+）
- ●神経学的所見　異常所見なし

入院時検査所見
- ●血算　WBC 5,100/μl，RBC 438×10⁴/μl，Hb 12.9 g/dl，Ht 39.0%，MCV 89.0 fl，MCH 29.5 pg，MCHC 33.1%，Plt 40.1×10⁴/μl
- ●凝固　PT 10.8 s，PT（%）90.3%，PT-INR 1.04，APTT 36.0 s，D-dimer 0.49 μg/ml，赤沈 17 mm（1 hr）
- ●生化学　TP 7.1 g/dl，Alb 4.1 g/dl，BUN 17 mg/dl，Cre 0.64 mg/dl，eGFR 69.6 ml/min/1.73 m²，UA 5.7 mg/dl，Na 141 mEq/L，K 4.5 mEq/L，Cl 107 mEq/L，Ca 9.7 mg/dl，LDH 200 IU/L，AST 22 IU/L，ALT 15 IU/L，γ-GTP 32 IU/L，ALP 273 IU/L，T-Bil 0.7 mg/dl，T-Chol 231 mg/dl，TG 122 mg/dl，HDL-Chol 66 mg/dl，LDL-Chol 148 mg/dl，CK 67 IU/L，CK-MB 1.8 ng/ml，トロポニンI 0.02 ng/ml，Glu 100 mg/dl，HbA1c 6.5%，BNP 222.0 pg/ml，ACE 22.3 U/L，リゾチーム 12.9 μg/ml，IL2-R 855 U/ml
- ●血清　CRP 0.03 mg/dl
- ●内分泌　TSH 1.82 μIU/ml，FT3 3.10 pg/ml，FT4 1.18 ng/dl
- ●感染症　HBs-Ag（-），HCV-Ab（-），梅毒定性（-），TP抗体（-）
- ●心電図（図17-1）　心拍45 bpm，心室補充調律，完全房室ブロック。心電図診断：完全房室ブロック，心室補充調律
- ●胸部単純X線　CTR 60%，CPA両側sharp，肺門部血管陰影増強（+），胸部異常陰影（+），両側肺門部リンパ節腫脹

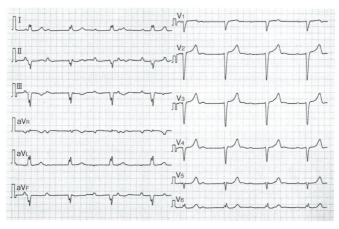

図17-1　来院時12誘導心電図。完全房室ブロック，心室補充調律による徐脈を認める。

120　Part 4 不整脈

- ●心エコー　LVEF 49%，LVDd/s 54/44mm，IVSd 6mm，LVPWd 8mm，AoD 24mm，LAD 30mm。IVC 9mm 呼吸性変動微弱，左室びまん性壁運動低下，心室中隔基部の菲薄化（＋）。微量の僧帽弁逆流と三尖弁逆流（TR maxPG 18.5mmHg），微量の肺動脈弁逆流あり
- ●胸部単純CT　両肺上葉に胸膜肥厚・石灰化を伴う索状影あり。両肺に11mmまでの不整形結節が散在し，大部分は粗大な石灰化を伴う。左肺S8に心臓に沿って無気肺あり。縦隔リンパ節は短径15mmまで多数腫大あり。右乳腺B領域に粗大石灰化あり。肝門部に粗大石灰化を伴うリンパ節を認める

●徐脈性不整脈による症状と診断

　本例では，1年以上にわたるめまい症状と失神を認めていたにもかかわらず，徐脈の診断はなされていなかった。最終的に徐脈による心不全徴候を認め，労作時呼吸困難を主訴に内科を受診したことにより，12誘導心電図で完全房室ブロックと診断された。繰り返す失神をきたすような徐脈性不整脈の診断は比較的容易であるが，1度きりの失神発作や，その前駆症状であるめまい（浮動感）・悪心・発汗・視力障害のみを認める場合には，本例のように耳鼻科や神経内科，脳神経外科などを受診することも稀ではなく，徐脈性不整脈が見逃される可能性がある。

　一般的に心原性失神は予後不良とされ，心原性失神またその前駆症状を有する徐脈性・頻脈性不整脈を診断することは命に関わる重大な問題である[1,2]。常に心原性失神を除外することを念頭に置く必要があり，12誘導心電図やホルター心電図，胸部X線に加えて，BNP測定・心エコーなどを行い，不整脈や基礎心疾患のチェックを行うことが重要である。発作性に認める不整脈の場合は，繰り返し24時間以上の長時間ホルター心電図にて精査する方法以外に，診断を目的としてカテーテルを心内に挿入して行う心臓電気生理検査も絶対的な適応（class I）として推奨される[3]。また，原因不明の繰り返す失神に対しては，3年間の電池寿命を有する植込み型ループレコーダーの植込みも適応がある。長期の持続的な心電図のモニタリングが可能となり，失神時の心電図異常を捉える確率も高まることから[4]，心原性失神を疑った場合には，迷うことなく循環器専門医（不整脈専門医）へのコンサルトが重要と考える。

Case（続き）

　入院後経過　入院翌日，完全房室ブロックによる徐脈に対して恒久式DDDペースメーカの植込みを施行した（図17-2）。

　　ペースメーカ植込み後には，めまいや脈の欠滞，労作時息切れの症状は消失した。入院時の経胸壁心エコーで，心室中隔基部菲薄化と左室壁運動のび

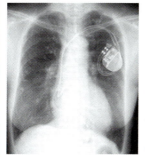
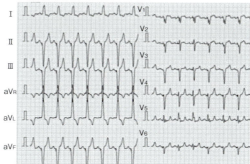

図17-2　DDDペースメーカ植込み後の胸部X線と心電図。A：左前胸部のペースメーカ本体と，右心耳に右房リード，右室心尖部に右室リードを認める。B：心房は自己のP波で，心室はペーシング波形となっている。

まん性軽度低下を認め，胸部単純CTでは両側全肺野の多発粒状影と縦隔リンパ節腫大を認めたことから，完全房室ブロックの原因として心サルコイドーシスが疑われた。血液検査にてACE・リゾチーム・IL2-Rの高値を認め，眼科および神経内科では異常所見を認めなかったが，外鼻左側に1×1cmのわずかに隆起する皮疹を認め，皮膚生検にて皮膚サルコイドーシスと診断されて，いったん退院となった。その後外来にて心臓MRI・PET検査（図17-3）を行い，心サルコイドーシスの確定診断にてペースメーカ植込みから2カ月後にステロイド治療を開始し，現在維持量としてプレドニゾロン5mgを内服し通院加療中である。

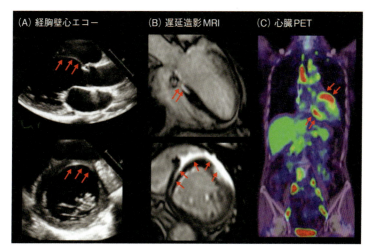

図17-3　A：経胸壁心エコーにて心室中隔基部に菲薄化あり。B：遅延造影MRIでは，心室中隔基部から前壁にかけて線維化像あり。C：FDG-PETでは，前壁中隔から下壁に異常な集積を認める。

122　Part 4　不整脈

●徐脈性不整脈に対するペースメーカ植込みの適応とタイミング

　本邦における徐脈性不整脈に対するペースメーカ植込みの適応については，欧米のガイドラインを参考にして作成された「不整脈の非薬物治療ガイドライン（2011年改訂版）」に記載されている。本例のように持続する3度房室ブロック（完全房室ブロック）を認めた場合には，症状の有無を問わずペースメーカの植込みが推奨され，失神に加えて心負荷増大による心不全症状を有する完全房室ブロック例では早期のペースメーカ治療が必要になる。本例では入院翌日に恒久式ペースメーカ植込みを施行し，術後すべての症状は消失して帰宅することが可能であった。ただし，心不全の増悪を認める場合や，肺炎などを合併し炎症反応高値を認める場合，さらに夜間の救急患者で徐脈による失神や心不全増悪のリスクがある場合には，恒久式ではなく一時的ペースメーカの植込みを行い，心不全の状態が安定した後，または感染リスクが軽減された状態で，待機的に恒久ペースメーカの植込みを行うことが必要である。

●ペースメーカの基本的な知識

　ペースメーカについては，各メーカーや機種により差はあるものの，平均的な寿命は約10年で，現在新規に植込まれるペースメーカは，MRI撮像に関する条件は異なるものの，すべての機種で少なくとも1.5Tの磁場を利用したMRI装置でのMRI撮像が可能である。また，ペースメーカの種類については，生理的ペーシングを行うために右房と右室にリードを挿入するDDDペースメーカの植込みを行うことが一般的であるが，徐脈性心房細動患者や超高齢者では右室のみにペースメーカリードを留置するVVIまたはVDDペースメーカが選択されることがある。リードの固定方法には，タインドリードを用いたpassive fixationと，スクリューインリードを用いたactive fixationがある。近年，ペースメーカ感染やリード断線によるリード抜去例も増加しており，当院では抜去の可能性やリードの位置がずれる（dislodgement）可能性を考慮し，基本的にはリード先端の癒着がより少ないスクリューインリードを使用してペースメーカ植込みを行っている。

Case（続き）

> **現在処方**
> ・プレドニゾロン 5mg 1×（朝食後）
> ・オルメサルタン 20mg 1×（朝食後）
> ・エソメプラゾール 20mg 1×（朝食後）
> ・ロバスタチン 2.5mg 1×（朝食後）
> ・アルファカルシドール 1μg 1×（朝食後）
> ・ミノドロン酸 50mg 1×（朝食後）

●ペースメーカ植込みの意義

　ペースメーカの植込みは，生命予後だけでなく，運動耐容能を改善し，患者のQOLを改善することが可能である。特に高齢者では，徐脈により心不全症状を訴えたり，めまいやふらつきで患者のQOLが著しく制限されたり，さらに失神により骨折などをきたして寝たきり状態となる可能性もある。ペースメーカの植込み自体には全身麻酔などは必要とせず，1〜2時間程度で年齢に関係なく植込みが可能であるため，特に高齢者で徐脈により大きな問題が生じる前にペースメーカ植込みを検討することは，社会的意義の面からも重要と考える。

●この症例から学べること

　一過性のめまいやふらつきなどの症状を有する患者では，耳鼻科や神経内科などの他科を受診し，徐脈の診断が遅れることがある。特に，高齢者で2束ブロックや著明なPR間隔の延長を認める場合には，一過性房室ブロックの可能性を考慮して，ホルター心電図や心エコーといった検査を行う必要がある。また，その他の不整脈を原因としためまい・ふらつき・失神が強く疑われる場合も同様に，徐脈・頻脈にかかわらず速やかに循環器内科専門医へコンサルトすることが重要であり，循環器医師には，不整脈の有無を明らかにするための積極的な精査が求められる。

文　献

1) Soteriades ES, Evans JC, Larson MG, et al. Incidence and prognosis of syncope. N Engl J Med 2002; 347: 878-85.
2) Kapoor WN, Karpf M, Wieand S, et al. A prospective evaluation and follow-up of patients with syncope. N Engl J Med 1983; 309: 197-204.
3) 日本循環器学会. 循環器病の診断と治療に関するガイドライン. 失神の診断・治療ガイドライン（2012年改訂版）.
4) Edvardsson N, Frykman V, van Mechelen R, et al. PICTURE Study Investigators. Use of an implantable loop recorder to increase the diagnostic yield in unexplained syncope: results from the PICTURE registry. Europace 2011; 13: 262-9.

[佐々木　毅]

18 失神で搬送され Brugada 型心電図を呈した1例

●ポイント

・Brugada 型心電図が疑われる場合，V1〜V3誘導の第2/3肋間での記録も行う。
・Type 1心電図では，突然死の家族歴と失神歴の有無で，心臓電気生理検査（EPS）の適応について検討する。
・Type 1以外の心電図で，家族歴や失神歴がある場合には，EPSに加えて，Naチャネル受容体拮抗薬（ピルジカイニドなど）の負荷試験でType 1への変化の有無を確認する。

Case

症　例　50歳代，男性

主　訴　失神

家族歴　心疾患・突然死なし，祖父：脳卒中

生活歴　喫煙（15本／日×29年），飲酒（焼酎水割り2合／日×29年），アレルギー（−），輸血歴（−）

既往歴　なし

冠危険因子　□糖尿病　□高血圧症　□脂質異常症　□肥満　■喫煙
　　　　　　□家族歴　□CKD　□透析　□末梢血管疾患　□脳血管障害

現病歴　来院の1年前に，夜間に胸部絞扼感・動悸に続く失禁を伴う失神を認めた。失神はうめき声を伴い，眼球の上転，全身の筋硬直が続いたが，数分で回復した。8カ月後に，同様の失神を夜間に認めたため，家人により救急要請され，前医へ救急搬送された。搬送時に意識は清明であり，心電図上，第4肋間のV2でsaddleback型，第3肋間のV1〜V2でcoved型のST上昇を認め，Brugada症候群が疑われたことから，当院を紹介受診された（図18-1）。

入院時身体所見

●身長168cm，体重60kg，BMI 21.2kg/m^2，血圧117/87mmHg，脈拍73/min・整，体温35.7℃，意識：清明，E4V5M6，SpO$_2$ 97%（room air）

●頭部　眼瞼結膜：貧血（−），点状出血（−）。眼球結膜：黄染（−）

●口腔内　咽頭発赤（−），扁桃腫大（−）

●表在リンパ節　腋窩・鎖骨上：触知せず

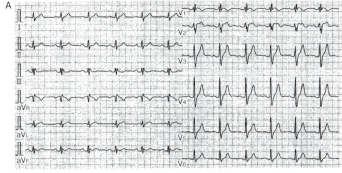

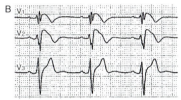

図18-1　A：Type 2（saddleback型）心電図（第4肋間）。B：V1～V2でのcoved型のST上昇に変化（第3肋間）。

- 頸部　頸静脈怒張（−），甲状腺腫大（−），血管雑音（−）
- 胸部　心音：S1→，S2→，S3（−），S4（−）。心雑音（−），正常呼吸音
- 腹部　平坦・軟，圧痛（−），腫瘤（−），腸蠕動音正常。肝・脾：触知せず
- 四肢　下腿浮腫（−），冷感（−），足背動脈触知（＋/＋）

入院時検査所見

- 血算　WBC 7,500/μl (Neu 47.9%, Lym 40.3%, Mo 7.2%, Eo 3.8%, Ba 0.8%), RBC 434×10^4/μl, Hb 13.6 g/dl, Ht 40.1%, MCV 92.4 fl, MCH 31.3 pg, MCHC 33.9%, Plt 32.5×10^4/μl
- 凝固　PT 9.8 s (10.1 s), PT (%) 104.8%, PT-INR 0.97, APTT 24.9 s (26.0 s)
- 生化学　TP 7.4 g/dl, Alb 4.6 g/dl, BUN 14 mg/dl, Cre 0.90 mg/dl, UA 5.8 mg/dl, Na 140 mEq/L, K 4.3 mEq/L, Cl 105 mEq/L, Ca 9.4 mg/dl, LDH 191 IU/L, AST 23 IU/L, ALT 23 IU/L, γ-GTP 101 IU/L, ALP 177 IU/L, T-Bil 0.7 mg/dl, T-Chol 234 mg/dl, TG 217 mg/dl, HDL-Chol 68 mg/dl, LDL-Chol 146 mg/dl, CK 99 IU/L, Glu 98 mg/dl, HbA1c 5.3%, LDL-C/HDL-C比 2.1
- 血清　CRP 0.06 mg/dl
- 内分泌　TSH 1.21 μIU/ml, FT3 3.34 pg/ml, FT4 1.41 ng/dl, BNP 15.3 pg/ml
- 心電図　心拍64 bpm, QRS軸＋83度, V1・V2でcoved型のST上昇（0.1 mV以上）。心電図診断：Brugada型心電図（Type 1）
- 胸部単純X線　CTR 43%, CPA両側sharp, 肺門部血管陰影増強（−），胸部異常陰影（−）
- 加算平均心電図　RMS40 5.7 μV（＋），LAS40 79 ms（＋），c-dQRSd 151 ms

126　Part 4 不整脈

（＋），強陽性（3/3）

●心エコー　左室壁運動異常（−）。微量の僧帽弁逆流と三尖弁逆流。AoD/ LAD 23/31 mm，IVSd 10 mm，LVIDd 50 mm，LVPWd 9 mm，LVIDs 37 mm，E/A 1.53，EF 74%，TR maxPG 8.4 mmHg。IVC 13 mm，呼吸性変動あり

●Brugada型心電図をみたら，まず考慮すべき点

　Brugada症候群とは，12誘導心電図で右脚ブロック様波形（J点での2mm以上），V1〜V3誘導でcoved型（Type 1），またはsaddleback型（1 mm以上ならばType 2，1 mm以下ならばType 3）のST上昇を呈し，主として夜間や安静時に発生する多形性心室頻拍（polymorphic VT）や心室細動（VF）に伴った突然死の原因となる疾患である。本邦でのcoved型のST上昇の頻度は，成人では0.1〜0.3%と程度とされ，saddleback型を含めると40歳以上では0.7%，全体で2.14%と報告されている[1]。平均発症年齢は45歳で，男性は女性の9倍の有病率がある。Brugada症候群の最多原因遺伝子は*SCN5A*の変異とされるが，その検出率は約20%と低率であり，発症には*SCN5A*以外の遺伝子や環境因子の関与などを考慮する必要がある。

　診断は，Type 1の心電図に加えて，①polymorphic VT・VFが記録されている，②45歳以下の突然死の家族歴がある，③家族にType 1の心電図を認める者がいる，④心臓電気生理検査（EPS）によりpolymorphic VT・VFが誘発される，⑤失神や夜間の瀕死期呼吸を認める，のうち1つ以上を満たす場合に下される。Type 2・3でも薬物負荷（ピルジカイニドなどのNaチャネル遮断薬）でType 1へ変化する例や，V1〜V3誘導の高位肋間（第3または2肋間）で記録された心電図でType 1を示す例もType 1として扱う。

　Brugada症候群の突然死予防に最も有効な方法は植込み型除細動器（ICD）であり，すでにpolymorphic VT・VFが記録されている例ではclass I 適応である[2]。一方で，それらが記録されていない例では，coved型心電図に加えて，①失神の既往，②突然死の家族歴，③EPSによるpolymorphic VT・VFの誘発，のうち2項目を満たした場合にclass II a適応となる（診断そのものは，いずれか一方のみで確定となる）。また，EPSの適応に際しても，①と②はその適応に関与するため（後述），まず問診の際にこれらの有無について第一に考慮する必要がある（これは前述の診断基準そのものにも関与する事項でもある）。失神については，発生した時間や状況，前駆・随伴症状の有無に関しての詳細な問診を，突然死の家族歴については，発生年齢や患者本人との関係性（45歳以下の発症で三親等以内か否か）を十分に確認する必要がある。

●いつ専門科に紹介するか

病歴上，polymorphic VT・VFが記録されている例では必須であるが，それ以外の例でも上述のように，夜間や安静時の失神や突然死の家族歴がみられる場合にはEPSやICDの適応を検討する必要があるため，専門医への紹介が望まれる。

●リスク評価とEPSの必要性

心肺蘇生例およびpolymorphic VT・VFがすでに記録されている例以外でBrugada症候群が疑われた場合には，そのリスク評価として，①Type 1心電図，②EPSでのpolymorphic VT・VFの誘発，③失神の既往，④突然死の家族歴，⑤*SCN5A*の変異，⑥Naチャネル遮断薬によるType 1のST上昇，⑦加算平均心電図による遅延電位，などが挙げられる。

EPSによるpolymorphic VT・VFの誘発性は，予後予測因子としてこれまで有用とされてきたが，近年では不整脈事故発生との間の相関性がみられないという報告もある[3]。現状のガイドライン上のEPSの適応は，coved型心電図を有しpolymorphic VT・VFは記録されてないが失神や突然死の家族歴のある例において，coved型ではclass I（saddleback型ではclass IIa）の適応とされている[3]。ただし，EPSが陽性となった場合（誘発された場合），coved型心電図ではICDのclass IIa適応となる（一方で，saddleback型のType 2・3の例には現在のガイドラインで明確なICDの適応が定まっていないことから，現状では症例ごとの判断が求められる）[2]。

●この症例の経過と転機

本症例はBrugada型心電図（Type 1）を呈し，突然死の家族歴はないが，失神の既往があったためBrugada症候群と考えられ，入院時の加算平均心電図は強陽性を示した。EPSのclass Iの適応と考えられたため，EPSを施行した。EPSでは，右室心尖部における600-230-200の2連期外刺激で心室細動（VF）が誘発されたことから，ICDのclass IIaの適応と判断し，植込み術を施行した（図18-2，図18-3）。

植込み2カ月後に，失神を伴ったVFに対してのICDの適切作動が2度確認された。さらに，その3カ月に午前4時，午後11時の時間帯で1カ月間に計3度の意識消失発作を伴ったVFに対してICDの適切作動が認められた（図18-4）。再度入院のうえ，シロスタゾール100mg[4]，ベプリジル100mg[5]の薬物加療を開始し，以後VFは認めず経過している。

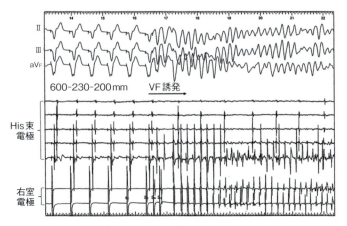

図18-2 EPSでのVFの誘発(600-230-200 ms)

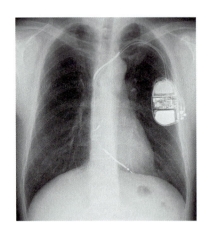

図18-3 ICD植込み術後の胸部単純X線写真

●この症例から学べること

　本症例は，前医受診時の第4肋間の心電図ではsaddleback型のST上昇を認め(Type 2)，第3肋間でcoved型(Type 1)へ変化し，夜間の失神の既往があり，Brugada症候群と診断した．同時にEPSの適応と考えられ，EPSでVFが誘発されたことから，ICDの植込み術を施行し，植込み後のVFに対して適切作動し救命し得た例であった．

　Brugada型心電図を有した患者を診療する際には，saddleback型ならば，肋間を上げた心電図や薬剤負荷によるcoved型への変化の有無の確認や，病歴聴取上，単に失神の有無や突然死の家族歴の有無のみならず，失神状況などからのBrugada症候群の失神としての確からしさや，近親家族の突然死の病歴がBrugada症候群として矛盾しないか否かなどの詳細な確認が重要となる．

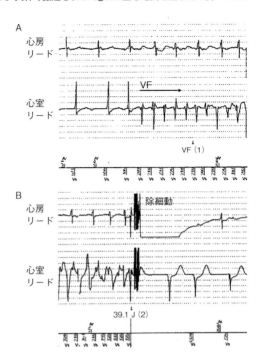

図18-4 A：ICDの心内心電図でのVFの記録。B：ICDの心内心電図でのVFの除細動。

また，ICD植込みの判断は，患者の生命予後，QOLに大きく関与する判断となるため，詳細な病歴・各種検査所見と合わせて，その適応を慎重に判断する必要がある。

文献

1) Miyasaka Y, Tsuji H, Yamada K, et al. Prevalence and mortality of the Brugada-type electrocardiogram in one city in Japan. J Am Coll Cardiol 2001; 38: 771-4.
2) 日本循環器学会. 循環器病の診断と治療に関するガイドライン. QT延長症候群（先天性・二次性）とBrugada症候群の診療に関するガイドライン（2012年改訂版）.
3) Priori SG1, Gasparini M, Napolitano C, et al. Risk stratification in Brugada syndrome: results of the PRELUDE (PRogrammed ELectrical stimUlation preDictive valuE) registry. J Am Coll Cardiol 2012; 59: 37-45.
4) Tsuchiya T, Ashikaga K, Honda T, et al. Prevention of ventricular fibrillation by cilostazol, an oral phosphodiesterase inhibitor, in a patient with Brugada syndrome. J Cardiovasc Electrophysiol 2002; 13: 698-701.
5) Sugao M, Fujiki A, Nishida K, et al. Repolarization dynamics in patients with idiopathic ventricular fibrillation: pharmacological therapy with bepridil and disopyramide. J Cardiovasc Pharmacol 2005; 45: 545-9.

［柳下　敦彦］

19 モニター心電図にて wide QRS 頻拍を認めカテーテルアブレーションを施行した発作性上室頻拍の1例

●ポイント

・発作性上室頻拍（PSVT）は症状が特徴的であり，動悸発作の開始と停止が明瞭に自覚可能なことが多く，息こらえなどの迷走神経刺激で停止することもある。

・血行動態の破綻しない wide QRS 頻拍の鑑別では，変行伝導を伴う PSVT などの上室頻拍（SVT）の可能性があり，ATP 投与は心室頻拍（VT）と SVT との鑑別診断に有用である。

・PSVT に対するカテーテルアブレーションは唯一の根治療法であり，その成功率・有効性は高い。

Case

症　例	39歳，女性
主　訴	動悸
家族歴	特記事項なし
生活歴	飲酒（−），喫煙（−），輸血（−），アレルギー（−）
既往歴	非機能性甲状腺腫
冠危険因子	□糖尿病　□高血圧症　□脂質異常症　□肥満　□喫煙
	□家族歴　□CKD　□透析　□末梢血管疾患　□脳血管障害
現病歴	4年前より年に1～2回，突然出現し5分程度持続し，安静により停止する動悸発作を自覚した。2年前に近医でホルター心電図を行ったが，異常はなかった。某年から動悸の頻度が月1回に増加し，同年11月に動悸発作にて職場のクリニックを受診し，モニター心電図でVT様の波形が記録されたが，自然停止した（図19-1）。循環器専門クリニックを紹介受診したが，心電図は正常洞調律で，採血や心エコーも異常所見は認めなかった。VTの可能性も否定できなかったため，同日当科を紹介受診した。発作時のモニター心電図では洞調律復帰後もwide QRS認めることから，変行伝導を伴ったPSVTの可能性も考えられ，同月心臓電気生理検査（EPS）・カテーテルアブレーション目的にて入院となった。

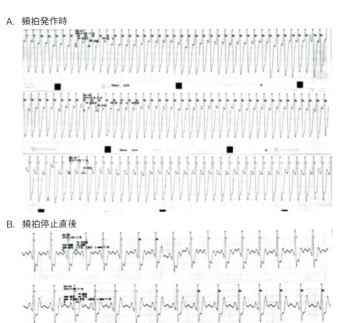

図19-1 頻拍中と頻拍停止後のモニター心電図。A：心拍240bpmのwide QRS頻拍。意識清明で，血圧も保持されていた。B：頻拍停止直後の洞性頻脈。脚ブロックと考えられるQRS幅の延長を認めた。

入院時身体所見

- 身長166.3cm，体重51.1kg，BMI 18kg/m^2，血圧101/69mmHg，脈拍70/min・整，体温37.0℃，意識E4V5M6
- 頭部　眼瞼結膜：貧血（−），点状出血（−）。眼球結膜：黄染（−）
- 口腔内　咽頭発赤（−），扁桃腫大（−）
- 表在リンパ節　腋窩・鎖骨上：触知せず
- 頸部　頸静脈怒張（−），甲状腺腫大（−），血管雑音（−）
- 胸部　心音：S1→，S2→，S3（−），S4（−）。心雑音（−），肺胞呼吸音正常
- 腹部　平坦・軟，圧痛（−），腫瘤（−），腸蠕動音正常。肝・脾：触知せず
- 四肢　下腿浮腫（−），冷感（−），足背動脈触知（＋／＋）
- 神経学的所見　なし

入院時検査所見

- 血算　WBC 3,700/μl，RBC 405×10^4/μl，Hb 11.0g/dl，Ht 35.2%，MCV 86.9fl，MCH 27.2pg，MCHC 31.3%，Plt 24.9×10^4/μl，MPV 9.8fl
- 凝固　PT 10.7s（9.9s），PT（%）93.3%，PT-INR 1.07，APTT 31.4s（29.0s）
- 生化学　TP 6.5g/dl，Alb 4.2g/dl，BUN 9mg/dl，Cre 0.50mg/dl，UA 2.2mg/dl，Na 141mEq/L，K 4.2mEq/L，Cl 107mEq/L，Ca 9.1mg/dl，LDH

140 IU/L, AST 15 IU/L, ALT 5 IU/L, γ-GTP 14 IU/L, ALP 117 IU/L, T-Bil 0.8 mg/dl, T-Chol 163 mg/dl, TG 62 mg/dl, HDL-Chol 80 mg/dl, LDL-Chol 74 mg/dl, CK 95 IU/L, Glu 102 mg/dl, HbA1c 5.7%, BNP 14.7 pg/dl
- 血清　CRP 0.02 mg/dl
- 感染症　梅毒定性（−），TP抗体（−），HBs抗原（−），HCV抗体（−）
- 内分泌　TSH 0.54 μIU/ml，FT3 2.66 pg/ml，FT4 0.95 ng/dl
- 心電図　心拍55 bpm，洞調律，QRS軸76度，不完全右脚ブロック。心電図診断：不完全右脚ブロック（図19-2）

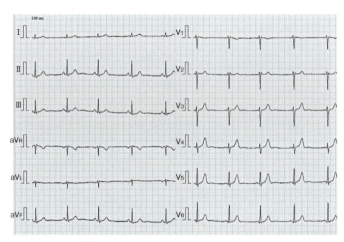

図19-2　入院時の12誘導心電図。QRS幅は正常。

- 胸部単純X線　CTR 46%，CPA 両側sharp，肺門部血管陰影増強（−），胸部異常陰影（−）
- 経胸壁心エコー　LVEF 66%，左室壁運動異常（−），LVDd/Ds 48/31 mm，IVS/PW 7/7 mm，AOD/LAD 29/27 mm，微量の僧帽弁逆流，E/A 2.3，三尖弁：微量の三尖弁逆流，TR maxPG 24 mmHg。弁膜症（−）。IVC 5/8 mm

● 動悸症状を呈する患者の診察

　動悸症状を訴える患者が来院した場合に，まずは緊急性を要するものかどうかを判断する必要があり，バイタルサインや12誘導心電図のチェックを行う必要がある。特にwide QRS頻拍ではVTの可能性があり，一時的に血圧が安定していた場合でも，急に血行動態が破綻するような心拍数の速いVTや心室細動（VF）などの致死的心室不整脈に移行する可能性があり，AEDや除細動器の準備は必要不可欠である。また，呼吸困難や胸痛も同時に認める場合には

心不全や心筋梗塞などの可能性があり，原因疾患に対する診断・治療も必要であるため，基礎疾患の有無は常に留意する必要がある。

●発作性上室頻拍の鑑別診断

QRS幅の狭いnarrow QRS頻拍で，逆行性P波形をQRS直後に認める場合には，PSVTの可能性が高い。PSVTの症状は特徴的で，頻拍の開始と停止（sudden onset sudden termination）を患者が明確に自覚することが可能であり，息こらえなどの迷走神経刺激により房室伝導が抑制されて頻拍が停止することもある。迷走神経の刺激方法として，頸動脈洞マッサージや息こらえ（Valsalva手技），眼球圧迫（Ashner手技）などがあるが，頸動脈にプラークが存在する可能性がある患者での頸動脈洞マッサージや，コンタクト装着例・眼疾患患者での眼球圧迫は禁忌である。また，PSVTの一部では，洞調律時にはnarrow QRSを呈する場合でも，心拍数上昇により機能的な脚ブロックが出現し，心室内変行伝導によりwide QRS頻拍を呈することがある。

本例では，wide QRS頻拍の停止後にも変行伝導と考えられるwide QRSが残存していたが，この所見によりVTではなく変行伝導を伴うSVTの可能性が高いという推測が可能であった。また，血行動態の安定したwide QRS頻拍の鑑別方法として，頻拍中の心電図で明らかに解離したP波を認める場合（房室解離）や，ATP（アデホス®）投与によりwide QRS頻拍に変化が認められない場合には，VTの可能性が高い。なお，心機能低下例ではATP投与により血行動態が増悪する危険性があるため，診断的な投与は避けるべきである。

Case（続き）

入院後経過　急開始と停止が明らかな血行動態の安定したwide QRS頻拍に対する精査・加療目的で，EPSおよびカテーテルアブレーションを施行した。イソプロテレノール投与後の高位右房からの心房期外刺激（基本刺激500 ms，期外刺激220 ms）にてAH間隔のjump upを伴って心拍192 bpmのnarrow QRS頻拍が再現性をもって誘発された（図19-3）。心房から心室への順行性房室伝導は房室結節速伝導路（fast pathway）と遅伝導路（slow pathway）の二重伝導路であり，心室から心房への逆行性室房伝導は房室結節のfast pathwayを介した伝導のみで，明らかな副伝導路による房室・室房伝導は認めなかった。頻拍中の心室期外刺激による心房周期のリセット現象は認めず，以上より，頻拍は房室結節遅伝導路を順伝導し，速伝導路を逆伝導するslow-fast房室結節リエントリー性頻拍（atrioventricular nodal reentrant tachycardia：AVNRT）と診断した。slow pathwayに対する通電を行い，通電中にはjunctional beatsを認め，以後，房室結節リエントリー性頻拍は誘発不能となった。その後，右室心尖部・右室流出路から心室3連期外刺激まで用いてVTの誘発を行ったが，いかなる頻拍も誘発されず，カ

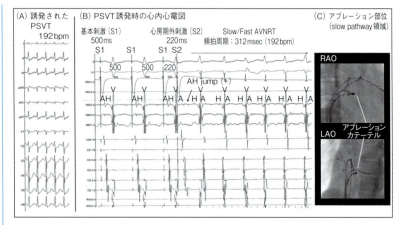

図19-3 A：EPSにて誘発された心拍192bpm・整のslow-fast房室結節リエントリー性頻拍の心電図。B：頻拍誘発時の心内心電図。単回の心房期外刺激にてAH間隔のjump upから頻拍が誘発された。C：房室結節slow pathwayに対するアブレーション部位のX線透視像。アブレーションカテーテルの先端がslow pathwayに留置されている。

テーテルアブレーションを終了した。術後は頻拍の再発を認めず，手技による合併症もなく退院となった。
退院時処方
・ベラパミル40mg（発作時）

●発作性上室頻拍に対するカテーテルアブレーション治療の意義

PSVTは，房室結節二重伝導路による房室結節リエントリー性頻拍（AVNRT）[1]と，房室副伝導路と房室結節を介して回路を形成する房室回帰性頻拍（atrioventricular reciprocating tachycardia：AVRT）[2,3]の，大きく2タイプに分類される。一般的にPSVTは致死的不整脈とは異なり良性とされるが，頻拍症状によりQOLが低下したり，心拍数上昇に伴い血圧低下を認める場合には失神の原因にもなり得る。PSVTに対するカテーテルアブレーション治療の成功率は高く[1~4]，根治術として第1選択の治療となるため，PSVTが記録された症例や動悸症状の特徴から強く疑われる症例では，早期に不整脈専門医へ紹介することが望ましいと考える。

●この症例から学べること

本例は，血行動態の破綻しないwide QRS頻拍により動悸症状を認めた1例であったが，wide QRS頻拍ではVTの可能性があり，VT例では突然死リスクも考慮されるため，早急な専門医へのコンサルトが必要である。また，

SVTとVTの鑑別にATP投与が有効とされるが，特に低左心機能例ではATP投与後の血圧低下により血行動態が不安定になる可能性があるため，薬剤投与前に心エコーにより左室収縮を確認することが必要である。さらに，救急外来にて抗不整脈薬を使用する際には，血行動態の破綻するVTやVFへ移行する可能性を考慮して，AEDや除細動器を常に準備しておくことが必要である。

PSVTに対してはカテーテルアブレーションの効果が高く，治療も安全に行うことが可能なため，小児から高齢者まで幅広くアブレーション治療が行われている。特に活動性の高い若年者や，血圧低下や失神，強い動悸症状を有する患者では，カテーテル治療が第1選択の治療法として推奨される。

文　献

1) Akhtar M, Jazayeri MR, Sra J, et al. Atrioventricular nodal reentry. Clinical, electrophysiological, and therapeutic considerations. Circulation 1993; 88: 282-95.

2) Calkins H, Sousa J, el-Atassi R, et al. Diagnosis and cure of the Wolff-Parkinson-White syndrome or paroxysmal supraventricular tachycardias during a single electrophysiologic test. N Engl J Med 1991; 324: 1612-8.

3) Jackman WM, Wang XZ, Friday KJ, et al. Catheter ablation of accessory atrioventricular pathways (Wolff-Parkinson-White syndrome) by radiofrequency current. N Engl J Med 1991; 324: 1605-11.

4) Calkins H, Yong P, Miller JM, et al. for the Atakr Multicenter Investigators Group. Catheter ablation of accessory pathways, atrioventricular nodal reentrant tachycardia, and the atrioventricular junction: final results of a prospective, multicenter clinical trial. Circulation 1999; 99: 262-70.

［佐々木　毅］

心室中隔基部の菲薄化領域に心室頻拍の回路を有した心サルコイドーシスの1例

●ポイント
・心室頻拍の特徴と分類を把握する。
・心室頻拍の発生機序・頻拍回路を推定する。
・心室頻拍に対する治療法（カテーテルアブレーション）について理解する。

Case

症　例	60歳，女性
主　訴	動悸
家族歴	特記事項なし
生活歴	飲酒（機会飲酒），喫煙（−），輸血（−），アレルギー（−）
既往歴	特記事項なし
冠危険因子	□糖尿病　□高血圧症　□脂質異常症　□肥満　□喫煙 □家族歴　□CKD　□透析　□末梢血管疾患　□脳血管障害 ＊CHADS2スコア0点
現病歴	11年前，心サルコイドーシスによる血行動態不安定な心室頻拍（VT）を認め，アミオダロン200mg内服開始後に植込み型除細動器（ICD）植込み術を施行した．某年2月にICD頻回作動を認め，精査・加療目的で当科紹介受診し，同月入院となった．

入院時身体所見
- 身長156cm，体重52kg，BMI 21.4kg/m^2，血圧130/70mmHg，脈拍75/min・整，体温36.3℃，意識E4V5M6
- 頭部　眼瞼結膜：貧血（−），点状出血（−）．眼球結膜：黄染（−）
- 口腔内　咽頭発赤（−），扁桃腫大（−）
- 表在リンパ節　頸部リンパ節軽度腫脹
- 頸部　頸静脈怒張（−），甲状腺腫大（−），血管雑音（−）
- 胸部　心音：S1→，S2→，S3（−），S4（−）．心雑音（−），肺胞呼吸音正常
- 腹部　平坦・軟，圧痛（−），腫瘤（−），腸蠕動音正常，肝・脾：触知せず
- 四肢　下腿浮腫（−），冷感（−），足背動脈触知（＋/＋）
- 神経学的所見　特記なし

入院時検査所見

- 尿定性　TP（-），Glu（-），比重1.011，pH 5.2，Uro（±），Bil（-），Ket（-），WBC（-），Nitrate（-），OB（-）
- 血算　WBC 3,200/μL（Neu 59.4%，Lym 32.5%，Mo 5%，Eo 1.9%，Ba 1.2%），RBC 507×10^4/μL，Hb 16.3 g/dL，Ht 48.1%，MCV 94.9 fl，MCH 32.1 pg，MCHC 33.9%，Plt 30.6×10^4/μL
- 凝固　PT 10.7s（9.9s），PT（%）93.3%，PT-INR 1.07，APTT 31.1s（29.0s）
- 生化学　TP 6.7g/dl，Alb 4.3g/dl，BUN 15mg/dl，Cre 0.70mg/dl，UA 6.8mg/dl，Na 139mEq/L，K 3.9mEq/L，Cl 107mEq/L，Ca 9.4mg/dl，LDH 170IU/L，AST 26IU/L，ALT 31IU/L，γ-GTP 48IU/L，ALP 170IU/L，T-Bil 0.5mg/dl，T-Chol 175mg/dl，TG 60mg/dl，HDL-Chol 72mg/dl，LDL-Chol 85mg/dl，CK 149IU/L，Glu 77mg/dl，HbA1c 5.6%，BNP 107pg/ml，リゾチーム 4.7μg/ml，ACE 6.8IU/L/37℃
- 血清　CRP 0.04mg/dl
- 心電図（図20-1）　心拍82bpm，完全右脚ブロック

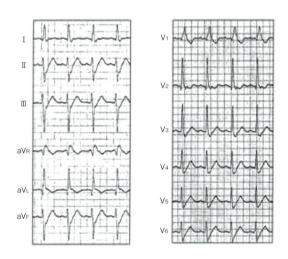

図20-1　入院時心電図

- 胸部単純X線　CTR 56%，CPA 両側sharp，胸部異常陰影（-），左鎖骨下にICD挿入あり
- 心エコー　LVDd/Ds 59/52mm，EF 26% in 2D，IVS/PW 10/10mm，AOD/LAD 30/38mm。左室壁にびまん性の軽度壁運動低下。大動脈弁：Vmax 1.10m/s，微量の僧帽弁逆流・三尖弁逆流。IVC：10mm，呼吸性変動（+）。心室中隔基部の菲薄化あり。#左室のびまん性軽度壁運動低下，#心サルコイドーシスの疑い

●VTの特徴と分類

VTとは，3～5連発以上で100bpm以上の頻脈性心室興奮のことを言う。130bpm未満のものは非発作性心室頻拍（accelerated-ideoventricular rhythm）と言い，一般的にはslow-VTと呼ばれる。

持続時間から下記に分類される。

(1) 非持続性心室頻拍（non-sustained VT）：30秒未満で自然停止するもの
(2) 持続性心室頻拍（sustained VT）：30秒以上持続するもの
(3) 反復性心室頻拍（incessant VT）：数心拍の洞調律と短時間の心室頻拍を繰り返すもの

また，QRS波形から下記に分類される。

(1) 単形性VT：monomorphic VT
(2) 多形性VT：polymorphic VT

Case（続き）

入院後経過
- ●左室造影検査（図20-2）・右室造影検査　左室前壁と中隔基部の壁運動低下を認め，下壁には瘤を認めた。

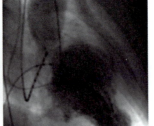

図20-2　左室造影検査

- ●心臓電気生理検査・カテーテルアブレーション　入院翌日，心臓電気生理検査を施行した。CARTO® system（Biosense Webster, Inc）ガイド下に左右心室内のvoltage mappingを施行した。scare rangeを0.1～0.6mVに設定してbipolar voltage mappingを行ったところ，左室（LV）中隔基部に小さな低電位領域を，右室（RV）中隔基部には左室に比べ広範囲な低電位領域を認めた（図20-3）。また，His束に留置した電極カテーテルでは，遅延電位が記録された（図20-4矢印）。右室心尖部からの単発期外刺激で周期440msのVTが誘発され，左脚ブロック型で上方軸を呈していた。またHis束では拡張中期電位（mid diastolic potential：MDP）が記録された（図20-5矢印）。

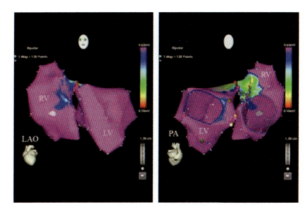

図20-3 CARTO® voltage mapping

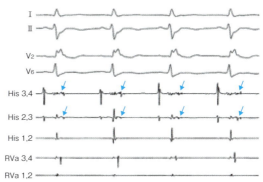

図20-4 His束カテーテルに記録された遅延電位

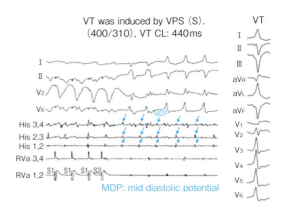

図20-5 心室頻拍誘発時に記録されたMDP

　VT中のactivation mappingは，右室中隔のscarを回るfigure 8 reentryを示した（図20-6）。また，His束直下右室前中隔のMDPが記録される部位でentrainment pacingを入れたところ，ペーシング直後に局所を捕捉し，VTは停止するが心室は捕捉しないという現象（VT termination without

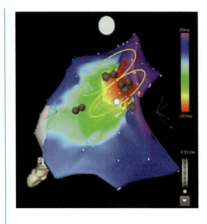

図20-6 CARTO® activation mapping で描出された figure 8 reentry

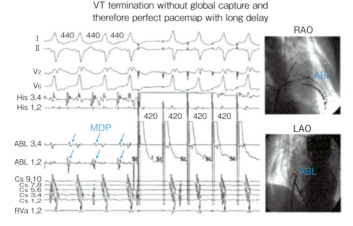

図20-7 VT termination without global capture 時の心内心電図

global capture) を認め，その後のpacemap波形はVTに完全に一致していた（図20-7）。

再度VTを誘発したところ，同部位でconcealed entrainment現象を認め，post pacing interval（PPI）はVT周期に一致し（図20-8），S-QRS時間と拡張中期電位（diastolic potential：DP）-QRS時間の一致も認めた（図20-9）。以上より，同部位が必須緩徐伝導路直上に位置していると考えアブレーションを開始したところ，1回目の通電開始4秒後にVTは停止，scarを縦断するように線状にアブレーションをしたところVTは誘発不能となった（図20-10）。

退院時処方
- アミオダロン 200mg 2×（朝夕食後）
- カルベジロール 10mg 1×（朝食後）
- ロサルタン 50mg 1×（朝食後）

20 心室中隔基部の菲薄化領域に心室頻拍の回路を有した心サルコイドーシスの1例　141

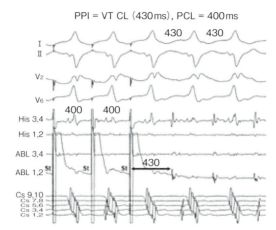

図20-8　post pacing interval mapping所見

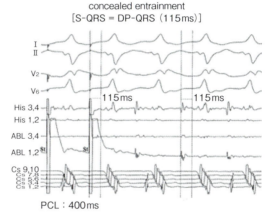

図20-9　entrainment pacing所見

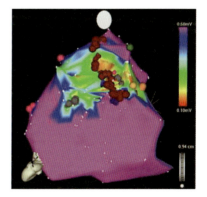

図20-10　アブレーションポイント

● VTと基礎疾患

　VTと関連する基礎疾患として虚血性心疾患〔急性心筋梗塞（AMI），陳旧性

142   Part 4 不整脈

心筋梗塞（OMI）〕，心筋症〔拡張型心筋症（DCM），肥大型心筋症（HCM），不整脈原性右室心筋症（ARVC）〕，心サルコイドーシスなどが挙げられる。

●VT回路の同定

(1) triggered activity（撃発活動）：遅延後脱分極（delayed after depolarization：DAD）が関与する。DADは心筋興奮再分極終了後に発生する一過性の陽イオンの細胞内流入の閾値に基づく後脱分極で，閾値に達すると異常自動能を生じる。

(2) 特発性リエントリー：障害Purkinje線維網にリエントリー回路が形成されると考えられる。右室起源・左室起源いずれも認められている。

(3) 脚枝間リエントリー：右脚と左脚を含むマクロリエントリー回路を形成する。

(4) 器質的心疾患によるリエントリー：OMI・DCM・HCM・ARVCなどの基礎心疾患による異常心筋で，リエントリーを形成。

●VTアブレーションの方法

OMI・DCM・ARVCなどの基礎心疾患を有するVTの多くはリエントリー性であり，回路や起源が広範囲に及ぶ症例も多々認める。

至適通電部位として下記が挙げられる。

(1) リエントリーを機序とする場合，必須緩徐伝導路を同定する。本症例では，concealed entrainmentやVT termination without global captureといった所見により必須緩徐伝導路を同定した。

(2) entrainment mappingが有用であるが，ペーシング困難なこともあり，DPの存在のみも至的部位となり得る。

(3) 緩徐伝導路に幅のある例もあり，点ではなく一定範囲のアブレーションがしばしば必要となる（scar間の線状アブレーション，scar領域の巣状アブレーションなど）。

(4) 本症例で認めた心室中隔基部の菲薄化は心サルコイドーシスに特有の所見であるが，同部位がVTのリエントリー回路であったという報告は非常に稀であり，さらに必須緩徐伝導路が同定された貴重な症例であった。VT中低電位領域のMDPを認める部位でentrainment pacingを入れたところ，ペーシング直後にVT termination without global captureやconcealed entrainmentといった所見を認め，同部位での1回の通電でVTは停止した。以上より，VT termination without global captureの所見は，まさに必須緩徐伝導路直上にカテーテルが位置している所見であり，アブレーション至適部位と考えられた。

●この症例から学べること

(1) 異常電位の検索：洞調律時に心内（外）膜mappingを行い，分裂電位（frac-tionation electrogram），遅延電位（delayed potential）などの異常電位が記録される部位を検索する。

(2) activation mapping：VT中に複数の心内膜部位の局所電位を記録し，最早期興奮部位をVT起源として同定する方法。局所電位から心電図QRS起始部までの間隔のV-QRSを測定し比較する。

(3) entrainment mapping
  ・concealed entrainment：VT中にVT周期より短い周期でペーシングすると，QRS波形や心室内興奮順序は変化せず，VT周期のみが短縮しペーシング周期と一致する現象である。
  ・post pacing interval（PPI）：ペーシング直後のインターバルとVT周期が一致する現象。頻拍回路上の記録であることを意味する。

(4) pace mapping：洞調律時にVT周期に近い周期でペーシングを行い，VT発作時に同様の12誘導心電図が記録される場所をVT起源として同定する。

(5) VT中の拡張期電位（DP）とPurkinje電位（Purkinje potential：PP）：DPは頻拍回帰中の緩徐伝導部位を表す電位と考えられており，DPとPPが同時に記録される部位では根治する確率が非常に高く，アブレーション通電部位の指標となる。

参考文献

・Hutchinson M, Gerstenfeld EP, Desjardins B, et al. Endocardial unipolar voltage mapping to detect epicardial ventricular tachycardia substrate in patients with nonischemic left ventricular cardiomyopathy. Circ Arrhythm Electrophysiol 2011; 4: 49-55.
・Santangeli P, Marchlinski FE. Left phrenic nerve pacing from the left subclavian vein: novel method to monitor for left phrenic nerve injury during catheter ablation. Circ Arrhythm Electrophysiol 2015; 8: 241-2.
・Sacher F, Wright M, Derval N, et al. Endocardial versus epicardial ventricular radiofrequency ablation: utility of in vivo contact force assessment. Circ Arrhythm Electrophysiol 2013; 6: 144-50.

［前田　真吾］

21 うっ血性心不全を契機に発見された心房細動に対して治療した1例

●ポイント

・レートコントロール，リズムコントロール，抗凝固療法が，心房細動治療の3本柱となる。

・うっ血性心不全を合併している（あるいはうっ血性心不全に合併している）心房細動をみた場合，無理なリズムコントロールを行わず，まずはレートコントロールと抗凝固療法（出血などの禁忌がないことを確認）を行う。

・不十分なリズムコントロールは予後を改善しないが，逆にリズムコントロールに成功すれば予後を改善し得る症例も多い。急性期を乗り切った後は不整脈専門医にコンサルトを行う。

Case

症　例　53歳，男性，予備校講師

主　訴　呼吸困難

家族歴　特記事項なし

生活歴　飲酒（機会飲酒），喫煙（－），アレルギー（－）

服薬歴　特記事項なし

冠危険因子　□喫煙　■高血圧症　□脂質異常症　■糖尿病　□家族歴

現病歴　これまで入院や通院をしたことはなかった。10年ほど前から，ときおり出現する激しい動悸を自覚することがあったが，症状は一時的であり，日常生活に支障がないため，特に受診はしなかった。検診などで心電図をとる機会もなかった。1カ月ほど前から平地歩行時の息切れが出現し，前日から安静時の息切れ，起座呼吸も出現したため救急要請し，来院した。

入院時身体所見

●身長173cm，体重64kg，BMI 21.4kg/m²，血圧148/102mmHg，脈拍138/min・不整，体温36.5℃，SpO₂ 95%（リザーバーマスク6L/min），意識清明

●頭部　眼瞼結膜：貧血（－），出血（－）。眼球結膜：黄染（－）

●表在リンパ節　頸部・鎖骨上・腋窩リンパ節触知せず

●頸部　頸静脈怒張（＋），甲状腺腫大（－），頸部血管雑音（－）

●胸部　心音：S1→，S2→，S3（＋），S4（－）。心雑音（－）。両側前胸部でwheeze聴取，湿性ラ音聴取

- ●腹部　軟，圧痛（−），腫瘤（−）（起座呼吸のため座位で簡易的に診察）
- ●四肢　両側下腿浮腫を認める．足背動脈触知（＋／＋）

入院時検査所見
- ●血算　WBC 9,700/μl（Seg 62.0，Lym 29.0），Hb 14.6 g/dl，Plt 17.8×10^4/μl
- ●凝固　PT 10.2 s，PT-INR 1.03，APTT 26.8 s
- ●生化学　Alb 4.0 g/dl，AST 26 IU/L，ALT 34 IU/L，LDH 322 IU/L，BUN 20.8 mg/dl，Cre 0.98 mg/dl，CK 121 IU/L，CK-MB 11 IU/L，Na 141 mEq/L，K 4.6 mEq/L，Cl 103 mEq/L，BNP 646.4 pg/ml，TSH 2.34 μIU/ml，FT3 2.83 pg/ml，FT4 1.08 ng/dl
- ●血清　CRP 1.1 mg/dl
- ●心電図（図21-1）　心房細動調律，心拍108 bpm，QRS軸60度，QRS時間100 ms，移行帯V4〜V5，異常Q（−），ST-T変化（−）

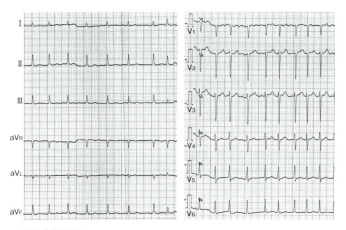

図21-1　入院時心電図

- ●胸部単純X線写真（図21-2）　心拡大を認める．CPA両側dull，肺野血管陰影の増強を認める
- ●心エコー　AOD 34 mm，LAD 45 mm，IVS/LVPW 9/9 mm，Dd/Ds 62/56 mm，EF 22％，FS 11％，E 0.35 m/s，A 心房細動のため計測できず，E/e′ 5.55．左室壁運動：広範囲に重度低下．僧帽弁：正中からの軽度逆流を認める．大動脈弁：開放制限（−），逆流（−）．三尖弁：軽度逆流を認める．右心負荷所見（−），心囊液貯留（−），明らかな左右短絡を認めない．可視範囲内で左心内血栓を認めない

　本症例は，安静時呼吸困難・起座呼吸を主訴に来院し，来院時には低酸素血症・頻拍・頸動脈怒張・下腿浮腫を認めた．また，胸部では過剰心音・湿性ラ音・wheezeを聴取し，この時点でうっ血性心不全とほぼ診断可能である．経験豊富な循環器科医であれば，この時点で治療を開始する．心原性肺

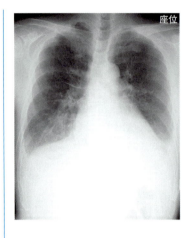

図21-2 入院時胸部X線写真。座位，APで撮影。

水腫は，5分の治療の遅れが重篤な転帰に直結しかねない，急激に進行し得る病態だからである。安静・座位・酸素投与を維持しながら各種検査を行い，心房細動，BNP上昇，心拡大と肺水腫，両側胸水，左室機能低下を認めたため，うっ血性心不全の診断に至った。

　心房細動に関しては「10年ほど前からときおり感じる動悸」という漠然とした情報しかなく，いつから始まった心房細動かは不明である。不整脈の問診では「突然開始・停止する」という文言がキーワードになり，これを患者が訴えれば，発作性上室頻拍・発作性心房細動・心室頻拍などの不整脈による症状が強く疑われるが，本症例は訴えが漠然としており，心房細動の発症時期の予想は不可能であった。

治　療　うっ血性心不全に心房細動を併発した症例であり，まずは血管拡張薬（ニコランジル），利尿薬（フロセミド），レートコントロール（ジルチアゼム），抗凝固療法（ヘパリン）を開始した。

●このような症例に対する治療

　ここでは，こういった症例に対して一般的に行われている治療内容について述べていく。
- 酸素投与：本症例ではリザーバーマスク6L/min，SpO$_2$ 96%を目安に適宜漸減，2日後以降終了可
- 安静：ベッド上フリー，酸素3L以下に減量した時点でポータブルトイレ可。心不全治療，レートコントロール後，徐々に安静度拡大
- 飲水食事：飲水制限1,000ml/日，酸素3l以下で経口摂取開始，減塩食6g/日，心不全改善とともに飲水量は増量可
- 点滴
- 維持輸液：うっ血が改善するまでは，10〜20ml/kg/日程度としておくのが

無難であるが，うっ血改善後は飲水・食事量に応じて適宜増減する。

・抗凝固療法：以前は未分化ヘパリン200〜400U/kg/日の持続投与を行っていた。200〜400Uと幅が大きいのは，ヘパリンの効果の個人差が大きいことによる。予想外にAPTTが延長し出血性合併症をきたすことがあるので，投与翌日以降必ずAPTTを確認していく。その後，経口摂取可能であればワルファリンの内服を開始し，PT-INR 2以上まで延長した時点でヘパリンは終了する。また，近年は新規抗凝固薬（DOAC）が使用可能であるため，経口摂取可能であれば，ヘパリンを使用せず入院直後からDOACを使用することも考えられる。ヘパリンを使用した場合でも，ワルファリンとは異なり，DOACは内服後速やかに効果が発現するため，DOAC開始後直ちにヘパリンの終了が可能である。

●急性期のレートコントロール

　必ず心電図モニタリングを行いながら，目標心拍60〜100bpmを目安に治療する。ベラパミル5mgの適宜点滴がしばしば用いられるが，心拍数をモニタリングしながらジルチアゼム200〜400mg/日程度の精密持続輸液を行うことも有用である。また，近年は超短時間作用のβ遮断薬であるランジオロールが使用可能となった。血圧に注意しながら，ランジオロールを1分間0.06mg/kg/mlの速度で静脈内持続投与した後，0.02mg/kg/mlで精密持続静脈投与を行う。ジゴキシンも以前は頻回に使用されていたが，効果発現までに時間を要する薬剤であることに留意する必要がある。

　徐脈性心房細動の症例に遭遇することもある。徐脈性心房細動の場合，心拍数上昇目的でイソプロテレノールやドパミンなどのカテコラミンや，アトロピンを試行されることがあるが，徐脈性心房細動の本態は房室ブロックであるため，一時的ペーシングをためらうべきではない。

●急性期のリズムコントロール

　本症例のように，発症時期不明の心房細動のリズムコントロールは，抗凝固療法が確立するまで行わないことが一般的である。また，心不全合併例での抗不整脈薬の不用意な使用は，心室不整脈や高度徐脈，心不全増悪，低血圧などを誘発する可能性があり，リズムコントロールによる利益以上の不利益を被りかねない。

　発症48時間経過していない発作性心房細動であることがわかっている場合は，心電図同期下直流通電カルディオバージョン（いわゆるDC）が安全に施行可能である。血行動態が破綻した心房細動では積極的に考慮すべきである。また，48時間以上経過している，あるいは発症時期不明の心房細動の場合も，すでに抗凝固療法が確立しており，経食道心エコーあるいは心電図同期下

左房CTで左房内・左心耳内血栓が否定されている場合は，同様に安全にカルディオバージョンが可能となる．発症後48時間以上経過したと思われる症例で，抗凝固療法が施行されていなければ，血行動態が悪く洞調律化を急ぐ場合であっても，可能な限り経食道心エコーあるいは心電図同期下左房造影CTで左房内・左心耳内血栓を否定したうえで，同期下カルディオバージョンを行う．二相性直流通電（50～100J）で洞調律化されることが多い．

　直流通電カルディオバージョンは，手順を間違えずに行えば安全な手技であるが，慣れないうちは専門医あるいは救急外来での経験豊富な医師の指示のもとに行う．心電図同期を行わないで直流通電すると，shock on Tとなった場合に心室細動が誘発されることがあるため，必ず心電図同期を行う．また，左心耳内血栓はカルディオバージョン後に形成されることもあり，カルディオバージョン後も継続的有効的な抗凝固療法が重要である．

　直流通電カルディオバージョンでは一時的に洞調律化が可能であるが，すぐに心房細動に戻ってしまう症例が多いため，急性期にカルディオバージョンを行う場合は，抗不整脈薬の点滴を行ってから通電する．本症例のような心不全例では，アミオダロン150mgの点滴静注を行う．心機能正常例では，ピルジカイニド50mg点滴静注，アプリンジン100mg点滴静注，プロカインアミド400mg点滴静注など，一般的なNaチャネル遮断薬の点滴静注も有効である．

Case（続き）

入院後経過　上記の治療を施行し，うっ血性心不全は改善，心拍数も良好にコントロールされた．レートコントロールは，ジルチアゼム点滴からビソプロロールの内服へ切り替えた．心不全改善後，虚血性心疾患の評価目的で冠動脈造影を施行した（図21-3）．

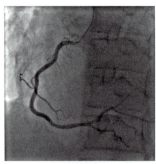
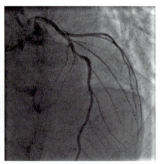

右冠動脈　　　　　　　　　左冠動脈

図21-3　冠動脈造影．左冠動脈前下行枝#7に50％の狭窄を認める．

冠動脈に軽度の所見を認めたものの，左心機能低下の原因とは考えにくかったため，心房細動合併の拡張型心筋症と診断，薬物療法を継続したうえで退院となった．

退院時処方
・フロセミド 20 mg 1×（朝食後）
・スピロノラクトン 50 mg 1×（朝食後）
・ビソプロロール 1.25 mg 1×（朝食後）
・ダビガトラン 300 mg 2×（朝夕食後）
・エナラプリル 10 mg 1×（朝食後）

退院後経過 退院後，職場復帰希望があったが，労作時の息切れなどの理由で社会復帰が困難であった．ビソプロロールを5 mgまで漸増したが，BNPは高値で推移し，改善を認めなかった．本人の希望も考慮し，不整脈専門医による治療目的で他院へ紹介となり，カテーテルアブレーションによるリズムコントロールが施行されることとなった（図21-4）．

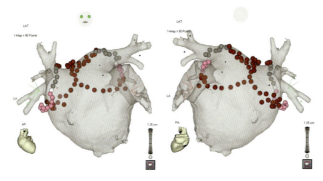

図21-4 心房細動アブレーションの3D mapping画像．本症例では，肺静脈の電気的隔離，左房後壁の電気的隔離が行われた．

初回のカテーテルアブレーションで洞調律維持が可能となり，その後BNPとX線所見が劇的に改善し，息切れの自覚症状も消失した（図21-5）．退院時には30％程度であったEFも，洞調律化半年後の心エコーでは55％まで改善しており，本症例の心不全の原因は，拡張型心筋症より不整脈起因性心筋症であった可能性が高いと考えられた．

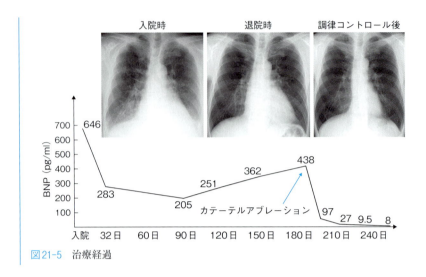

図21-5　治療経過

●レートコントロール vs リズムコントロール

　リズムコントロールを行うべき症例と，リズムコントロールが行われるべきでない症例は，そのリスクと，予想される侵襲的治療の成功率に応じて層別化されるべきで，この2つの治療を単純比較する意味はないであろう．ただ，カテーテルアブレーションが一般的に行われていなかった時代（リズムコントロールがより困難であった時代）に，良好な研究デザイン下で上記の命題を前向きに検討した研究がある．世に名高いAFFIRM試験（薬物療法によるリズムコントロール vs レートコントロール）や，STAF試験（カルディオバージョンによるリズムコントロール vs レートコントロール）である．薬物療法あるいはカルディオバージョンによるリズムコントロールとレートコントロールの死亡率を比較した．結果はそれぞれ5年，3年のフォローで，統計的にリズムコントロールの優位性を認めなかったというものである[1,2]．ただこれらの研究では，リズムコントロール群のなかで洞調律維持されていた症例がAFFIRMで62.6%，STAFで38%と研究のデザインが十分でないこと，抗凝固療法の施行率がリズムコントロール群で有意に低かったこと，洞調律維持されていたサブグループの予後は良好であったこと，などの報告がある．つまり，これらの研究は，不十分な抗凝固療法と，薬物やカルディオバージョンのみの不十分なリズムコントロールが漫然と行われた場合，抗凝固療法を適切に行われたレートコントロールと予後の差がない，という結果を表しているといえる．
　つまり繰り返しになるが，目の前の患者に，抗凝固療法の上にリズムコントロールを行うか，行わないか（レートコントロールのみとするか）は，患者の全身状態や，その患者の心房細動の治りやすさを総合的に考慮して判断されるべきである．

●この症例から学べること

本症例では，うっ血性心不全と心房細動を併発している症例の初診時の対応から専門医への紹介までの経過を詳記した。本症例で特筆すべきは，初診から初回退院までのレートコントロールにより患者の状態は大きく改善したことと，慢性期の治療にもかかわらず息切れ症状が改善しきらずリズムコントロール後に自覚症状の劇的な改善を認めた，という2点になるであろう。

おそらくいかなる心房細動症例であっても，可能であるなら調律をコントロールするほうが，生命予後やQOL，脳卒中予防の，いかなる意味でもよいはずである。しかしながら，心房細動患者の洞調律を維持するには多大な侵襲を必要とすると心得るべきである。この事実は，薬物療法・カテーテルアブレーション・同期下カルディオバージョンのいずれにおいても適用される。それゆえに，心不全急性期にはそのような侵襲は避け，低侵襲と考えられるレートコントロールのみを行うことが一般的である。また，心房細動の進行度によって，容易にリズムコントロール可能なものと，侵襲的治療を繰り返してもリズムコントロールが困難なものが存在する。長期持続性心房細動，高度の左房拡大例，僧帽弁狭窄症，肥大型心筋症合併例などでは，リズムコントロールが困難である。

ただ本症例は，慢性期に洞調律維持をすることによって，自覚症状のみならず客観的な心不全の指標がいずれも大きく改善した。この経過から，本症例の心不全の原因は，拡張型心筋症ではなく，近年提唱されている不整脈原性心筋症の可能性が高いと考えるべきであろう[3]。心房細動のリズムコントロールは，いわば「ハイリスク・ハイリターン」な治療である。リスクに耐えられない症例には適応とすべきでないが，リスクに耐え得る症例には積極的に推奨される。諺にいわく「虎穴に入らずんば虎児を得ず」である。本症例は，ハイリスクであるリズムコントロールを選択することで，うまく虎児を得，臨床経過を劇的に改善し得た。しかしながら，虎児を得るか親虎に食われるかの臨床的判断は容易ではなく，本症例のように専門医に委ねられるべきである。

文　献

1) Wyse DG, Waldo AL, DiMarco JP, et al. Atrial Fibrillation Follow-up Investigation of Rhythm Management（AFFIRM）Investigators. A comparison of rate control and rhythm control in patients with atrial fibrillation. N Engl J Med 2002; 347: 1825-33.

2) Carlsson J, Miketic S, Windeler J, et al. STAF Investigators. Randomized trial of rate-control versus rhythm-control in persistent atrial fibrillation: the Strategies of Treatment of Atrial Fibrillation（STAF）study. J Am Coll Cardiol 2003; 41: 1690-6.

3) Gopinathannair R, Etheridge SP, Marchlinski FE, et al. Arrhythmia-induced cardiomyopathies: mechanisms, recognition, and management. J Am Coll Cardiol 2015; 66: 1714-28.

［稲葉　　理］

22 外科手術によるワルファリン休薬時に全身性塞栓症をきたした1例

●ポイント
・心房細動による心原性塞栓症の予防には抗凝固療法が有効である。
・心原性塞栓症のリスクは，CHADS2スコア，CHA2DS2-VAScスコアなどのスコアリングでリスクの層別化が可能である。
・出血リスクを伴う処置を要する場合には抗凝固療法の中断を余儀なくされることがあるが，患者の塞栓症発症リスクを考慮して移行期間の抗凝固療法を決定すべきである。

Case

症　例　83歳，男性，無職

主　訴　右手の冷感，嘔気

家族歴　特記事項なし

生活歴　飲酒（機会飲酒），喫煙（−），アレルギー（＋）

既往歴　心原性脳塞栓症，永続性心房細動，高血圧症，糖尿病

冠危険因子　□喫煙　■高血圧症　□脂質異常症　■糖尿病　□家族歴

現病歴　7年前に心原性脳塞栓症・心房細動と診断され，ワルファリンの内服を開始した。その後特に変化なく経過していたが，1ヵ月前にヘルニアの手術目的で他院外科に入院。入院時からワルファリンを中止され，ヘパリンの持続点滴が行われた。術翌日にワルファリン内服を再開し，翌々日ヘパリンを終了，退院となった。退院後2日目に，左下肢の冷感，軽度の疼痛，嘔気が出現。翌日になっても改善を認めず，かかりつけ医を受診。左足背動脈の触知が不良であり，心原性塞栓症疑いで当院へ救急転送となった。

入院時身体所見

●身長165cm，体重64kg，BMI 23.5kg/m²，血圧188/114mmHg，脈拍62/min・不整，体温36.2℃，SpO₂ 96%，意識清明

●頭部　眼瞼結膜：貧血（−），出血（−）。眼球結膜：黄染（−）

●表在リンパ節　頸部・鎖骨上・腋窩リンパ節触知せず

●頸部　頸静脈怒張（＋），甲状腺腫大（−），頸部血管雑音（−）

●胸部　心音：S1→，S2→，S3（−），S4（−）。心雑音（−）

●腹部　軟，圧痛（−），腫瘤（−）（起座呼吸のため座位で簡易的に診察）

- ●四肢　明らかな麻痺を認めない。左足背動脈の触知不良

入院時検査所見
- ●血算　WBC 8,800/μl（Seg 5.0，Lym 18.0），Hb 12.6 g/dl，Plt 33.2×10⁴/μl
- ●凝固　PT 14.2 s，PT-INR 1.23，APTT 26.8 s
- ●生化学　Alb 3.7 g/dl，AST 31 IU/L，ALT 23 IU/L，LDH 245 IU/L，BUN 28.2 mg/dl，Cre 1.04 mg/dl，CK 167 IU/L，CK-MB 13 IU/L，Na 140 mEq/L，K 3.7 mEq/L，Cl 104 mEq/L，BNP 98.2 pg/ml，HbA1c 6.4 mg/dl，TSH 2.67 μIU/ml，FT3 2.32 pg/ml，FT4 1.32 ng/dl
- ●血清　CRP 1.8 mg/dl
- ●心電図（図22-1）　心房細動調律，心拍64 bpm，QRS軸60度，QRS時間100 ms，移行帯V3〜V4，異常Q（−），V4〜V6で陰性T波，心室期外収縮

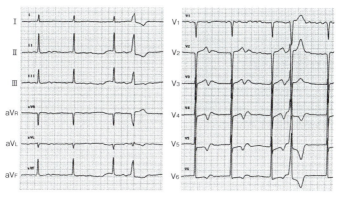

図22-1　入院時心電図

- ●胸部単純X線写真（入院時）　座位，APで撮影。心拡大を認める。CPA両側sharp
- ●心エコー　AOD 40 mm，LAD 54 mm，IVS/LVPW 11/11 mm，LVId/LVIs 50/34 mm，EF 64%，FS 38%，E 0.43 m/s。A 心房細動のため計測できず，E/e´ 8.8。左室壁運動異常を認めない。僧帽弁：正中からの軽度逆流を認める。大動脈弁：開放制限（−），逆流（−）。三尖弁：軽度逆流を認める。右心負荷所見（−），心嚢液貯留（−），明らかな左右短絡を認めない。可視範囲内で左心内血栓を認めない
- ●下肢CT（図22-2）　左膝窩動脈と前脛骨動脈分岐部に血栓を認める
- ●脳MRI（図22-3）　拡散強調画像では右後頭葉に高信号域を認め，新鮮な脳塞栓であると考えられた（矢印）

入院後経過　全身造影CT・脳MRI所見から，心房細動による多発塞栓症と診断，入院となった。血管外科チームと協議し緊急血栓除去術の適応も考慮したが，おそらく発症24時間は経過していることと，阻血所見は認めるもの

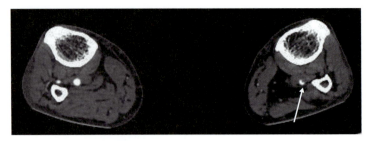

図22-2 下肢CT。前脛骨動脈は血栓で閉塞している（矢印）。

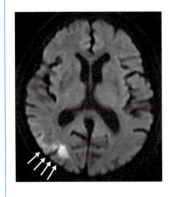

図22-3 脳MRI。新鮮な脳塞栓（矢印）。

の軽度で，完全阻血による組織壊死には至らない可能性が高いと判断し，抗凝固療法のみで保存的に観察する方針となった。脳塞栓に関しても軽度の嘔気を認めるが明らかな神経学的所見は認めず，脳卒中チームと協議のうえ，こちらも抗凝固療法のみで観察する方針となった。ヘパリン4,000単位静注後，15,000単位／日の持続静注を開始したところ，翌日から冷感が大きく改善した。ワルファリンの用量調整を行い，PT-INRが2を超えた段階で退院となった。

　本症例は，心原性脳塞栓症の既往のある患者が外科手術の際に一時的に抗凝固薬の中断を行い，術後にワルファリンの内服を再開し退院となったが，その間に再度，心原性塞栓症を発症した経過であった。患者は，塞栓症リスクのスコアリングから，極めて高リスクであることがわかる。表22-1にCHADS2スコア，CHA2DS2-VAScスコアを示す。既往から簡易的に塞栓症リスクを推測することができるが，本症例はCHADS2スコア5点であり，このスコアリングから推測される年間の心原性塞栓発症率は12.5％ということになる。CHADS2スコアのデータには日本人が含まれていないため，この値をそのまま適用してよいかということには議論の余地があるが，目安として把握しておかなければならない。

表22-1　CHADS2スコア，CHA2DS2-VAScスコア

CHADS2スコア		CHADS2-VAScスコア	
Congestive heart failure うっ血性心不全	1点	Congestive heart failure うっ血性心不全	1点
Hypertension 高血圧	1点	Hypertension 高血圧	1点
Aging 年齢75歳以上	1点	Aging 年齢65歳以上 　　75歳以上	1点 2点
Diabetes 糖尿病	1点	Diabetes 糖尿病	1点
Stroke 脳卒中の既往（TIA含む）	2点	Stroke 脳卒中の既往（TIA含む）	2点
		Vascular disease 血管疾患	1点

　外科退院時の経過について考察すると，術翌日にワルファリンを再開し，翌々日に退院となっていた。おそらくワルファリン再開後にヘパリンは終了となっていたはずであるが，ワルファリンが十分な臨床的効果を発揮するのは，維持用量の内服再開後4～5日は必要である。実際，再入院時のPT-INRは1.23と有効治療範囲に到達していなかった。近年，健康保険・厚生労働省いずれも指導が厳しくなり，各病院とも平均在院日数軽減のために早期退院を促す傾向にある。これは致し方ないことであり，我々も無駄な長い入院は極力避ける努力をすべきであるが，本症例はこのことがあだになったといえよう。本症例のように塞栓症リスクの高い患者は，PT-INRが治療範囲に到達するまでヘパリンを投与しながら観察するべきであった。患者の塞栓リスクに応じて，抗凝固療法も調節が必要である。

　本症例で入院期間短縮を優先する場合，後述するDOAC（direct oral anticoagulant）に切り替える選択肢が考えられたであろう。DOACはワルファリンに比較して高価な薬剤であり，入院中の使用は保険システム上忌避されるケースもあるが，内服1時間以内に有効な抗凝固が実現する。こういった新規薬剤の使用も選択肢として考慮すべきである。

●そもそもヘパリンブリッジは必要か

　近年，侵襲的処置の際のワルファリンからヘパリンへ一時置換すること（ヘパリンブリッジ）に対する懐疑的な報告がなされている[1,2]。理想的には，抗凝固療法を継続したまま侵襲的処置を行ってもらうのが，塞栓症を考慮するうえではベストである。歯科処置など，重篤な出血の可能性がほぼゼロの処置では，我々はそのように主張すべきである。ただ，開腹術をはじめとする，致死

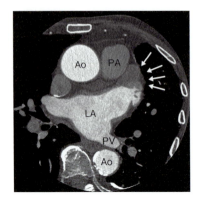

図22-4 心電図同期左房造影CTでは左心耳の造影欠損を認める。LA：左房，Ao：大動脈，PA：肺動脈幹，PV：左肺静脈。矢印：造影欠損した左心耳。

性出血性合併症が起こりかねない処置の場合，抗凝固療法を中断するか，ヘパリンを一時的に使用するかは，外科医の判断に委ねざるを得ない（今日では多くの外科医がヘパリンブリッジを希望することも事実である）。

　本症例は，塞栓症の予測発症時期はヘパリン投与終了後であり，ヘパリン投与中は塞栓症予防ができていた可能性がある。本症例の左房CTを示す（図22-4）。左房体部には造影剤が充満しているが，左心耳には造影剤が欠損している。これのみでここに血栓が存在するかは断定できないが，少なくとも高度の血流障害が存在することは事実である。このような左心耳内には，抗凝固療法が不十分な場合，容易に血栓が形成されることは想像に難くない。大規模試験の結果とは反する臨床経験だが，こういった高リスク患者に平均化された大規模試験の結果をそのまま当てはめるのは不適切なことがある。最終的には患者ごとにリスクを評価し，判断していかなければならない。

Case（続き）

退院後経過　退院後，外来でワルファリンコントロールを継続したが，PT-INRの値の変動が大きく（図22-5），皮下出血などの合併症を多く認めた。この傾向は以前からあり，問診では，皮下出血や歯肉出血への恐怖から自己

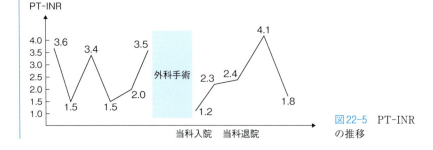

図22-5　PT-INRの推移

判断でワルファリンを減量したり休薬することがあるとのことであった。ワルファリンの効果は個人差があり，また患者のコンプライアンスにも大きく左右されるため，ワルファリンを終了し，アピキサバン5mg/日の内服に切り替えた。また，高齢であるため，内服に関して家族に管理を依頼したところ，出血性合併症は消失し，問題なく経過した。

●新規抗凝固薬について

上述のごとく，ワルファリンに代わる抗凝固薬として，現在4種類のDOACが使用可能である。以前はNOAC（nobel oral anti-coagulant）と呼ばれていたが，名前が不適切とのことで，現在はDOACと呼ばれる。2016年のESCガイドラインでは，DOACが第1選択薬として採用された[3]。各種DOACの特徴を表22-2にまとめる。どのDOACも，ワルファリンに対して非劣性を示しており，ダビガトラン300mg/日とアピキサバン10mg/日はワルファリンに対して優位性を示している。DOACで頭蓋内出血の合併症がワルファリンより少ない傾向があり，消化管出血についてはいくつかのDOACでワルファリンより発症率が高かった。患者の出血性既往歴がある場合は，選択時に考慮するとよいであろう。

●ワルファリンは不要か，使用する場合はどのようなことに留意するか

ワルファリンは非常に安価で，我々はこの薬剤の50年の使用経験があり，十分なエビデンスを有する，信頼に足る薬剤である。これはDOACが使用可能になってからも，決してワルファリンが「時代遅れな薬剤」ではないことを意味する。実際，機械弁置換後や僧帽弁狭窄症の患者にはDOACは使用できない。また，PT-INRを用いて効果を鋭敏にモニタリングできるのも，現在の

表22-2　DOACの特徴の比較

	ダビガトラン		リバーロキサバン	アピキサバン	エドキサバン	
阻害標的	トロンビン		Xa因子	Xa因子	Xa因子	
半減期	12〜14hr		5〜13hr	8〜15hr	6〜11hr	
腎排泄率	80%		36%	27%	50%	
投与回数	1日2回		1日1回	1日1回	1日1回	
ワルファリンとの比較	300mg	220mg	20mg	10mg	60mg	30mg
塞栓症	−34%	−9%	−12%	−21%	−13%	−13%
大出血	−7%	−20%	+4%	−31%	−20%	−53%
頭蓋内出血	−60%	−69%	−33%	−58%	−53%	−70%
虚血性脳卒中	−24%	−11%	−6%	−8%	0%	+41%
消化管出血	+48%	+8%	+48%	−11%	+23%	−33%

ところワルファリンのみである。抗血小板薬併用中の患者や，出血性既往症の
ある患者の場合，故意にPT-INRを低めに設定して（当然頻回の採血を要する
が）管理することも可能であるし，DOAC内服下でも塞栓を起こす患者につい
てはPT-INRを高めに管理することも可能である。ワルファリンはまた，中和
も容易にできる。ビタミンKの点滴はもちろん，納豆を2パックも食べてしま
えば数時間でPT-INRは正常化する。DOACではようやくダビガトランの中和
剤が使用可能となったが，この点もワルファリンの優位性といえよう。DOAC
は短時間作用のため，出血性合併症に強い分，飲み忘れがあるとその間の抗凝
固作用は消失する。ワルファリンの場合，朝飲み忘れても夕に内服すれば，ま
ず問題なく継続的抗凝固が可能である。忙しい若年層などはDOACの飲み忘
れも多く，あえてワルファリンを選択するという方法もあり得るであろう。

　ワルファリンの心原性塞栓症の適正PT-INRは2.0〜3.0といわれているが，
欧米人に比較してアジア人では抗凝固療法中の頭蓋内出血が多いという報告も
ある。本邦での研究では，至適PT-INRは1.5〜2.5という報告もあり，日本人
に関してはやや低めのPT-INR設定で治療することも考え得る。

●この症例から学べること

　抗凝固療法は心房細動による心原性塞栓症の予防に重要である。DOACの
登場で選択肢が飛躍的に広がった。患者のリスク・状況などから，適切な抗凝
固療法を選択することが重要である。

文　献

1) Douketis JD, Spyropoulos AC, Kaatz S, et al. BRIDGE Investigators. Perioperative bridging anticoagulation in patients with atrial fibrillation. N Engl J Med. 2015; 373: 823-33.

2) Clark NP, Witt DM, Davies LE, et al. Bleeding, recurrent venous thromboembolism, and mortality risks during warfarin interruption for invasive procedures. JAMA Intern Med 2015; 175: 1163-8.

3) Kirchhof P, Benussi S, Kotecha D, et al. 2016 ESC Guidelines for the management of atrial fibrillation developed in collaboration with EACTS. Europace 2016; 18: 1609-78.

［稲葉　理］

23 心房細動に対するカテーテルアブレーションを施行した1例

●ポイント

・心房細動（AF）は心房期外収縮が引き金となり発症する。この心房期外収縮の約90%が肺静脈に起源を有している。

・肺静脈入口部への高周波通電により期外収縮を消失させる究極のリズムコントロール療法がカテーテル心筋焼灼術（アブレーション）である。

・近年では高周波に加えクライオ（冷凍）バルーンや高周波ホットバルーン，レーザーバルーンも使用される。

Case

症　例　60歳代，女性

主　訴　動悸発作

家族歴　特記事項なし

生活歴　飲酒（−），喫煙（−）

既往歴　高血圧症，脂質異常症

冠危険因子　□糖尿病　■高血圧症　■脂質異常症　□肥満　□喫煙
　　　　　　□家族歴　□CKD　□透析　□末梢血管疾患　□脳血管障害
　　　　＊CHADS2スコア1点，CHA2DS2-VAScスコア2点

現病歴　7〜8年前から動悸発作が出現。3年前に発作性心房細動と診断され，抗不整脈薬による薬物治療を開始された。しかしアプリンジン・ベラパミル・ピルジカイニドの投与下にも週に1〜2回，4〜5時間持続する心房細動発作が出現し，発作時には動けなくなるほど症状が強いため，アブレーション治療を希望し受診された。

入院時身体所見

●身長154cm，体重62kg，BMI 26.1kg/m²，血圧150/86mmHg

●頭部，頸部　異常なし

●胸部　心音 清，心雑音（−）

●腹部　異常なし

●四肢　異常なし

入院時検査所見

●血算　WBC 11,200/μl，RBC 506×10⁴/μl，Hb 14.8g/dl，Ht 43.1%，Plt 17.0

$\times 10^4/\mu l$
- 凝固　PT：14.7s（10.7s），PT-INR：1.33
- 生化学　TP 7.3g/dl, Alb 3.9g/dl, BUN 35.5mg/dl, Cre 0.83mg/dl, UA 8.3mg/dl, Na 136mEq/L, K 6.2mEq/L, Cl 101mEq/L, Ca 9.2mg/dl, LDH 463IU/L, AST 245IU/L, ALT 101IU/L, T-Bil 0.8mg/dl, γ-GTP 54U/L, CK 179IU/L, BNP 146.5pg/ml, T-Chol 175mg/dl, TG 33mg/dl, HDL-Chol 36mg/dl, LDL-Chol 133mg/dl, HbA1c 5.6%
- 心エコー　LVDd 42mm, LVDs 23.4mm, EF 76%, LAD 35mm。左室壁運動・弁：異常なし

●心房細動の患者を診たら，まず行うこと

　心房細動の初診症例に出会った場合に行わなければならないことは，①発作性か否かの評価，②基質的心疾患の有無の評価，③生活習慣病の合併の有無の評価，④抗凝固療法の適応の有無の評価，である。甲状腺疾患を含め器質的心疾患が存在する場合には，まずそれに対する治療を行う。生活習慣病としては糖尿病・高血圧症・脂質異常症・睡眠時無呼吸症候群に加え，肥満・過度の飲酒の有無も重要なチェックポイントとなる。

　本症例は，心エコー所見・洞調律時心電図（図23-1）・身体所見から器質的心疾患の存在は否定された。動悸発作時に記録された心電図（図23-2）から発作性心房細動と診断され高血圧症の既往があるため，リバーロキサバンによる

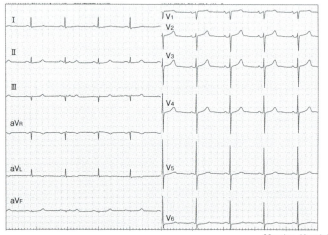

図23-1　心電図

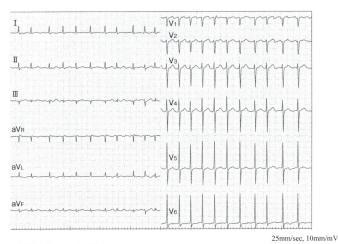

図23-2　動悸発作時の心電図

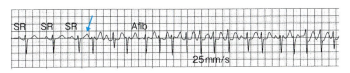

図23-3　発作性心房細動の引き金となる心房期外収縮（矢印）

抗凝固療法を施行されていた．経過中，計3剤の抗不整脈薬によるリズムコントロールを試みられていたが無効であった．以上から，本症例は器質的心疾患のない薬物治療抵抗性の発作性心房細動と考えられ，カテーテルアブレーションの適応と考えた．

　発作性心房細動は図23-3の矢印に示すように，連結期の短い心房期外収縮が引き金となって生じる．この引き金となる心房期外収縮の約90％が，左房から肺静脈内に伸びる心房筋から生じることが明らかとなった．この肺静脈に入り込む心房筋を焼灼し肺静脈を電気的に隔離することが，心房細動に対するカテーテルアブレーションの機序である．アブレーションに先立ち，図23-4に示すように左房・肺静脈の形状をCTで評価する．高周波を用いる場合には，図23-5の青線に示すように右2本，左2本，計4本の肺静脈を2本の円周を描く形で線状に焼灼する形が最も一般的である．

　本症例はアブレーション後の再発を認めず，経過は良好で抗不整脈薬・抗凝固薬も中止可能となった．

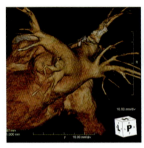 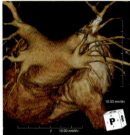 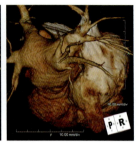

図23-4　CTによる左房・肺静脈の形状描出

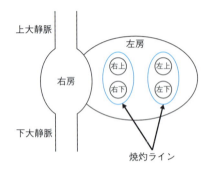

図23-5　カテーテルアブレーションによる肺静脈隔離

● 心房細動に対するアブレーションの適応

　基礎心疾患なし，あるいはあっても軽度で抗不整脈薬治療に抵抗性の発作性心房細動は，初回のアブレーションで75％程度，再発症例に再セッションを行うと85〜90％の症例で治癒可能である．そのため本邦および欧米においてもアブレーションのclass Ⅰ適応とされている．また持続性心房細動では，持続期間が1年以内で抗不整脈薬抵抗性であればclass Ⅱa適応である．持続期間が1年以上の症例であっても若年者であれば多くの症例が根治可能である．しかしながら，注意しなければならないのは，すべての心房細動がアブレーションで治るわけではないという点である．5年以上持続する持続性心房細動，高齢者の無症状の持続性心房細動，器質的心疾患に合併した持続性心房細動は，アブレーションの良い適応ではない．

● アブレーション手技

　心房細動アブレーションは，前述したように左右の肺静脈を上下2本ずつ焼灼するのが最も多く行われている手技である．しかし施設によっては，4本の肺静脈をおのおの1本ずつ焼灼したり，4本の肺静脈を1つの大きな円周で取り囲むように焼灼する方法をとっている．
　心房細動に対するアブレーションの基本は，4本の肺静脈に対する焼灼であ

る。これは心房細動の引き金となる心房期外収縮の約90％が肺静脈に起源を有するからであるが，裏を返すと10～15％の症例では肺静脈以外にも起源（非肺静脈起源）を有している。非肺静脈起源で最も頻度が高いのは，上大静脈である。上大静脈に起源を有する場合も，肺静脈と同様に上大静脈周囲の焼灼により心房細動の根治が可能である。非肺静脈起源症例では，肺静脈隔離に加え非肺静脈起源を同定し焼灼しなければ心房細動は消失しない。そのため，アブレーション時に電気刺激やβ刺激薬などを用いて期外収縮の起源を同定する必要がある。

●新しい焼灼エネルギー

心房細動に対するカテーテルアブレーションの焼灼エネルギーには高周波が用いられてきたが，近年クライオバルーン（図23-6左上）による冷凍凝固や，ホットバルーン（図23-6右上），レーザーバルーンが登場している。いずれも，図23-6下段のようにバルーンカテーテルを肺静脈入口部に押し当てて肺静脈隔離を行う。特にクライオバルーンは，有効性が高周波に匹敵するという報告もなされている。バルーンカテーテルは高周波を用いる場合よりも手技が簡便となるため，より多くの心房細動症例に対しアブレーションが可能となると期待されている。

●心房細動アブレーションの合併症

心房細動アブレーションは侵襲的な手技であるため，5％前後で合併症が生じる。その大半は穿刺部の血腫などの軽症のものであるが，脳梗塞をはじめとする血栓塞栓症，食道神経障害，左房-食道瘻などの重篤な合併症も報告されている。その予防には，手技中のACTのコントロール（300～400秒），過度な焼灼を避ける，術後の適切な経過観察，などが必要である。

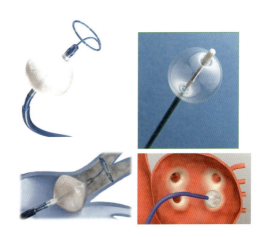

図23-6 クライオバルーン（日本メドトロニック社）とホットバルーン（東レ株式会社）

164　Part 4 不整脈

●心房細動アブレーション後の管理

　心房細動アブレーションの目的は，心房細動発作をなくし患者のQOLを上げることのみではなく，心房細動を治療することにより血栓塞栓症，特に脳梗塞を減少させることにある。アブレーション後の経過観察により再発がない症例であっても，無症候性の心房細動の再発が完全には否定できないこともあり，CHADS2スコアが2点以上であれば抗凝固療法を継続することが推奨されている。

　また，心房細動は高血圧症・糖尿病・脂質異常症・アルコール多飲・運動不足・肥満・睡眠時無呼吸症候群などを病因とするため，アブレーション治療のみでなく，上記の因子に対する総合的な管理を行う必要がある。

●この症例から学べること

　心房細動は脳梗塞を代表とする血栓塞栓症，心不全，腎機能低下などを引き起こす疾患である。発作性心房細動に始まり，発作回数が増加し，持続時間が延長して持続型心房細動へ至る進行性の疾患である。

　カテーテルアブレーションは特に発作性心房細動の段階において有効性が高いため，薬物治療に固執せず1〜2剤の抗不整脈薬が無効であればアブレーション治療を考慮することが望まれる。

[合屋　雅彦]

24 冠攣縮性狭心症に伴う心室細動により心肺停止をきたしICD植込み術を施行した1例

●ポイント

・冠攣縮性狭心症のなかには，院外心停止をきたす症例が存在する。

・院外心停止後蘇生例で冠攣縮が誘発された場合，植込み型除細動器（ICD）の適応をどのように考えるべきか，現時点でエビデンスといえるものはない。

・冠攣縮性狭心症に対する薬物療法下でも，心筋虚血に伴う心室細動の再発を認める症例が存在する。

Case

症　例	46歳，男性
主　訴	意識消失，胸部絞扼感
家族歴	突然死の家族歴なし
生活歴	飲酒（機会飲酒），喫煙（－），輸血（－），アレルギー（－）
既往歴	十二指腸潰瘍

冠危険因子　□糖尿病　□高血圧症　□脂質異常症　□肥満　□喫煙
　　　　　　□家族歴　□CKD　□透析　□末梢血管疾患　□脳血管障害

現病歴　1カ月前頃より，特に誘因なく2～3分ほど持続する前胸部圧迫感および動悸を自覚していた。某年10月8日午後1時頃，オフィスで座位にて仕事をしていたところ前胸部圧迫感を自覚した後，意識消失した。同僚が目撃しており，いびき様呼吸の後，呼吸停止となったことからAEDを装着したところ，心室細動が確認され，除細動1回で洞調律に復した。AED作動後も同僚および救急隊員による胸骨圧迫は継続されたまま当院へ救急搬送となり，来院時の意識レベルはGCSでE3V1M5であった。心電図は洞調律で明らかなST変化は認めず，血液検査上心筋バイオマーカーの上昇も認めなかった。経胸壁心エコー検査にても壁運動異常は認めず，緊急で行った冠動脈造影検査でも有意狭窄は認めなかった。心室細動による心肺停止蘇生後の診断で当院救急科に入院となり，低体温療法を施行する方針となった。

　　低体温療法施行後，意識レベルは回復したことから，心室細動に対する精査・加療目的に循環器内科へ転科となった。

入院時身体所見

●身長171cm，体重63kg，BMI 21.5kg/m^2，血圧160/120mmHg，脈拍138/

min・整，体温36.5℃，意識E3V1M5
- ●頭部　明らかな頭部外傷（－），眼瞼結膜：貧血（－）。眼球結膜：黄染（－）
- ●口腔内　咽頭発赤（－），扁桃腫大（－）
- ●表在リンパ節　腋窩・鎖骨上：触知せず
- ●頸部　頸静脈怒張（－），甲状腺腫大（－），血管雑音（－）
- ●胸部　心音：S1→，S2→，S3（－），S4（－）。心雑音（－），肺胞呼吸音正常
- ●腹部　平坦・軟，圧痛（－），腫瘤（－），腸蠕動音正常，肝・脾：触知せず
- ●四肢　下腿浮腫（－）
- ●神経学的所見　瞳孔4＋/4＋，痛み刺激に対して四肢を払いのける動きがみられる

入院時検査所見

- ●血算　WBC 8,500/μl，RBC 453×10^4/μl，Hb 13.8g/dl，Ht 41.4%，MCV 91.4fl，MCH 30.5pg，MCHC 33.3%，Plt 23.2×10^4/μl
- ●凝固　PT 10.0s（10.5s），PT（%）102.2%，PT-INR 0.97，APTT 19.4s（29.0s），Fbg 232mg/dl，D-dimer 19.58μg/ml
- ●生化学　TP 7.1g/dl，Alb 3.9g/dl，BUN 17mg/dl，Cre 0.80mg/dl，Na 142mEq/L，K 3.4mEq/L，Cl 104mEq/L，Ca 8.9mg/dl，LDH 367IU/L，AST 148IU/L，ALT 123IU/L，γ-GTP 92U/L，T-Bil 0.8mg/dl，CK 240IU/L，CK-MB 1.1ng/ml，トロポニンI 0.03ng/ml，Glu 133mg/dl，BNP 5.4pg/ml
- ●血清　CRP 0.02mg/dl
- ●心電図　心拍112bpm，洞性頻脈，QRS軸 正軸，移行帯V2～V3，QTc 0.470。心電図診断：洞性頻脈
- ●胸部単純X線（入院時・臥位）　CTR 45%，CPA 両側sharp，肺門部血管陰影増強（－），胸部異常陰影（－）
- ●経胸壁心エコー　EF 73.3%，左室壁運動異常（－）。Mモード：AoD/LAD 34.4/30.2mm，IVSTd/PWd 10.4/9.4mm，LVDd/Ds 47.8/22.7mm，E/A 0.65/＝（DecT 162.20ms）。IVC 14.6mm，大動脈弁：逆流（－），Vmax 0.97m/s，maxPG 3.7mmHg。僧帽弁逆流（－），三尖弁逆流（－），肺動脈弁逆流（－）

●質の高いCPRの重要性

　本例は心室細動（VF）により意識消失をきたしているが，VFや無脈性心室頻拍（pulseless VT）による卒倒患者に対しては，速やかな電気ショックが非常に重要であることは言うまでもない（shock first）。VFが発生してから5分以内に電気ショックが実施された場合には除細動効率が高く，良好な神経学的予後を期待することもできる[1]。しかしながら，質の高いCPRに関しては除細動以外の要素も含まれており，その1つに，電気ショックに引き続いて速やか

にCPRを再開することも含まれる。電気ショック後のリズムがたとえ洞調律であろうと，生体の循環を維持するには不十分であり，電気ショック後に脈や心電図モニターを確認することは胸骨圧迫を中断してしまうというデメリットにつながることから，ショック後直ちに2分間（5サイクル）のCPRを再開することが重要である。

●院外心肺停止後蘇生例に対する低体温療法

　院外心肺停止後蘇生例における神経学的予後を改善する治療の1つとして，低体温療法が挙げられる。低体温療法は，脳代謝の抑制やサイトカイン・ラジカル産生の抑制など様々な機序により脳を保護する効果がある一方，極度の低体温や長時間の低体温療法により感染症や血液凝固異常，不整脈などの副作用が生じることも知られている。欧米における報告やガイドラインにおいては，心肺停止後症候群に対する軽度低体温療法（32〜34℃，12〜24時間）の有効性が示されており[2]，一般にVFやpulseless VTによる心肺停止蘇生後で心拍再開後も昏睡状態にある患者には低体温療法の適応があるとされている。日本循環器学会のガイドラインにおいても，院外初回心電図がVF/VTで心拍再開後も昏睡状態にある成人に対する32〜34℃，12〜24時間の低体温療法はclass Ⅱ aで推奨されている。

Case（続き）

　　入院後経過　本症例は，来院時に施行した冠動脈造影検査で有意狭窄を認めず，血液検査や心電図・心エコー検査などでも虚血性心疾患を示唆する所見に乏しかったものの，意識レベルが回復した後に聴取された病歴では意識消失前に胸部絞扼感を自覚していた。同症状は今回のイベント以前にも自覚していたことから，冠攣縮の関与が疑われた。そのほか，器質的心疾患の有無に関しては心エコーだけではなく心臓MRIも施行したが特記すべき異常所見を認めず，Brugada症候群やQT延長症候群などのVFをきたし得る不整脈疾患に関しても心電図上否定的であった（加算平均心電図にてlate potentialも陰性であった）。意識レベルが回復し当科へ転科後，アセチルコリン負荷試験を施行した。
　　VFの原因精査目的で，10月19日に冠動脈造影検査・アセチルコリン負荷試験を施行した。冠動脈に有意狭窄は認めなかったが，左冠動脈に対するアセチルコリン20µgの冠注により，左前下行枝 #6の完全閉塞およびST上昇を認めた。胸痛症状も出現し，硝酸イソソルビドの冠注により再灌流が得られた（図24-1）。アセチルコリン負荷試験は陽性であり，臨床経過とも合わせると，今回のVFの原因として冠攣縮性狭心症が考えられ，発作予防としてベニジピンおよびニコランジルの内服を開始した。VFに対する二次予防として植込み型除細動器の植込み術を施行した後，退院となった（図24-2）。

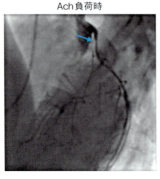
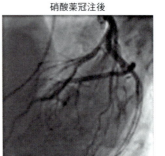

図24-1　アセチルコリン負荷により左前下行枝#6（矢印）の完全閉塞を認める

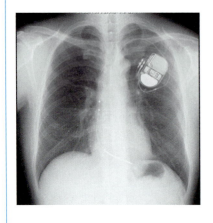

図24-2　左前胸部よりICDの植込み術を施行

退院時処方
・ベニジピン 8 mg 2×（朝夕食後）
・ニコランジル 15 mg 3×（毎食後）

● 冠攣縮性狭心症による心室細動

　院外心停止の主な原因は冠動脈内プラークの破綻による急性冠症候群であるが，本症例のように緊急冠動脈造影検査にて器質的異常を認めない患者群が少なからず存在する。

　本邦における冠攣縮性狭心症に関する多施設共同研究においては，登録された症例の2.5%が院外心停止からの蘇生例であったとされ，院外心停止例は非院外心停止例に比べて年齢がより若く，誘発試験では左前下行枝攣縮の頻度がより高いという，本例にも認められる特徴があるとされている[3]。

　VFによる院外心停止が冠攣縮性狭心症の初発症状であった場合に，ICDの適応をどのように考えるべきかについては，現時点でエビデンスと呼べるもの

はない。日本循環器学会のガイドラインにおいては，VT/VFに対するICDの適応として，急性虚血による頻拍で，十分な薬物治療にもかかわらず，再度その原因に曝露されるリスクが高いと考えられる場合にclassⅡbとして位置づけられているため，冠攣縮性狭心症に対する薬物療法により虚血発作が予防されればICDの適応とはならないことになる。しかし冠攣縮性狭心症患者において，薬物治療下にも狭心症発作を有する難治性症例の占める割合が少なくないということ，また薬物療法においては内服し忘れなどコンプライアンスの問題が関与してくるため，ハイリスク患者にはICD植込みの適応を検討する必要があるものと思われる。また，アセチルコリン負荷試験が陽性となる院外心肺停止症例に関しては，VFの原因として冠攣縮による心筋虚血以外にも，複合的な要素が含まれるケースがあるとする報告もみられる[4]。本症例においても，薬物療法のみの場合とICD植込みも行うという治療方針の双方に関してリスクとベネフィットをご説明したうえで，ICDの植込みを行った。現在のところ，薬物療法下に適切作動は認めていない。

●この症例から学べること

　院外心肺停止の原因の1つに冠攣縮性狭心症によるVFがあることを念頭に置く。VFの原因が明らかでない症例に関する精査の1つとして，アセチルコリン負荷試験は重要である。

文　献

1) Stiell IG, Wells GA, DeMaio VJ, et al. Modifiable factors associated with improved cardiac arrest survival in a multicenter basic life support/defibrillation system: OPALS Study Phase I results. Ontario Prehospital Advanced Life Support.Ann Emerg Med 1999; 33: 44-50.
2) 2005 American Heart Association Guideline for cardiopulmonary resuscitation and emergency cardiovascular care. Circulation 2005; 112 (Supple. Ⅳ) : 67-77.
3) Takagi Y, Yasuda S, Tsunoda R, et al. Clinical characteristics and long-term prognosis of vasospastic angina patients who survived out-of-hospital cardiac arrest: multicenter registry study of the Japanese Coronary Spasm Association. Circ Arrhythm Electrophysiol 2011; 4: 295-302.
4) Komatsu M, Takahashi J, Fukuda K, et al. Usefulness of testing for coronary artery spasm and programmed ventricular stimulation in survivors of out-of-hospital cardiac arrest. Circ Arrhythm Electrophysiol 2016; 9. pii: e003798.

[白井　康大]

コラム：基礎系大学院からポスドクへの道

　循環器のリアルワールドということで，ここでは臨床の話ではなく，循環器内科医が選択することのできるキャリア/進路の実例として，私自身のお話をさせていただきたいと思います。

　私の周りの循環器内科医を眺めてみても，臨床で虚血あるいは不整脈にカテーテル治療を専門にすることを志す先生が多いなかで，私は病棟やカテ室からは離れて大学の実験室で日常を過ごす研究医としての道を選びました。

　そのきっかけとなったのは，学生時代に心電図の波形の成り立ちに興味をもち，山下武志先生が書かれたMEDSi社の『心筋細胞の電気生理学』に出会い，そこでイオンチャネルが秩序立って機能していることや，病態に応じてダイナミックに機能が変化し，心電図波形を形作っていることを知り，より深く学んでみたいと思ったことでした。その後，学生実習の際にイオンチャネルを専門にする現所属教室の古川哲史教授と知り合ってからは，折にふれて最新の研究トピックを教えていただくなかで，臨床だけでなく基礎研究を行ってみたいと考えるようになりました。

　所属する医局は大学院への入学や基礎研究への転向を口うるさく言われるところではなかったため，前期/後期研修医として循環器患者の多い病院で5年勤務しました。病棟業務に，臨床研究にと，循環器内科医としては非常に充実した5年間だったのですが，一方で治療適応や薬剤選択の根拠に疑問をもったり，病態がよくわからない患者を受け持ったりする過程で，基礎研究に対する興味が再び持ち上がり，大学院への入学を志望し，学生時代にお世話になった古川教授の下で不整脈の基礎研究に従事することになりました。

　いざ研究室に入ってみると，マウスなどの動物を扱うのもはじめてですし，ピペットマンを使うのも学生実習以来10年ぶりです。ましてや，4年制の理系学生と違い，卒業研究などでまともに研究と向き合ったことすらありませんでしたので，マウスに小手術を施して病態モデルを作るのに数カ月費やし，それでもなかなか面白い表現型が出ずに，ようやく形になってきたのは2年以上経過していたでしょうか……というように，当初はなかなか思うような結果が出ませんでした。しかし，生活習慣病と心房細動の関連を調べようというテーマから，高脂肪食で飼育した肥満マウスモデルを作り，1Frという非常に細い電極カテーテルを使って電気生理検査を行ってみたところ，心房不整脈の誘発率が有意に上がっているという結果が得られました。病態メカニズムの解明にも一苦労，二苦労あったのですが，最終的には肥満マウスモデルにおいてはマイクロRNAという近年注目されている遺伝子制御機構の変化により，心房内伝導速度が遅延することで心房不整脈の発症と関連していると結論づけ，論文として発表し，学位を取得することができました（J Mol Cell Cardiol 2015; 90: 38-46）。

　いろいろと苦労も多い大学院生時代でしたが，様々な実験手法や最新の研

究事情を学び，試行錯誤しながら新しい事実を解き明かしていく過程は，臨床医時代には経験できなかった知的興奮を味わわせてくれました。学位取得後は病棟医に戻る先生方が多いと思いますが，学部生時代からの憧れであった基礎研究の現場に従事でき，失敗の多かった割には充実した日々を過ごすことができたと感じたので，ポスドク／研究医として研究室に残ることを決意し，現在のポストに至りました。大学院生時代に興味をもった遺伝子転写制御についてより深く学んでみたいと思い，海外留学を視野に入れながら研究を続けています。

　臨床ではあらかじめ定められた知識や治療を当てはめていくことが必要とされ，特に循環器領域では病態生理よりも治療技術が先行していることが多いように感じます。基礎研究に入ってみると，解明できていない事実がこんなにも多いのかと改めて気づかされます。まだまだ歩み始めたばかりで躓くことも多々ありますが，新しい道を切り開いていくことに喜びを感じつつ，日々精進していきたいと考えています。

　読者の方で，臨床現場に行き詰まりや疑問を感じている方がいらっしゃったら，ぜひ一度基礎研究の門を叩いていただき，臨床ひいては医学を違った角度から見てみることをお勧めします。

［高橋健太郎］

Part 5

心不全

25 左室壁運動は保たれているが，著明な血圧上昇と呼吸困難で搬送された1例

●ポイント

・原因疾患を見極める。
・増悪因子を検討する。
・病型による治療の違いを理解する。

Case

症　例　74歳，男性

主　訴　呼吸困難

家族歴　詳細不明

生活歴　飲酒（−），喫煙（−），輸血（−），アレルギー（−），独居（家族なし）

既往歴　胆囊摘出術

冠危険因子　□糖尿病　□高血圧症　□脂質異常症　□肥満　□喫煙
　　　　　□家族歴　□CKD　□透析　□末梢血管疾患　□脳血管障害

現病歴　某年10月22日，自宅で就寝中の午前4時半頃に呼吸困難を自覚して覚醒した。悪寒を感じたので市販の感冒薬を服用して様子をみていたが，発汗とともに喉の違和感を自覚し，呼吸困難が改善しなかったため本人が救急要請して当院搬送となった。

入院時身体所見

●身長162cm，体重66kg，BMI 25.3kg/m^2，SpO$_2$ リザーバーマスク10L/min投与下で86%，血圧250/110mmHg，脈拍140/min・整，体温35.5℃，意識E3V3M6

●頭部　眼瞼結膜：貧血（−），点状出血（−）。眼球結膜：黄染（−）

●口腔内　咽頭発赤（+），扁桃腫大（−）

●表在リンパ節　腋窩・鎖骨上：触知せず

●頸部　頸静脈怒張（+），甲状腺腫大（−），血管雑音（−）

●胸部　心音：S1→，S2→，S3（−），S4（−）。心雑音（−），肺胞呼吸音正常

●腹部　平坦・軟，圧痛（−），腫瘤（−），腸蠕動音正常，肝・脾・腎：触知せず

●四肢　下腿浮腫（−），冷感（−），足背動脈触知（+／+）

入院時検査所見

- 血算　WBC 11,200/μl, RBC 520×10^4/μl, Hb 16.1 g/dl, Ht 48.8%, Plt 21.5×10^4/μl
- 凝固　PT 10.5 s, PT-INR 1.01, APTT 27.8 s, Fbg 380 mg/dl, FDP 9.0 μg/ml, D-dimer 5.87 μg/ml
- 生化学　TP 7.5 g/dl, Alb 4.0 g/dl, BUN 13 mg/dl, Cre 0.86 mg/dl, UA 4.8 mg/dl, Na 132 mEq/L, K 3.2 mEq/L, Cl 95 mEq/L, Ca 8.7 mg/dl, LDH 239 IU/L, AST 19 IU/L, ALT 9 IU/L, T-Bil 0.7 mg/dl, CK 75 IU/L, CK-MB 2.0 ng/ml, トロポニンI 0.10 ng/ml, AMY 65 U/L, Glu 234 mg/dl, Mg 2.1 mg/dl, γ-GTP 21 IU/L, BNP 894 pg/ml
- 血清　CRP 0.21 mg/dl
- 心電図（図25-1）　心拍145 bpm, QRS軸+67度, 移行帯V3～V4, V2～V6で陰性T波, I・II・III・aVL・aVFで平低T波。心電図診断：心筋虚血の疑い

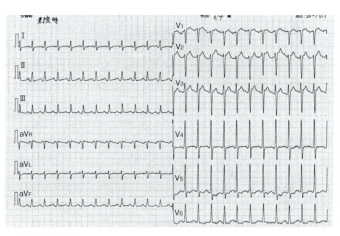

図25-1　来院時心電図

- 胸部単純X線（立位）（図25-2）　CTR 60%, CPA sharp, 肺門部血管陰影増強（+）, 胸部異常陰影（-）, 縦郭拡大（+）
- 心エコー（quick check）　LVEF 50%。求心性左室肥大（+）, 壁運動異常（-）, 有意な弁膜症（-）。IVC 19 mm, 呼吸性変動あり

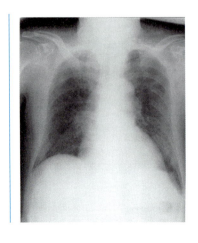

図25-2　来院時胸部単純X線（立位）

● 患者を診たらまず行うこと

　まず，心不全状態であることを患者の自覚症状や病歴の聴取などで予測し，全身の身体所見や聴診などで診断する必要がある。Framinghamの心不全診断基準では，大症状として，発作性夜間呼吸困難または起座呼吸・頸静脈怒張・肺ラ音・心拡大・急性肺水腫・拡張早期（Ⅲ音性）奔馬調音・静脈圧上昇（16cmH$_2$O以上）・循環時間延長（25秒以上）・肝-頸静脈逆流が挙げられ，小症状として，浮腫・夜間の咳嗽・労作性呼吸困難・肝腫大・胸水貯留・肺活量減少（最大量の1/3以下）・頻脈（120/min以上）が挙げられている[1]。また治療効果として，5日以内の体重減少4.5kg以上で，利尿薬使用の場合は大症状，それ以外は小症状とされている。これらの大症状2項目または大症状1項目＋小症状2項目で心不全を診断し，それを引き起こした基礎疾患に基づいて血行動態・病期・重症度・合併症について詳細な病態の分析を行い，その結果に沿って治療を進めることが重要である。

　心不全は基本的には慢性疾患であり，その病状についてはNew York Heart Association（NYHA）分類がよく用いられている。身体活動を制限する必要がなく，通常の身体活動で疲労・動悸・息切れ・狭心症状が起こらないものがNYHA Ⅰ度，身体活動を軽度ないし中等度に制限する必要のある心疾患患者，通常の身体活動で疲労・動悸・息切れ・狭心症状が起こるものがNYHA Ⅱ度，身体活動を高度に制限する必要があり，安静時には何の愁訴もないが普通以下の身体活動でも疲労・動悸・息切れ・狭心症状が起こるものがNYHA Ⅲ度，身体活動の大部分を制限せざるを得ず，安静にしていても心不全症状や狭心症状が起こり，少しでも身体活動を行うと症状が増強するものをNYHA Ⅳ度とする。

　心不全の治療目的は，心機能・血行動態を改善し，自覚症状を軽減し，日常

生活での活動性を回復させることにある。さらに，心不全の再燃や突然死を予防し，生命予後を延長させることが最終的な目標となる。心不全の原因疾患は様々であり重症度や発症形態も異なるため，個々の症例に合わせた治療が必要となる。

　臨床的には，慢性心不全と急性心不全に分類できる。心臓のポンプ機能不全により心拍出量が低下すると，交感神経・レニン-アンジオテンシン系・サイトカイン系の賦活により代償的に心拍出量・血圧維持を図ろうとする。この時期が慢性心不全であり，その代償機構が破綻し急性増悪をきたすと急性心不全となる。

　左室機能と右室機能に着目した場合，左室機能不全を主とする左心不全と，右室機能不全を主とする右心不全に分類される。

　また，左室の収縮機能と拡張機能に着目した場合，心臓の収縮機能の低下や後負荷の不整合により生じる左室駆出率の低下した収縮不全（heart failure with reduced ejection fraction：HFrEF）と，左室の等容拡張期における弛緩能または拡張期伸展性の低下により生じる左室駆出率が保たれた拡張不全（heart failure with preserved ejection fraction：HFpEF）に分類される。

　心筋梗塞症の急性期予後・治療選択を判断する指標とされているForrester分類は，急性心不全全般の治療判断に有用である[2]。本来，右心カテーテルを行い，肺動脈楔入圧（PCWP）および心係数（CI）を評価するが，臨床症状で代用することも可能である。つまり，起座呼吸・胸部単純X線での肺うっ血像を認めればPCWPは高いと予想され，末梢循環不全による冷感を認めれば，CIが低いと予想される。血行動態データがなくともその循環動態を推測する方法として，Nohriaの分類が提唱されている[3]。低灌流所見として，脈圧低下・交互脈・四肢冷感・傾眠傾向など，うっ血所見としては，起座呼吸・頸静脈怒張・肝頸静脈逆流・腹水・四肢浮腫などが挙げられる。また，2008年にMebazaaらは，急性期心不全の病態把握において収縮期血圧値に注目したClinical Scenario（CS）分類を提案した。CS1は高血圧，CS2は正常血圧，CS3は低血圧，CS4は急性冠症候群合併，CS5は純粋な右心不全と分類している[4]。本邦では，急性心不全の入院前の発症形態によって，24時間以内に急激な発症を呈する急性発症型（rapid progression）とそれ以外の緩徐発症型（gradual progression）に分類されている[5]。急性発症型では収縮期血圧高値の拡張不全（HFpEF）が多く，緩徐発症型では収縮期血圧が比較的低値の収縮不全（HFrEF）が多い。

　心不全患者を診る場合は，病態と病型を多面的に評価したうえで，推奨される薬剤を用いることが必要で，それによって予後を大きく改善することが可能である。本症例では，急性発症型の急性心不全，収縮期血圧値からCS分類1型，心エコーの結果からHFpEFの両心不全と分類された。

178　Part 5 心不全

●いつ専門科に紹介するか

　病型分類に従って推奨されている薬剤を適正に用いれば，ほとんどの症例で全身状態は改善すると考えられる。ただし，入院時低血圧を認める場合や急性冠症候群を合併する場合は，循環動態が不安定であり，ときに緊急冠血行再建術などの専門治療が必要なため，専門科への紹介が必須である。また，症状が改善し全身状態が安定しても，原因疾患を適切に治療しなければ，いずれ代償機構が破綻し急性増悪をきたすことが多い。心保護目的のβ遮断薬・レニン-アンジオテンシン系阻害薬による内服加療，不整脈に対する抗不整脈薬やペースメーカ・除細動器（ICD）植込み術，虚血性心疾患に対する冠血行再建術，重症弁膜症で外科的手術の必要な場合は，専門科の評価を依頼するとよい。

●検査所見の解釈

　本症例は入院時に低ナトリウム血症を呈し，治療によって血清ナトリウム値は正常化を認めた。心不全患者の入院時低ナトリウム血症は，交感神経・レニン-アンジオテンシン系・バソプレシン系の不均衡が主な原因と考えられ，心不全の予後悪化と関連している。また，入院時に血清ナトリウム値が正常であっても，薬物治療が適切でなければ低ナトリウム血症は進行し，治療法の補正がない場合は予後悪化と関連する[6]。利尿薬・血管拡張薬・降圧薬を調整し，心不全患者の予後改善を心がける必要がある。

Case（続き）

　入院後経過　来院時にNYHA IV度の病状を呈しており，経過から急性心不全，収縮期血圧値からCS1，心エコーからHFpEFの両心不全とされ，また，入院時低ナトリウム血症を呈していた。まずは，経鼻的間欠的陽圧換気（nasal intermittent positive pressure ventilation：NIPPV）での換気を試みたが効果不十分であるため，鎮静のうえ気管内挿管し人工呼吸器管理とした。利尿薬（フロセミド）静注にて利尿が得られ，血管拡張薬（ニトログリセリン）点滴静注で血圧は徐々に改善し，呼吸状態・血清ナトリウム値も改善を認めた。

　心不全の原因検索のため，10月23日冠動脈造影・左室造影検査を行ったところ，冠動脈に有意狭窄はなく，左室の収縮は良好で，有意な僧帽弁・大動脈弁逆流は認めなかった（図25-3）。

　入院後の心エコーでの精査では，左室の求心性肥大と拡張障害を認めており，有意な弁膜症は認めなかった（図25-4）。

　家族歴なく，先天性心疾患の既往も認めなかった。経過から，心不全の原因疾患として高血圧性心疾患（hypertensive heart disease：HHD）が最も考えられた。増悪因子としては，前駆症状から上気道感染が考えられた。抜管後，内服治療に切り替えて呼吸困難は消失しバイタル変動なく経過したた

25 左室壁運動は保たれているが，著明な血圧上昇と呼吸困難で搬送された1例　179

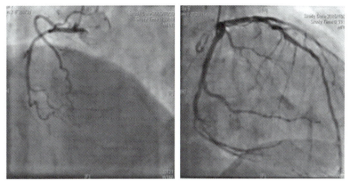

図25-3　冠動脈造影検査。右冠動脈に狭窄なし。左冠動脈は，本幹に狭窄なし，前下行枝#6に25%狭窄，回旋枝#15に50%狭窄。

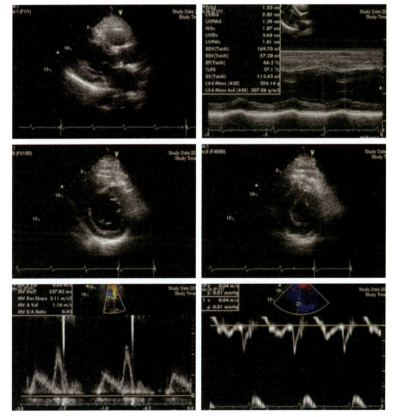

図25-4　心エコー検査。測定値と画像（入院後精査）。AoD 36.4mm，LAD 46.6mm，LVDd 58.5mm，LVDs 36.8mm，IVSd 13.3mm，LVPWd 13.9mm，LVEF 66%。求心性左室肥大あり，左室壁運動異常なし。軽度大動脈弁逆流，軽度僧帽弁逆流，ごく軽度の三尖弁逆流，軽度肺動脈弁逆流。E/A 0.43，DcT 237.8ms，E/e'（心室中隔）13。IVC 11.5mm，呼吸性変動あり。

め，10月29日退院となった．退院時のX線写真を示す（図25-5）．

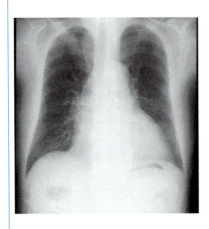

図25-5　退院時胸部単純X線（立位）

退院時処方
- ビソプロロール（フマル酸）1.25 mg 1×（朝食後）
- オルメサルタン 40 mg 1×（朝食後）
- アリスキレン 50 mg 1×（朝食後）
- フロセミド 40 mg 1×（朝食後）
- ニフェジピン 20 mg 1×（朝食後）
- アトルバスタチン 10 mg 1×（朝食後）
- ランソプラゾールOD 15 mg 1×（朝食後）

●この症例から学べること

　HHDは除外診断である．高血圧が左室肥大や心不全のリスクであることは明らかになっているが，高血圧は同時に冠動脈疾患のリスクでもあり，心臓弁膜症の増悪因子でもある．HHDによる心不全と診断する場合には，心不全の症状，高血圧の存在，左室肥大の存在に加えて，臨床経過や心電図・心エコー検査によって明らかな冠動脈疾患・心臓弁膜症・心筋症・心筋炎などを除外することが必要である．さらに，HHDのなかでも収縮機能が保持された心不全やHFpEFが認められることから，心エコー検査における心駆出率が正常であるだけでは心不全を除外できない．そのため，高血圧以外に心不全の原因が見つからない場合に診断される．左室肥大を生じるのは高血圧のみではなく，糖尿病では高血圧がなくとも心肥大を生じる場合がある．また，高血圧を伴わない心肥大や他の異常を認める場合には，稀ではあるが心Fabry病やミトコンドリア脳筋症といった先天性の異常も検討する必要がある．高齢者・透析患者・膠原病患者などでは，心アミロイドーシスの除外も必要となる．

　今回は急性心不全患者に対する入院加療を中心に記載したが，退院後の患者

の日常生活が予後を大きく変えていることを見逃してはいけない。水分・塩分摂取制限はもちろんのこと，定期的な外来受診と服薬状況の確認を怠ってはならない。入院中からコメディカル（看護師，薬剤師，管理栄養士）と協働で指導を行い，退院後も継続する。慢性心不全は上気道感染を契機としてその代償機構が破綻し急性増悪に至ることが多く[5]，患者教育と他院の受診状況の把握が重視される。当院では，患者に記録用紙を渡して，血圧・体重・水分摂取量の概算・服薬状況・他院の受診状況を記載してもらい，外来受診の際に毎回確認を行うように徹底している。

文 献

1) Mckee PA, Castelli WP, McNamara PM, et al. The natural history of congestive heart failure: The Framingham study. N Engl J Med 1971; 285: 1441-6.
2) Forrester JS, Diamond G, Chatterjee K, et al. Medical therapy of acute myocardial infarction by application of hemodynamic subsets. N Engl J Med 1976; 295: 1404-13.
3) Nohria A, Tsang SW, Fang JC, et al. Clinical assessment identifies hemodynamic profiles that predict outcomes in patients admitted with heart failure. J Am Coll Cardiol 2003; 41: 1797-804.
4) Mebazaa A, Gheorghiade M, Piña IL, et al. Practical recommendations for prehospital and early in-hospital management of patients presenting with acute heart failure syndromes. Crit Care Med 2008; 36: S129-S139.
5) Konishi M, Maejima Y, Inagaki H, et al. Clinical characteristics of acute decompensated heart failure with rapid onset of symptoms. J Cardiac Fail 2009; 15: 300-4.
6) Konishi M, Haraguchi G, Ohigashi H, et al. Progression of hyponatremia is associated with increased cardiac mortality in patients hospitalized for acute decompensated heart failure. J Cardiac Fail 2012; 18: 620-5.

[小西 正則]

26 呼吸困難で搬送され，左室壁運動低下を認めた1例

●ポイント

・虚血性心疾患に対する冠血行再建術後の慢性心不全の急性増悪を見逃さない。
・今すぐ冠動脈造影検査すべきなのかを見極める。
・β遮断薬を有効に用いる。

Case

症　例　46歳，男性

主　訴　呼吸困難

家族歴　父：心筋梗塞，父方祖父：虚血性心疾患（詳細不明）

生活歴　飲酒（機会飲酒），喫煙（20本／日×16年，現在は禁煙中），輸血（−），アレルギー（−）

既往歴　10年前：陳旧性心筋梗塞（右冠動脈・左冠動脈前下行枝近位部，左冠動脈回旋枝遠位部に完全閉塞を認めCABG施行，バイパス血管は LITA-LAD，RA-LITA遠位部-D1-HL-OM-PL，RGEA-4PD-PL）

冠危険因子　□糖尿病　■高血圧症　■脂質異常症　■肥満　■喫煙
　　　　　　■家族歴　□CKD　□透析　□末梢血管疾患　□脳血管障害

現病歴　10年前に陳旧性心筋梗塞に対する冠動脈バイパス手術を受けてからは外来通院，抗血小板薬（腸溶性アスピリン）・ACE阻害薬（エナラプリル）・利尿薬（フロセミド）内服治療にて症状なく過ごしていた。血圧良好のため，β遮断薬は内服せずに経過をみられていたが，前年12月初旬から徐々に労作時呼吸困難を自覚するようになった。12月27日に食事の際の息切れを自覚するようになり，某年1月3日に起床時から安静時呼吸困難・起座呼吸を認めたため，当院救急外来受診した。

入院時身体所見

●身長180cm，体重118kg，BMI 36 kg/m²，血圧117/77mmHg，脈拍82/min・整，体温36.3℃，意識E4V5M6

●頭部　眼瞼結膜：貧血（−），点状出血（−）。眼球結膜：黄染（−）

●口腔内　咽頭発赤（−），扁桃腫大（−）

●表在リンパ節　腋窩・鎖骨上：触知せず

●頸部　頸静脈怒張（＋），甲状腺腫大（−），血管雑音（−）

- 胸部　心音：S1→，S2→，S3（−），S4（−）。心雑音（−），両側下肺野に coarse crackles（+）
- 腹部　平坦・軟，圧痛（−），腫瘤（−），腸蠕動音正常，肝・脾・腎：触知せず
- 四肢　下腿浮腫（+），冷感（−），足背動脈触知（+/+）

入院時検査所見
- 血算　WBC 9,000/μl，RBC 401×10⁴/μl，Hb 12.2 g/dl，Ht 38.2%，Plt 20.6×10⁴/μl
- 凝固　PT 12.7 s，PT-INR 1.20，APTT 33.8 s
- 生化学　BUN 32 mg/dl，Cre 1.39 mg/dl，UA 6.4 mg/dl，Na 141 mEq/L，K 3.8 mEq/L，Cl 108 mEq/L，Ca 10.0 mg/dl，LDH 258 IU/L，AST 31 IU/L，ALT 31 IU/L，T-Bil 2.7 mg/dl，CK 65 IU/L，CK-MB 1.5 ng/ml，トロポニンI 0.15 ng/ml，γ-GTP 120 IU/L，BNP 459.7 pg/ml
- 血清　CRP 0.77 mg/dl
- 心電図（図26-1）　心拍81 bpm，QRS軸+77度，移行帯V₂〜V₃，QTc 0.480。心電図診断：左房負荷，QT延長

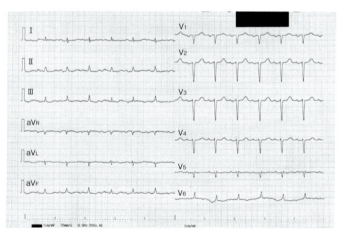

図26-1　来院時心電図

- 胸部単純X線（立位）（図26-2）　CTR 53%，CPA sharp，肺門部血管陰影増強（+），胸部異常陰影（−）
- 心エコー（quick check）　LVEF 30%。左室後下壁は重度壁運動低下，前壁中隔から前壁にかけて中等度壁運動低下，心尖部瘤状変化。軽度僧帽弁逆流，軽度三尖弁逆流

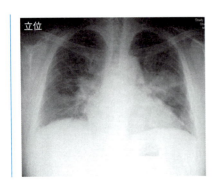
図26-2　来院時胸部単純X線（立位）

● 虚血性心疾患に対する冠血行再建術後の慢性心不全の急性増悪をみたら，まず行うこと

　急性期心不全に対する薬物治療の開始後，心不全の病因が冠動脈疾患か否かは，病歴の詳細な聴取，心電図・心エコー検査といった診断手段によって暫定診断ができる。冠動脈疾患の病型によっては，抗狭心症薬（抗凝固薬，硝酸薬，カルシウム拮抗薬）とアスピリン内服の確認が必要である。また，心エコー検査により心室瘤・僧帽弁逆流などの構造異常を評価する。心不全の症状が改善した段階で，負荷試験により心筋虚血の有無を評価する。

● いつ専門科に紹介するか

　心不全の重症度評価と冠動脈疾患の診断確定のために冠動脈造影を含む心臓カテーテル検査を行う場合，専門家への紹介が必要である。心筋虚血のある患者では，冠動脈病変の進行度に応じて再血行再建術（PCIもしくはCABG）の適応である。心筋虚血と手術適応のある構造異常（重度の心室瘤および僧帽弁逆流）が併存する患者では，再血行再建術と左室容量縮小術または僧帽弁形成術の併用手術が適用である。さらに二次予防のため，心保護作用が証明されているレニン-アンジオテンシン系（RAS）阻害薬やβ遮断薬の導入・調節が必要である。

● この症例の経過と解釈

　本症例では，陳旧性心筋梗塞に対する冠動脈バイパス手術後，抗血小板薬・ACE阻害薬・利尿薬の内服治療にて症状なく過ごしていたが，血圧良好のためβ遮断薬は内服せずに経過をみられていた。PCI・CABGによる冠血行再建術の導入やデバイスの進化，さらにRAS阻害薬の有用性は証明されている[1]。また，β遮断薬は心保護作用があり，心筋梗塞患者に対する予後改善効果が証明されている[2]。一方で，米国心臓協会（AHA）/米国心臓学会（ACC）

ガイドラインおよび日本循環器学会 (JCS) ガイドラインでは，RAS阻害薬の増量で血圧が安定している場合のβ遮断薬導入に関しては，低リスク（再灌流療法に成功し，左心機能が正常かほぼ正常で，重篤な心室不整脈がない）以外の群では治療が有用・有効であることについて証明されているか，あるいは見解が広く一致している class I であるが，低リスク群では，治療の有用性・有効性に関するエビデンスが確立していない，または見解が一致していない場合がある class II である。

　そこで当院では，冠血行再建術後の心筋梗塞患者の評価として5年間251例の入院患者について，RAS阻害薬にβ遮断薬を追加しなかった80例と，RAS阻害薬にβ遮断薬を追加した171例との比較を行っている[3]。両群の重症度や合併症頻度・既往歴・投薬状況・血圧に有意差はなく，RAS阻害薬のほかにスタチンとアスピリンはほぼ全例が服用していた。一方で，β遮断薬投与群では非投与群と比べて，12カ月後の死亡（4.1% vs. 13.8%，$p = 0.006$）や心血管イベント発症率（15.8% vs. 36.3%，$p < 0.0001$）が有意に低下していた。高リスク群だけでなく低リスク群（β遮断薬投与群103例，非投与群47例）においても，β遮断薬投与群では非投与群と比べて予後が良好であった。単施設の後ろ向き解析であり，選択バイアスの可能性は完全には否定できないが，低リスク心筋梗塞患者に対してもβ遮断薬の必要性を提起する結果であった。本症例でも，冠血行再建術後にRAS阻害薬に追加してβ遮断薬を投与していれば，心不全の発症を予防できていたと考えられる。

Case（続き）

入院後経過　来院時，NIHA IV度の呼吸困難があり，経過から急性心不全，血圧値からCS2，心エコーの結果からHFrEFの両心不全と分類された。まずはNIPPVにて換気を行い，利尿薬（フロセミド，カンレノ酸）静注とドブタミン点滴静注にて利尿が得られ，血管拡張薬（ニトログリセリン）点滴静注にて呼吸状態も改善を認めた。1月4日より持続性心房細動を認めたため，抗凝固薬（ヘパリン），抗不整脈薬（アミオダロン）を開始したところ，2月1日以降は洞調律で経過した。

　心不全の原因検索のため，2月18日に冠動脈造影・左室造影検査を行ったところ，冠動脈バイパス術後の結果と比較して，冠動脈に新たな有意狭窄はなく，バイパス血管は開存良好であり（図26-3），左室は左後下壁に重度壁運動低下，前壁中隔から前壁にかけて中等度壁運動低下，心尖部瘤状変化があったものの，有意な僧帽弁・大動脈弁逆流は認めなかった。

　以上のことから心不全増悪の原因として，新規の心筋虚血や器質的構造異常は否定的であった一方で，心保護薬内服が不十分であったことにより左室リモデリングが進行し心機能に低下がみられたためと考えられた。抗凝固療法をヘパリン点滴からXa阻害薬（リバーロキサバン）内服治療に切り替

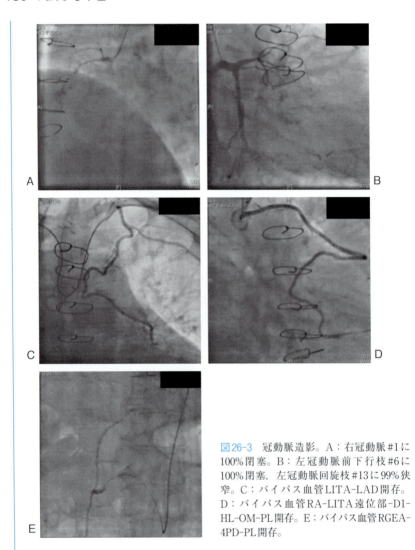

図26-3 冠動脈造影。A：右冠動脈#1に100%閉塞。B：左冠動脈前下行枝#6に100%閉塞、左冠動脈回旋枝#13に99%狭窄。C：バイパス血管LITA-LAD開存。D：バイパス血管RA-LITA遠位部-D1-HL-OM-PL開存。E：バイパス血管RGEA-4PD-PL開存。

え、ACE阻害薬を再開し、β遮断薬を追加した。呼吸困難なく、バイタル変動なく経過したため、2月19日退院となった。

退院時のX線写真を示す（図26-4）。

退院時処方
- アスピリン（腸溶性）100mg 1×（朝食後）
- リバーロキサバン 15mg 1×（朝食後）
- カルベジロール 5mg 1×（朝食後）
- エナラプリル 25mg 1×（朝食後）
- アリスキレン 25mg 1×（朝食後）

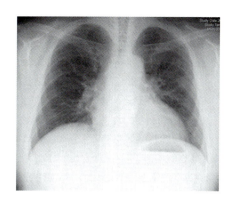

図26-4 退院時胸部単純X線（立位）

・フロセミド 40mg 1×（朝食後）
・アトルバスタチン 10mg 1×（朝食後）
・アミオダロン 200mg 1×（朝食後）

●この症例から学べること

　本症例では，虚血性心疾患による心不全患者の心保護にβ遮断薬が重要であることが示唆された。心不全患者に対して心保護作用が証明されているβ遮断薬には，選択的$\beta1$受容体遮断薬（ビソプロロール）と非選択的α・$\beta1$受容体遮断薬（カルベジロール）がある。どちらがより心保護作用に優れているかについて，欧州では65歳以上の高齢心不全患者を対象にした大規模臨床試験で検討がなされたが，両剤の心保護作用に有意差はなかった[4]。

　本邦の検討としては，当院での心不全患者の評価であるが，両群の年齢・性別・重症度や合併症頻度・既往歴・投薬状況・血圧に有意差は認めない4年間217例の入院患者について，カルベジロールを投与した110例とビソプロロールを投与した107例との比較を行っている[5]。18カ月後の評価では，両群とも有意な左室駆出率とBNP値の改善がみられており，両群間の心血管イベント非発症率に有意差は認めなかった。心房細動合併患者（カルベジロール群40例，ビソプロロール群43例）においては，ビソプロロール群ではカルベジロール群と比べて洞調律化率が高値であった（48% vs. 16%，$p=0.03$）。単施設の後ろ向き解析であり，選択バイアスの可能性は完全には否定できないが，心不全患者の心保護作用および心血管イベント抑制作用においては，β遮断薬の受容体選択性に有意差がないことを提起する結果であった。現在，本邦でも大規模臨床試験が進行中であり，結果が待たれている。

　冠動脈疾患による慢性心不全の治療法は，心不全の発生機序・病態，治療目的，冠動脈疾患の重症度，僧帽弁逆流や心室瘤などの解剖学的構造異常の併存の有無によって異なる。冠動脈疾患による慢性心不全の本態は基本的に左室収縮不全であるが，拡張不全を呈する症例も認められる[4]。さらに，血管内皮障

害によってエンドセリンやアンジオテンシンⅡなどの血管収縮物質の産生が亢進し，心筋細胞肥大や間質の線維化を起こして直接的に心不全の発症に関与する可能性も指摘されている[5]。収縮不全は，高度の器質的冠動脈狭窄によって心筋虚血が慢性化し，冬眠心筋となるために生じる。ときに労作などの一過性の酸素消費量増加による気絶心筋に起因する場合もある。心筋虚血がない陳旧性心筋梗塞症例では，左室リモデリングや心室瘤による収縮心筋量の減少に起因する収縮不全が生じる。心筋虚血の改善には薬物治療に加えて冠血行再建術，左室リモデリングや心室瘤の改善には梗塞部・瘤切除などの左室容量縮小術が適応である。さらに，左室収縮異常に基づくtetheringによる僧帽弁逆流も僧帽弁形成術の適応となることがある。本症例では新たな心筋虚血は否定的で，解剖学的構造異常としての心室瘤・僧帽弁逆流の重症度は軽度～中等度と判定され，薬物治療の調整で退院となった。今後併存疾患の増悪が認められた場合は，手術の適応を検討する必要がある。

文　献

1) Pfeffer MA, Braunwald E, Moyé LA, et al. Effecton of captopril on mortality and morbidity in patients with left ventricular dysfunction after myocardial infarction: Results of the survival on ventricular enlargement trial. N Engl J Med 1992; 327: 669-77.

2) Waagstein F, Hjalmarson A, Varnauskas E, et al. Effect of chronic beta-adrenergic receptor blockade in congestive cardiomyopathy. Br Heart J 1975; 37: 1022-36.

3) Konishi M, Haraguchi G, Yoshikawa S, et al. Additive effects of beta-blockers on renin-angiotensin system inhibitors for patients after acute myocardial infarction treated with primary coronary revascularization. Circ J 2011; 75: 1982-91.

4) Düngen HD, Apostolovic S, Inkrot S, et al. Titration to target dose of bisoprolol vs. carvedilol in elderly patients with heart failure：the CIBIS-ELD trial. Eur J Heart Failure 2011; 13: 670-80.

5) Konishi M, Haraguchi G, Kimura S, et al. Comparative effects of carvedilol vs bisoprolol for severe congestive heart failure—special reference to atrial fibrillation. Circ J 2010; 74: 1127-34.

［小西　正則］

27 難治性致死性不整脈が頻発する 拡張型心筋症に対して植込み型 補助人工心臓装着術を行った1例

●ポイント

・2010年の臓器移植法改正，2011年の植込み型補助人工心臓の認可をきっかけに，重症心不全患者の治療ストラテジーは大きく変化した。

・心不全専門医ならずとも，最低限の知識は取得しておきたい。

Case

症　例　56歳，男性

主　訴　動悸・息切れ

入院目的　補助人工心臓（VAD）挿入目的

家族歴　特記事項なし

生活歴　飲酒（−），喫煙（20本/日×3年，3年前から禁煙），輸血（−），アレルギー（−）

既往歴　心房粗動（アブレーション後）

冠危険因子　□糖尿病　□高血圧症　□脂質異常症　□肥満　■喫煙
　　　　　　□家族歴　□CKD（eGFR 92.2 ml/min/1.73 m^2）

現病歴　4年前の11月頃，1週間ほど過労した際に顔面のむくみ，平地歩行での息切れ，嘔気を自覚し近医受診したところ拡張型心筋症と診断され，ICD植込み術が施行された。

　2年前の7月20日に心室頻拍（VT）の頻発があり，近医に緊急入院。低心拍出に伴う症状が強く，抗不整脈薬増量も困難であり，もともと完全左脚ブロックもあったことからCRT-Dへup gradeした。CRT導入後，血圧上昇がみられ抗不整脈薬増量を行ったが，労作で容易にVTが出現する状態であった。EPSも施行したが，誘発されるVTはmultifocalで，すぐに血行動態が破綻するunmappable VTであり，VTに対するアブレーション治療は困難と考えられた。病態・年齢などを考慮すると心臓移植が望ましいと考えられ当科紹介，心移植申請の方針となった。某年5月27日にVT stormとなりDCが10回作動したため，近医緊急入院となった。入院後に非持続性VTが頻回に出現し，鎮静をかけてVTを回避せざるを得なかった。内服調節を行い，徐々に鎮静・強心薬を減量することが可能であった。拡張型心筋症を基礎としたVTを認め，一度出現すると頻発して薬剤コントロールやアブ

レーション治療が困難で血行動態の破綻が予想され，また，低心拍出に伴う症状も強く長期にカテコラミンを必要とする状態があり，心臓移植の候補と考えられた．当院での移植適応検討委員会を経て，日本循環器学会に申請を行ったところ，7月8日心臓移植適応と認定された．補助循環（VAD）適応の評価も含め，精査・加療目的に7月24日当科入院となった．

入院時身体所見
- 身長165.7 cm，体重45 kg，BMI 17 kg/cm^2，血圧81/50 mmHg，脈拍70/min・整，体温36.7℃，意識清明
- 頭部　眼瞼結膜：貧血（－），点状出血（－）．眼球結膜：黄染（－）
- 胸部　心音：S1→，S2→，S3（＋），S4（＋）．心雑音（－），肺胞呼吸音正常
- 腹部　平坦・軟，圧痛（－），腫瘤（－），腸蠕動音正常，肝・脾：触知せず
- 四肢　下腿浮腫（－），冷感（－），足背動脈触知（＋/＋）

入院時検査所見
- 血算　WBC 4,600/μl，RBC 474×10^4/μl，Hb 14.1 g/dl，Ht 41.1%，MCV 86.7 fl，MCH 29.7 pg，MCHC 34.3%，Plt 14.4×10^4/μl
- 生化学　TP 6.8 g/dl，Alb 4.1 g/dl，BUN 9 mg/dl，Cre 0.83 mg/dl，UA 4.4 mg/dl，Na 139 mEq/L，K 4.2 mEq/L，Cl 104 mEq/L，LDH 173 IU/L，AST 24 IU/L，ALT 30 IU/L，γ-GTP 36 IU/L，ALP 154 IU/L，T-Bil 0.8 mg/dl，T-Chol 141 mg/dl，TG 85 mg/dl，HDL-Chol 41 mg/dl，LDL-Chol 88 mg/dl，CK 111 IU/L，Glu 80 mg/dl
- 血清　CRP：0.02 mg/dl
- 内分泌　TSH 2.07 μIU/ml，FT3 2.94 pg/ml，FT4 1.88 ng/dl，プロカルシトニン0.02 ng/ml，HbA1c（NGSP）4.9%，HbA1c（JDS）4.6%，LDL-C/HDL-C比2.1，BNP 289.2 pg/ml，
- 心電図（図27-1）　AsVp（心房感知・心室ペーシング：両室）ペースメーカ調律，心拍72 bpm，QRS軸0度

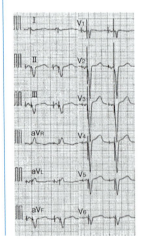

図27-1　心電図．心房・心室ペースメーカ調律．

- 胸部単純X線（図27-2） CTR 50%，CPA両側sharp，肺門部血管陰影増強（-），胸部異常陰影（-）。左鎖骨下にCRT-Dを認める
- 心エコー 左室壁運動異常（前壁から側壁に重度低収縮，後壁は無収縮）。AoD/LAD 25/35，IVSd/PWd 7/7，LVDd/s 65/60，LVEF 20%（Tiechholz法），EF 23 %（Simpson法）。流速波形：E/A 2.0，E/e′ 13。大動脈弁狭窄・逆流（-），僧帽弁逆流（-），三尖弁逆流（-），IVC 8mm，呼吸性変動（+）

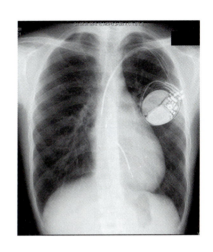

図27-2 胸部X線写真

●著明な低心機能・肺うっ血をきたしているわけではないが，心臓移植適応なのか？

本症例は拡張型心筋症を原疾患としており，左室駆出率は20%と低下を認めているが，必ずしも超低値とはいえない。X線上も心拡大は中等度であり，うっ血のコントロールもできている。しかし，低心拍出に伴う低血圧が遷延しており，また，複数回のカテーテル治療や薬物療法が導入されているにもかかわらず致死性不整脈が頻発している状況である（図27-3）。

日本循環器学会による心臓移植レシピエントの適応基準では，適応となる疾患は従来の治療法では救命ないし延命の期待がもてない心筋症などの重症心疾患のうち，①長期間または繰り返し入院治療を必要とする心不全，②β遮断薬およびACE阻害薬を含む従来の治療法ではNYHA Ⅲ度ないしⅣ度から改善しない心不全，③現存するいかなる治療法でも無効な致死的重症不整脈を有する症例，のいずれかを満たす場合としている。

上記適応基準に照らし合わせると，本症例は拡張型心筋症で，現存するいかなる治療法でも無効な致死的重症不整脈を有する症例という項目に該当し，心臓移植レシピエントとして合致すると考えられた。

電気生理学的検査（EPS）で多形性の心室頻拍が容易に誘発される

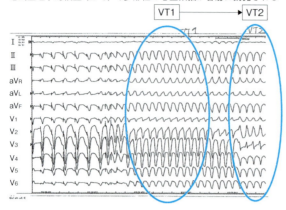

図27-3 心臓電気生理検査における12誘導心電図。容易に数種のVTが誘発される。

● どのように心臓移植レシピエントとして認められるのか？

　本邦においては，歴史的背景や宗教的な死生観などもあり，心臓移植に対するハードルは高い。2017年1月現在，心臓移植の実施数50例を超えた大阪大学，国立循環器病研究センター，東京大学以外の施設においては，すべての症例で①施設内での心臓移植適応検討，②心臓移植実施施設での適応検討，③日本循環器学会心臓移植適応検討小委員会の適応判定を行い，適応と判定されてはじめて日本臓器移植ネットワークに登録できることとなっている。

　申請時に必要な詳しい検査内容や手順については2017年3月に発行された日本循環器学会発行の心臓移植のガイドラインを参照していただきたいが，おおまかには医学的蓋然性，悪性疾患や膠原病などの全身疾患や感染症などの除外基準に該当しないこと，社会的に十分移植医療を受けられる環境（サポートや本人のコンプライアンス）が整っていることが重要である。心臓移植の適応となるかもしれない患者と巡りあった場合には，必ず上記ポイントに注目し診療にあたるべきと考えている。

Case（続き）

> **入院後経過**　入院後も軽度の負荷でVTを繰り返すことから，補助人工心臓植込みも念頭に置き，治療方針を検討した。運動耐容能の評価も試みたが，エルゴメータでの運動を開始するとすぐに非持続性VTが頻発し，危険なため中止せざるを得なかった。
>
> ● 心臓カテーテル検査　冠動脈：正常。左室造影：LVEF 20%，広範な重度壁運動低下，LVEDV 230 ml，LVESV 184 ml。右心カテーテル検査：肺動脈楔入圧18 mmHg，肺動脈圧24/15（19）mmHg，右室圧27/10 mmHg，平均右房圧5 mmHg，心拍出量（CO）3.8 L/min，心係数（CI）2.6 L/min/m^2

右心カテーテル上は右房圧は正常であるにもかかわらず肺動脈楔入圧は高値であり，容量負荷に伴い容易に左心不全をきたす機序が考えられた。このことから，容量負荷を軽減できれば難治性致死性不整脈であるVTも抑制できる可能性が高いと考え，植込み型補助人工心臓装着術を施行する方針とした。

● 植込み型補助人工心臓とは？

　本邦においては長い間体外式補助人工心臓の装着に限られていたため，補助循環が必要な患者は心臓移植に至るまでの長期間にわたり入院生活を続けることを強いられていた。しかし，2011年より種々の植込み型デバイスが使用可能となり，使用頻度が増加している。海外の多くの報告でも，重症心不全において植込み型デバイスを薬物療法と比較し，有意に予後を改善することが示されているどころか，心臓移植にもそれほど劣らない長期成績を示す報告も散見される。現在本邦で用いられている植込み型補助人工心臓は，左室心尖部から脱血し，植込まれたポンプを経由して上行大動脈に送血するというシステムである。体外にはポンプからドライブライン1本が出ているのみで，現状では機器の安全管理の面から常に付添い人が必要とされてはいるが，浴槽に浸かること以外の日常生活は仕事も含めて行うことが可能であり，実際，植込み後に多くの患者が復職している。

Case（続き）

　同年7月30日に植込み型補助人工心臓装着術を施行した（図27-4）。

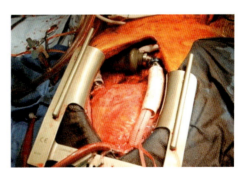

図27-4　手術時の術野写真。横隔膜上にデバイスが挿入され，送血管は上行大動脈に吻合されている。

　術後経過は極めて良好で，翌日には抜管，術後3日目に食事摂取開始，5日目から立位でのリハビリテーションを開始した。術後に行った右心カテーテル検査では，肺動脈楔入圧は10mmHgと低下しており，非持続性VT（6〜35連，症状なし）を認めるものの持続性VTや心室細動は認められなくなった。合併症は認めず，徐々にADLを拡大していき，植込みから2カ月

194　Part 5 心不全

後に自宅退院となった。

　なお，その後は創部感染などのマイナートラブルによる入院が必要だった
ものの，経過は良好である。植込み後数年を経過した現在も外来通院を行い
ながら，心臓移植待機となっている。

●いつ植込み型補助人工心臓を施行するのがベストか？

　以前の体外式しか選択肢がなかった頃とは異なり，植込み型補助人工心臓の
成績が安定している今日では，末期心不全患者に対し適切な時期に補助人工心
臓植込みを行うことが肝要である。その1つの指標として，INTERMACS
Profileという分類が現在頻用されている（表27-1）。

　一般的には本邦でも諸外国でも，INTERMACS Profile level 2～4が植込み
型補助人工心臓の適応と考えられている（心原性ショックをきたしているlevel
1は，全身他臓器障害が可逆的かどうかの評価が必要となり，植込み型補助人
工心臓の適応にはならない）。

　本症例は，上記基準に当てはめるとINTERMACS Profile level 4ではある
が，modifierという修飾因子のうちの1つである不整脈に該当するため，level
4Aと判断されることになる。上記のとおり，一般的にはlevel 2～4が最もよ
い適応と考えられているが，modifierに該当する場合は，レベルがより低くて
も植込み型補助人工心臓の適応と考えるべきである。

●心臓移植医療の現状は？

　ご存知のとおり2010年に臓器移植法案が改正され，それまで年間10例程度
であった心臓移植の件数が，2011年からは40例前後まで増加しており，多く
の重症心不全患者が心臓移植医療の恩恵を受けられる状況になってきている。
しかしながら，植込み型補助人工心臓の認可や近年の重症心不全症例に対する
管理の向上により，心臓移植のレシピエント申請件数も年々増加の一途を辿っ

表27-1　INTERMACS Profile

INTERMACS Profile	定　義
level 1	致死的な心原性ショック "crash and burn"
level 2	進行性の増悪 "sliding on inotropes"
level 3	安定だがカテコラミン依存 "stable but dependent"
level 4	反復性の心不全増悪 "frequent flyer"
level 5	運動不耐 "housebound"
level 6	運動耐容能低下 "walking wounded"
level 7	重症のNYHA Ⅲ度 "advanced class Ⅲ"
modifier	直近の致死性不整脈（A），一時的補助循環（TCS），頻繁な急変（FF）

ている。2016年11月末の時点で，日本臓器移植ネットワークに登録された心臓移植待機中のレシピエント候補者は519名を数え，この1年間の新規登録者は180名を超えている。2015年12月時点で補助人工心臓を装着しているレシピエント候補者の平均待機期間は1,059日と約3年であるが，このままの状況では移植待機期間が5年以上となることも容易に想像できる。本症例も，現時点で数年を超えて待機中である。そのため，心臓移植適応を検討するうえでは，長期の闘病が可能かどうかという観点からも適応患者の評価が必要になる。

●この症例から学べること

2010年の臓器移植法改正，2011年の植込み型補助人工心臓の認可をきっかけに，この5〜6年で補助循環を必要とするような重症心不全患者を取り巻く環境は大きく変わってきている。心臓移植や補助人工心臓が「特殊」な治療であった時代はすでに過ぎ去っている。一般内科医でも心臓移植医療や補助循環を用いた重症心不全治療に対し，最低限の知識を習得しておくことは必要であろう。特に若年の重症心不全患者を診察した際には，適切な時期に専門施設に送れるようにしておきたい。

参考文献

・Stevenson LW, Pagani FD, Young JB, et al. INTERMACS profiles of advanced heart failure: the current picture. J Heart Lung Transplant 2009; 28: 535-41.
・Boyle AJ, Ascheim DD, Russo MJ, et al. Clinical outcomes for continuous-flow left ventricular assist device patients stratified by pre-operative INTERMACS classification. J Heart Lung Transplant 2011; 30: 402-7.
・臓器移植ネットワーク（ホームページ https://www.jotnw.or.jp/）
・日本循環器学会. 2014-2015年度活動. 2016年版 心臓移植に関する提言.
・日本循環器学会. 日本循環器学会 / 日本心臓血管外科学会合同ガイドライン（2011-2012年度合同研究班報告）. 重症心不全に対する植込み型補助人工心臓治療ガイドライン.

[篠岡　太郎]

28 β遮断薬が著効した重症心不全の1例

●ポイント

・収縮能障害を有する心不全症例においてガイドライン上 class I 適応となる経口治療薬には，ACE阻害薬（またはARB），β遮断薬，利尿薬，抗アルドステロン薬などが挙げられる。

・心不全代償期管理においては，薬物治療だけではなく，自己管理能力の向上が予後の改善につながることを，医師を含めた医療者側と患者側の双方が認識することが重要である。

Case

症　例	39歳，男性
主　訴	全身浮腫，安静時呼吸困難
家族歴	特記事項なし
生活歴	飲酒（ビール500ml/日を週3回），喫煙（34歳～，30本/日），輸血（－），アレルギー（－）
既往歴	うつ病

冠危険因子　□糖尿病　□高血圧症　■脂質異常症　■肥満　■喫煙
　　　　　　□家族歴　□CKD　□透析　□末梢血管疾患　□脳血管障害

現病歴　某年11月初旬頃より，階段昇降や長時間の歩行で呼吸困難感を自覚するようになった。その後，夜間の湿性咳嗽・呼吸困難も出現するようになった。近医を受診し，感冒の診断にて内服加療を受けていた。症状が改善しないため11月21日に再度近医を受診したところ，11月30日に上部消化管内視鏡検査を施行された。逆流性食道炎と胃炎を指摘され，ランソプラゾール・モサプリドクエン酸塩（ガスモチン®）を処方されたが，症状は改善しなかった。12月5日より眼瞼浮腫が出現し，12月14日より全身の浮腫が出現した。12月17日頃から夜間就寝時の呼吸困難を自覚するようになり，12月19日に近医を受診したところ胸部X線で心拡大を指摘され，当科を紹介受診した。血液検査にてBNP 1,038 pg/mlと高値を認め，胸部X線でCTR 66%と心拡大を認めた。また，心エコー検査でEF 20%と著明な左室収縮能の低下を認めたことから，うっ血性心不全と診断され，同日当科緊急入院となった。

入院時身体所見

- 身長182cm, 体重80kg, BMI 24.1kg/m², 血圧124/92mmHg, 脈拍 120/min・整, 体温36.8℃, 意識清明
- 頭部　眼瞼浮腫（+++/+++）。眼瞼結膜：貧血（−）, 点状出血（−）。眼球結膜：黄染（−）
- 口腔内　咽頭発赤（−）, 扁桃腫大（−）
- 表在リンパ節　腋窩・鎖骨上：触知せず
- 頸部　頸静脈怒張（+）, 甲状腺腫大（−）, 血管雑音（−）
- 胸部　心音：S1→, S2→, S3（−）, S4（−）。心雑音（−）, 肺胞呼吸音正常
- 腹部　平坦・軟, 圧痛（−）, 腫瘤（−）, 腸蠕動音正常, 肝・脾：触知せず
- 四肢　下腿浮腫（+++/+++）, 冷感（−）, 足背動脈触知（+/+）
- 神経学的所見　異常所見なし

入院時検査所見

- 血算　WBC 5,200/μl, RBC 531×10⁴/μl, Hb 16.6g/dl, Ht 49.9%, MCV 94.0fl, MCH 31.3pg, MCHC 33.3%, Plt 16.4×10⁴/μl
- 生化学　TP 6.3g/dl, Alb 3.4g/dl, BUN 18.0mg/dl, Cre 1.07mg/dl, UA 8.4mg/dl, Na 144mEq/L, K 3.7mEq/L, Cl 104mEq/L, Ca 8.8mg/dl, LDH 269IU/L, AST 46IU/L, ALT 88IU/L, T-Bil 1.3mg/dl, γ-GTP 128IU/L, CK 142IU/L, CK-MB 2.2ng/ml, トロポニンI 0.023ng/ml, BNP 1,038pg/ml, Glu 85mg/dl
- 血清　CRP 1.1mg/dl
- 心電図　心拍118bpm, QRS軸−45度, 移行帯V4〜V5, poor R progression, V5・V6にてST低下および陰性T波, 肢誘導低電位。心電図診断：洞性頻脈, 心筋虚血の疑い
- 胸部単純X線　CTR 66%, CPA両側sharp, 肺門部血管陰影増強（+）, 胸部異常陰影（−）, 右第2弓, 左第3・4弓の突出あり
- 心エコー　左室壁：広範囲の重度壁運動低下。Ao 30mm, LA 44mm, IVSTd 9mm, PW 9mm, Dd 77mm, Ds 68mm, EF 20%。僧帽弁：微量の逆流, 偽正常流入パターン。大動脈弁：Vmax 0.59m/s, 逆流（−）。軽度三尖弁逆流（TRPG 25mmHg）。E/A 2.45, DcT 89ms。IVC 21mm

●初発の重症心不全患者に対する対応

　本症例は, 入院となる約1カ月前頃より心不全症状を自覚しており, それ以前には医療機関を受診したことがないことからもともとの臨床データについては詳細不明で, 初発の心不全患者ということになる。また, 来院時はNYHA Ⅳ度, 心エコー検査ではEF 20%と高度の収縮不全を呈しており, 心不全の重症度としても非常に重度であることがわかる。

　初発の心不全患者を診察した際には, その原因として急性冠症候群や急性の

僧帽弁閉鎖不全症（MR）などの早期のインターベンションや外科的介入を要する病態がないかどうかを判断することが重要であることは言うまでもない。しかし本症例のように初診時の時点で拡張型心筋症（DCM）様の臨床像を呈している症例において，その原疾患を早期に判断することは困難である。DCMと類似した病態を呈する疾患には，

・虚血性心筋症
・高血圧性心筋症
・弁膜症
・不整脈（頻拍誘発性心筋症）
・拡張相肥大型心筋症
・心サルコイドーシス
・心アミロイドーシス
・心筋炎
・不整脈原性右室心筋症
・アルコール性心筋症
・甲状腺機能低下症，ビタミンB1欠乏（脚気心）などの代謝性疾患に関連する心疾患
・筋ジストロフィーに伴う心筋疾患
・ミトコンドリア心筋症
・Fabry病
・薬剤性

など枚挙にいとまがないことから，初診時に診断が困難なケースは少なくない。また，これらの原疾患のなかには心筋炎などのように，初診時以降，病態の進行が急速かつ重篤である疾患も含まれている。そのため，初発の重症心不全患者を診察した際には，原疾患によらず心不全の病態（肺うっ血や体うっ血の程度，低灌流の有無など）に応じた治療を開始すると同時に，原疾患によっては病状の急激な変化に応じたメカニカルサポート（IABPやPCPSなど）が必要となる可能性を常に念頭に置き，患者家族などにも十分に説明しておくことが重要である。

Case（続き）

> **入院後経過**　入院後よりカテコラミンサポート下（ドブタミン 3γ）に利尿薬の投与を行ったところ尿排出は良好であり，呼吸状態も改善傾向にあったが，入院4日目に収縮期血圧がドブタミン投与下にも80mmHg台となり，腎機能の増悪および肝酵素の上昇を認めた。中心静脈カテーテルを挿入し，カテコラミンの増量（ドパミン 5γ，ドブタミン 5γ，ノルアドレナリン 0.5γ）を行ったところ血行動態の改善を認め，再度利尿も得られるようになった。そ

の後，利尿薬は静注から内服へと変更し，カテコラミンをゆっくりと漸減して，入院約1カ月後にはカテコラミンより離脱した。

　翌年1月17日，心臓カテーテル検査を施行したところ，冠動脈造影では有意狭窄を認めず，右心カテーテル検査でCI 2.9，PCWP 5mmHg，肺動脈圧mean 14mmHgと心不全コントロールは良好であった。また，心筋生検を右室中隔壁から施行し，結果は炎症細胞浸潤や肉芽腫など認めず，拡張型心筋症に矛盾しない所見であった。1月19日よりβ遮断薬をカルベジロール0.625mgから導入し，血圧低下や心不全の増悪がないことを確認しながら1週間で0.625mgずつ，2.5mgまで増量した。また，ACE阻害薬を少量（エナラプリル1.25mg）で開始した。入院中にナトリウム・水分制限や，禁煙・節酒の指導を行うとともに，毎日の体重測定や規則的な服薬など自己管理の重要性について十分な説明をしたうえで，2月10日に退院となった。

退院時処方
- フロセミド 20mg 1×（朝食後）
- エプレレノン 25mg 1×（朝食後）
- カルベジロール 2.5mg 1×（朝食後）
- エナラプリル 1.25mg 1×（朝食後）

退院後経過　退院後，外来にて自覚症状や胸部X線所見，BNP値などを指標に心不全の増悪がないことを確認しながらカルベジロールを4週間ごとに0.625mgずつ，10mgまで増量した。また，カルベジロールを10mgまで増量した後，血圧の低下などがないことを確認してエナラプリルも5mgまで増量した。退院時に25%であったLVEFは，β遮断薬を増量し退院後約6カ月経過した時点での心エコー検査では47%まで改善を認め（図28-1），胸部X線上も退院時と比較してCTRの著明な縮小を認めた（図28-2）。BNP値も退院時562pg/ml（来院時は1,038pg/ml）から12.3pg/mlまで改善をみた。収縮能の改善を認めていることからループ利尿薬は中止としたが，約3年の経過で一度も心不全の増悪を認めず，再入院もなく経過している。

現在処方
- カルベジロール 10mg 1×（朝食後）
- エナラプリル 5mg 1×（朝食後）
- エプレレノン 25mg 1×（朝食後）

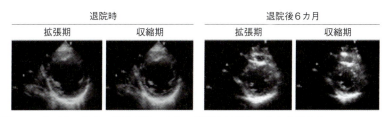

図28-1　心不全に対する薬物療法により，著明な収縮能の改善を認める

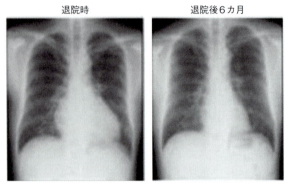
図28-2 胸部X線写真におけるCTRの著明な縮小

●本症例における薬物療法

　本症例は，急性期における経過中，カテコラミン投与下にも収縮期血圧の低下および腎機能増悪や肝酵素の上昇を伴う血行動態の悪化をきたしており，メカニカルサポートは必要としなかったものの，一時的にカテコラミンの増量を要した。このような重症症例に対しては，ACE阻害薬やβ遮断薬といった心不全治療薬として最もエビデンスレベルが高く必要不可欠な薬物を投与する際にも慎重に行うべきである。

　β遮断薬の投与は，体液貯留の徴候がなく状態が安定していることを確認したうえで，ごく少量から開始し，数日〜2週間ごとに段階的に増量していくことが望ましいとされている。開始用量は重症例では1.25 mg/日くらいとするのが一般的であるが，本症例ではさらにその半量（0.625 mg/日）で開始し，入院中に2.5 mg/日まで1週間ごとに0.625 mgずつ増量していったところ，心不全の増悪なく経過した。

　ACE阻害薬は，ガイドライン上も禁忌を除きすべての患者に対する使用がclass Iの適応となっており，本症例においても入院中に導入を行ったが，急性期にかけては血圧低値であったことや，β遮断薬を退院後に増量していく必要性があることから，ごく少量で開始している。

　本症例における退院後慢性期の薬物療法については，β遮断薬の漸増が基本的な軸になっている。過去の研究においても用量依存的にLVEFの改善を認めることが示されているとおり[1]，本例でもカルベジロールを4週間ごとの外来受診時に0.625 mgずつ，最終的に10 mgまで増量したところ，LVEFは著明な改善を認めた。これに伴って，当初は90 mmHg前後であった収縮期血圧も110〜120 mmHg台まで上昇したことから，ACE阻害薬の増量や利尿薬の中止が可能となり，より理想的な心不全に対する薬物療法が可能になったと考えられた。

●この症例から学べること

重症心不全に対してはメカニカルサポートやデバイス治療を含めた集学的治療が重要であるが，治療の根幹はガイドラインに則した内服加療であり，薬物療法のみで著明な心不全の改善を認める症例が存在する。

文　献

1) Hori M, Sasayama S, Kitabatake A, et al. Low-dose carvedilol improves left ventricular function and reduces cardiovascular hospitalization in Japanese patients with chronic heart failure: the Multicenter Carvedilol Heart Failure Dose Assessment (MUCHA) trial. Am Heart J 2004; 147: 324-30.

［白井　康大］

29 僧帽弁閉鎖不全症の1例

●ポイント

・弁膜症の原因となる病態を把握する。
・手術適応と手術時期のタイミングを見極める。

Case

症　例　77歳，男性

主　訴　胸部圧迫感，呼吸困難

家族歴　特記事項なし

生活歴　飲酒（機会飲酒），喫煙（多量だったが3年前より禁煙）

既往歴　右腎癌（7年前に当院にて右腎摘出後），脂質異常症

冠危険因子　□糖尿病　□高血圧症　■脂質異常症　□肥満　■喫煙
　　　　　　□家族歴　■CKD（eGFR 26 ml/min/1.73 m^2）
　　　　　＊CHADS2スコア2点（CHD，Age）

現病歴　脂質異常症にて内服加療中であった。某年3月28日より動悸・息切れが出現し，3月31日近医受診したところ心電図上心房細動を認めた（前年9月の心電図では洞調律が確認されている）。ベラパミル40 mg，アテノロール25 mgを1回内服するも症状改善せず，同日救急要請し当院搬送となった。

入院時身体所見

●身長169 cm，体重63 kg，BMI 22.2 kg/m^2，血圧87/63 mmHg，脈拍80/min・不整，体温36.1℃，意識清明，SpO$_2$ 94%（リザーバー 10L/min），呼吸数35回/min

●頭部　眼瞼結膜：貧血（-），点状出血（-）。眼球結膜：黄染（-）

●表在リンパ節　腋窩・鎖骨上：触知せず

●頸部　頸静脈怒張（-），甲状腺腫大（-），血管雑音（-）

●胸部　心音：S1→，S2→，S3（-），S4（-）。全収縮期雑音，右上・中肺野は呼吸音減弱しており背部にてcoarse crackles聴取

●腹部　平坦・軟，圧痛（-），腫瘤（-），腸蠕動音正常，肝・脾：触知せず

●四肢　両側下腿圧痕浮腫（+），冷感（-），足背動脈触知（+/+）

●神経学的所見　明らかな異常所見を認めない

入院時検査所見

- 血算　WBC 11,200/μl (Neu 77.7%, Lym 15.9%, Mo 5.5%, Eo 0.4%, Ba 0.5%), RBC 506×10⁴/μl, Hb 14.8 g/dl, Ht 44.3%, MCV 85.2 fl, MCH 29.2 pg, MCHC 34.3%, Plt 17.0×10⁴/μl
- 凝固　PT 14.7 s (10.7 s), PT (%) 59.2%, PT-INR 1.33, APTT 27.4 s (26.4 s), Fbg 435 mg/dl, D-dimer 1.93 μg/ml
- 生化学　TP 7.3 g/dl, Alb 3.9 g/dl, BUN 35.5 mg/dl, Cre 2.03 mg/dl, UA 8.3 mg/dl, Na 136 mEq/L, K 6.2 mEq/L, Cl 101 mEq/L, Ca 9.2 mg/dl, LDH 463 IU/L, AST 245 IU/L, ALT 101 IU/L, T-Bil 2.4 mg/dl, γ-GTP 164 IU/L, CK 179 IU/L, CK-MB 9.0 ng/ml, トロポニン I 0.091 ng/ml, BNP 806.5 pg/ml, T-Chol 175 mg/dl, TG 33 mg/dl, HDL-Chol 36 mg/dl, LDL-Chol 133 mg/dl, HbA1c 5.6%
- 血清　CRP 1.1 mg/dl
- 動脈血ガス分析 (FiO₂ 1.0)　pH 7.42, PaO₂ 552 mmHg, PaCO₂ 15.2 mmHg, K 6.9 mmol/L, HCO₃⁻ 9.7 mmol/L
- 心電図 (図29-1)　心拍94 bpm, QRS軸＋130度, 移行帯V₄〜V₅, RR間隔不整。心電図診断：心房細動

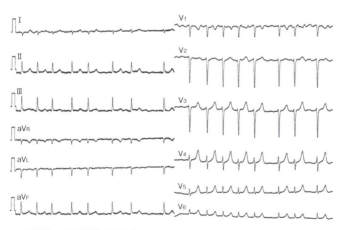

図29-1　心電図。心房細動を認める。

- 胸部単純X線 (図29-2)　臥位にて撮影，肺門部血管陰影増強 (＋)
- 心エコー (図29-3)　ポータブルのため poor study。左室壁運動異常 (±)。LAD 46 mm, LVDd/Ds 50/38 mm, EF 45% (Simpson法)。僧帽弁：重度逆流，後尖逸脱。三尖弁：中等度逆流, maxPG 60 mmHg。IVC 23 mm, 呼吸性変動乏しい (＞50%)
- 冠動脈造影　冠動脈有意狭窄 (−)
- 右心カテーテル検査　施行時心房細動 (心拍110 bpm程度)。Fick法：CI

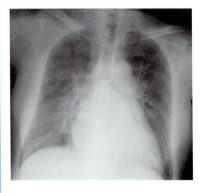

図29-2　胸部X線。肺門部血管陰影増強を認める。

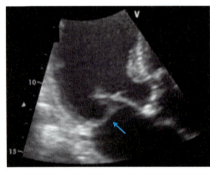

図29-3　心エコー。僧帽弁後尖の逸脱を認める。

1.9 L/min/m², CO 3.1 L/min。熱希釈法：CI 1.7 L/min/m², CO 2.9 L/min。PCW (v/m) 51/34 mmHg, PA (s/d/m) 60/15/41 mmHg, RV (s/d/e) 55/5/6 mmHg, RA (v/m) 16/15 mmHg, SVC (v/m) 12/12 mmHg

●両心カテーテル

　心内圧を測定することにより，心内の血行動態，心不全や先天性心疾患の病態把握，左右心機能を評価する。左心カテーテルは動脈系からピッグテールカテーテルを挿入し，左室・大動脈の圧を計測する。右心カテーテルは，静脈系からSwan-Ganzカテーテルを右房から肺動脈まで挿入することにより，右房圧・右室圧・肺動脈圧・肺動脈楔入圧を測定する。肺動脈楔入圧は，左房圧を反映する。また，心拍出量も測定できる。心拍出量はFick法や熱希釈法により測定する。Fick法は，酸素摂取量と動静脈酸素飽和度較差により算出される。また，熱希釈法は，冷水（ブドウ糖液や生理食塩水）をSwan-Ganzカテーテルから右房内に注入し，肺動脈内に位置するカテーテル先端の熱センサーで温度変化を計測する。冷水の注入量は一定のため，一度下がった温度が元に戻るまでの時間を測定し，心拍出量を計算する。心内短絡がある場合は，正確な心拍出量計測はできない。

Case（続き）

入院後経過 うっ血性心不全と診断し，非侵襲的陽圧換気（NPPV）装着のうえ利尿を図る方針としたが，フロセミド（ラシックス®）への利尿反応は悪かった。血圧も低下傾向にあったため，ドパミン・ドブタミンを10γずつ投与開始したが，それでも利尿は認められなかった。著明な代謝性アシドーシス・高カリウム血症も認めたことから，持続血液濾過透析（CHDF）を除水70ml/hrで開始した。昇圧薬投与後も血圧上昇は認めず，CHDFを行うことも考慮し，ノルアドレナリン持続投与も開始した。CHDF導入後はフロセミドへの反応は良好であり，呼吸状態も改善傾向でFiO$_2$も漸減，第3病日にBIPAPを離脱した。第4病日，血圧が保たれているためノルアドレナリン持続投与を終了した。その後もフロセミドへの反応が良いため，CHDFを離脱した。

今回の心不全の原因として僧帽弁逸脱症（後尖）が考えられたが，左房径の著明な拡大は認めていないことから，比較的急性の経過で心不全が発症したと考えられた。また心房細動も認めており，心不全増悪の一因になったと考えられる。その後，心不全の経過は良好で，あらためて経食道心エコーを行ったが，やはり後尖P2を中心とした広範な僧帽弁逸脱と重度の僧帽弁逆流を認め，腱索断裂も疑われた。4月15日，冠動脈造影・右心カテーテル検査を施行した。冠動脈に有意狭窄は認めなかったが，肺動脈楔入圧は平均値で30mmHg以上と依然高値であった。急性増悪の可能性もあり，DOB継続投与のまま退院せずに当院心臓血管外科に外科的治療を依頼する方針となった。5月9日，心臓血管外科転科となり，5月22日に僧帽弁形成術・三尖弁形成術・Maze手術を施行した。術後経過良好であり，6月22日に退院となった。

●僧帽弁疾患

僧帽弁疾患は僧帽弁狭窄と僧帽弁閉鎖不全に分けられる。リウマチ熱の罹患が減っていることに伴い，リウマチ性弁膜症は減少している。僧帽弁狭窄も原因のほとんどがリウマチ性であったが，その患者数は減っている。一方，高齢化や虚血性心疾患の増加に伴い，僧帽弁閉鎖不全症は増加している。

僧帽弁狭窄の手術適応では，NYHA Ⅲ～Ⅳ度の有症状，心房細動や血栓塞栓症状の併発を考慮することが重要となる。治療法として，僧帽弁置換術，交連切開術，バルーン付カテーテルを用いた経皮的僧帽弁交連裂開術（percutaneous transvenous mitral commissurotomy：PTMC）がある。

僧帽弁閉鎖不全は，僧帽弁弁尖や腱索に異常（腱索断裂を含む）を認める器質的僧帽弁閉鎖不全と，弁自体に異常は認めないが左室機能障害やリモデリングに伴って起こる機能的僧帽弁閉鎖不全に分けられる。器質的僧帽弁閉鎖の原因として，僧帽弁逸脱・僧帽弁輪石灰化・感染性心内膜炎・リウマチ性などが

挙げられるが，ほとんどが僧帽弁逸脱である。僧帽弁閉鎖不全の程度が高度であるほど，左室駆出率が低下している心不全患者において予後が悪くなる。また，左室機能不全が進行するに伴い，術後生存率の悪化がみられるため，心機能不全が進行する前に手術を行う必要がある。左室機能不全が進行し始めている場合（左室駆出率＜60％，または左室拡張末期径≧40mm），心房細動や肺高血圧症の新たな出現がみられる場合についても，症状の有無にかかわらず手術適応となり得る。

●テザリング

　左室拡大により乳頭筋が外側へ変位し弁尖が左室側へ強く牽引される現象をテザリング（tethering）と呼ぶ。機能的僧帽弁閉鎖不全は，テザリングにより僧帽弁の接合不全をきたすことが原因となる。このように左室拡大に伴って生じる病態のため（ACC/AHAガイドラインでは，二次性僧帽弁閉鎖不全として分類している），原疾患（心筋梗塞や拡張型心筋症など）に対する治療が第1選択となる。しかし，内科的治療で症状のコントロールが困難な症例においては手術が考慮される。

●大動脈弁疾患

　慢性高度大動脈弁閉鎖不全の手術適応を決定する因子としては，臨床症状・左室機能・左室拡大・他疾患の合併などが挙げられる。大動脈解離・感染性心内膜炎や外傷によって生じる急性大動脈弁閉鎖不全の場合，重症左心不全が出現するため，速やかな外科的治療を要する。

　大動脈弁狭窄症例で有症状の場合は，大動脈弁置換の絶対的適応となる。また，無症状であっても冠動脈バイパス術など他の心大血管手術を必要とする場合や，左室機能低下がみられる高度大動脈弁狭窄症例では，class Iの適応となる。大動脈弁置換術が不可能で12カ月以上生存可能な症例（class I）や大動脈弁置換術が高リスクな症例（class IIa）に対して，経カテーテル的大動脈弁置換術（transcatheter aortic valve implantation：TAVI）が適応となっている。

●この症例から学べること

　僧帽弁逸脱を原因とする器質的僧帽弁閉鎖不全で，比較的急性の経過で心不全を発症した症例の対応を提示した。弁膜症疾患では，手術適応や手術時期などが各疾患で異なるため，それぞれの病態を見極めて治療法を検討する必要がある。また，弁膜症の治療に関しては下記文献も参照されたい。

参考文献

・Trichon BH, Felker GM, Shaw LK, et al. Relation of frequency and severity of mitral regurgitation to survival among patients with left ventricular systolic dysfunction and heart failure. Am J Cardiol 2003; 91: 538-43.
・2014 AHA/ACC Guideline for the Management of Patients with Valvular Heart Disease: Executive Summary. Circulation 2014; 129: 2440-92.
・日本循環器学会. 循環器病の診断と治療に関するガイドライン（2011年度合同研究班報告）. 弁膜疾患の非薬物治療に関するガイドライン（2012年改訂版）.

[小菅　寿徳]

30 CPAP無効な睡眠時無呼吸症候群の1例

●ポイント

・睡眠時無呼吸症候群（SAS）の典型的な症状を知る。
・ポリソムノグラフィ（PSG）が診断の決め手になる。
・CPAPが無効な場合の適応補助換気（ASV）の役割について知る。

Case

症　例　58歳，男性

主　訴　日中の眠気

家族歴　特記事項なし

生活歴　NYHA II度，飲酒（機会飲酒），喫煙（10本／日），輸血（－），アレルギー（－）

既往歴　52歳：ラクナ梗塞を指摘

冠危険因子　□糖尿病　□高血圧症　□脂質異常症　□肥満　□喫煙
　　　　　　□家族歴　□CKD　□透析　□末梢血管疾患　□脳血管障害

現病歴　54歳時に心房細動（AF）を指摘され，ワルファリンを内服中であった。1年前ぐらいより仕事中に眠くなり，最近は特に会議中に眠くなることが多くなった。車を運転していても信号待ちなどの際にふっと意識が遠のくことがあり，眠気を自覚していた。もともと睡眠中のいびきを指摘されていたが，3カ月前に家人から睡眠中の呼吸停止を指摘された。他院でポリソムノグラフィ（PSG，後述）を施行され（図30-1），無呼吸低呼吸指数（apnea hypopnea index：AHI）が46.5であったことから持続式陽圧換気療法（CPAP）が導入されたものの，AHI 27.2と無呼吸は改善しなかった。当科にコンサルテーションがあり，精査目的で入院となった。

入院時身体所見

●身長158cm，体重71kg，BMI 28.4kg/m^2，血圧152/90mmHg，脈拍92/min・不整，意識清明

●頭部　眼瞼結膜：貧血（－）。眼球結膜：黄染（－）

●頸部　頸静脈怒張（－），甲状腺腫大（－），血管雑音（－）

●胸部　心音：S1→，S2→，S3（－），S4（－）。心雑音（－）

●腹部　軽度膨隆・軟，圧痛（－），腸管蠕動音：正常，肝・脾触知せず

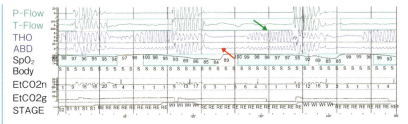

図30-1　PSG波形（一部）。赤矢印部は，完全に呼吸ドライブが停止している（中枢タイプの無呼吸）。SpO₂の100%のところはその前に起きている呼吸部分によるもので，遅れて上昇していることがわかる。SpO₂は最大84%まで低下している。緑矢印部では，呼吸運動があるにもかかわらず気流センサーが反応していない。閉塞タイプの無呼吸成分である。中枢性と閉塞性が1つの無呼吸イベントを形成しており，混合性の無呼吸と診断される。

● 四肢　下腿浮腫（−）

入院時検査所見
● 胸部単純X線　CTR 48%，弓の突出（−），肺野浸潤影（−）
● 心電図　AFリズム
● 心エコー　AoD 30.1 mm，LAD 53.9 mm，IVSd 10.4 mm，LVDd 46.7 mm，LVDs 30.5 mm，LVPWd 10.4 mm，FS 35%，EF 64%，E/A 1.12 m/s。IVC 20.7 mm。左房・右房拡大。大動脈弁弁尖石灰化，軽度僧帽弁逆流，軽度三尖弁逆流，ごく軽度の肺動脈弁逆流

入院後経過　PSGを施行，AHI 57.4/hrと重症睡眠時無呼吸症候群（SAS）であった。AHI 57.4の内訳としては，中枢性無呼吸（CA）3.8，閉塞性無呼吸（OA）11.8，混合性無呼吸（MA）36.8，低呼吸（HA）5.0と混合性無呼吸が主体であり，中枢性無呼吸成分もみられた。CPAPで治療効果のみられるOA成分が相対的に少なく，中枢性の成分が優位のためCPAPの治療効果がみられなかったと判断された。このため適応補助換気（ASV）の適応と判断され，導入された。

＊　　　＊　　　＊

用　語：睡眠診療では聞きなれない言葉が出てくるが，こうした言葉について解説する。
● PSG：ポリソムノグラフィ（polysomnography）
睡眠時無呼吸の検査である。脳波計と眼球運動により睡眠深度を計測する。鼻に気流センサーを装着し，圧センサーと温度センサーにより睡眠中の呼吸運動に伴う気流が鼻から流れているかどうかを調べる。SpO₂（酸素飽和度）モニター，心電計により心拍と体内の酸素化の状態を評価する。胸と腹のバンドにより胸郭による呼吸運動が行われているかをモニターする。また，両足にもセンサーを付け，体位（仰向け，左向き，右向き）の記録を行い，合わせて周期性四肢運動の評価を行う。この検査により睡眠時無呼吸症候群

（SAS）を診断する。

- SAS：睡眠時無呼吸症候群（sleep apnea syndrome）
  以下の3つのタイプがある。
  閉塞性睡眠時無呼吸症候群：最も多いタイプ。肥満などが背景にあり，舌根
  　が沈下し気道が閉塞されて，いびきとともに無呼吸が起こる。
  中枢性睡眠時無呼吸症候群：呼吸ドライブが停止し，呼吸運動そのものが停
  　止するタイプ。心不全や神経疾患で多い。
  混合性睡眠時無呼吸症候群：上記の2つが混合されているタイプ。
- CPAP：シーパップ（continuous positive airway pressure）
  持続陽圧呼吸療法とも称される。閉塞性睡眠時無呼吸では気道の閉塞により
  胸腔内が陰圧になる。わかりやすく言い換えると，空気が口・鼻から気道閉
  塞部を通って肺の中に入るためには，吸い込む力が必要である。この力が胸
  腔内の陰圧である。これを外部から陽圧（押す力）をかけて，空気が肺に入
  るようにするのがCPAPである。
- AHI：無呼吸低呼吸指数（apnea hypopnea index）
  PSG検査によりこの値が算出され，5/hr以上で睡眠時無呼吸症候群と診断
  される。5～15は軽症，15～30で中等症，30以上で重症となる。
- ASV：適応補助換気（adaptive servo ventilator）
  吸気時気道陽圧（inspiratory positive airway pressure：IPAP）と呼気時気
  道陽圧（expiratory positive airway pressure：EPAP）を設定し，中枢性の
  呼吸ドライブのない無呼吸時には必要に応じてバックアップ換気を行うもの
  である。EPAPが従来のCPAPでの圧力と考えるとわかりやすい。直近のフ
  ローもしくは換気量をモニタリングして患者の呼吸状態を評価して，それに
  応じて IPAP を変化させ，IPAP と EPAP の差である pressure support
  （吸気圧補助）が1呼吸ごとの吸気時に自動調節される。自己の呼吸に合わ
  せて圧を補助するCPAPでは，吸気ドライブのない中枢性の無呼吸に対し
  ては無効である。中枢性の無呼吸などにより呼吸数の設定に満たなくなって
  しまったときは，CPAPの機能に付加されてpressure supportがつき，自動
  的に吸気が付加されると考えるとわかりやすい。

● CPAPで改善しない本症例にASVを導入したら，無呼吸はどうなったか？

　閉塞性の無呼吸にCPAPは第1選択となる。AHIが重症であれば症状が重
く，CPAP継続されるという報告もある[1, 2]。また，マウスピース療法も閉塞
性無呼吸の適応になるが，治療効果としてはAHIが半減する程度の効果しか
得られない[3]。

　中枢性の無呼吸がみられる本症例ではASVの適応となるが[4]，その設定
は，IPAP$_{max}$ 18.0cmH$_2$O，IPAP$_{min}$ 8.0cmH$_2$O，EPAP 8.0cmH$_2$Oとした。吸
気時にpressure supportが最大で10cmH$_2$Oかかるという設定である。PSGを

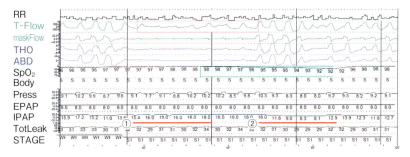

図30-2 ASV時のPSG波形。①無呼吸を感知して，IPAPが漸増していき，呼吸フローの山も大きくなっている。②自発呼吸のあるときには，速やかにIPAPが漸減する。SpO₂は最低で92%の低下にとどまっている。

再度施行したところ，AHI 6.4/hrと著効した（図30-2）。AHI 6.4の内訳としては，CA（中枢性無呼吸）0.2，OA（閉塞性無呼吸）0.2，MA（混合性無呼吸）0.2，HA（低呼吸）5.9と，今までみられていた無呼吸成分に対して著効したことがわかる。

● 睡眠時無呼吸症候群での病歴聴取事項

筆者が実地診療で行っている病歴聴取事項は，以下の順序で進めている。

・いびき・睡眠時無呼吸を最初に他人（家族，同居者，友人）により指摘されたのはいつか：来院する患者の大半は，床をともにする人にいびきや睡眠中の呼吸停止を指摘されている。患者によっては慢性化してしまい過去の記憶が明瞭でないこともあるので，「例えば5年前，30年前などとだいたいでかまわないから」と言うと答えられる場合がある。概して，いびき歴が長い患者の場合は重症である傾向がみられる。
・寝つきがいいかどうか：併存する不眠症などの睡眠障害のチェックを行う。
・途中覚醒があるかどうか：排尿による途中覚醒でも，無呼吸によるものである可能性がある。
・寝起きの良さ，悪さ（熟睡できているか，睡眠の質）：寝起きのときにもう少し寝ていたいことがある，頭が重い，寝た感じがしない，などの訴えでみられる。
・昼間の眠気があるかどうか：だいたい食事後午後，あるいは運転中（信号待ち）や会議中の眠気などの訴えでみられる。日中の眠気は日中過眠症状（excessive daytime sleepiness：EDS）といわれ，SASの主要な症状の1つである。
・最近の睡眠時間を聴取：十分かどうかを聞き，SASによるEDSと単なる睡眠不足の鑑別をする。

212 Part 5 心不全

●簡易型睡眠検査とPSGとの違い

簡易型睡眠検査は自宅で患者が機器を装着し，気流センサーとSpO_2の値により無呼吸を評価する。脳波計をつけないため，正確な睡眠時間がわからず，無呼吸を過小評価することがある。そのため，スクリーニング目的で使用する。また，簡易型睡眠検査で算出された値は呼吸障害指数（respiratory disturbance index：RDI）と表記し，PSGで測定されたAHIと分けて記載されることがある。したがって，SASを正確に評価したい場合はPSGを選択する。

●どういうときにASVを考慮するか？

最近，心不全症例についてASVを使用するケースを目にすることが多くなっている。CPAPやASVを使用する場合は，診療報酬の査定が厳しいため，保険適応を厳密に遵守して使用することが望まれる。また，心不全症例に対してのASVの使用については，先般2016年10月に日本心不全学会より最新のステートメントが更新されたので参照されたい[5]。本症例は同ステートメントの項目2に該当していると考えられる。

保険適応症例について

(1) 下記の①②いずれも満たした場合に，在宅持続陽圧呼吸療法指導管理料1：2,250点が算定される。

　①慢性心不全患者のうち，医師の診断により，NYHA Ⅲ度以上であると認められ，睡眠時にCheyne-Stokes呼吸がみられ，AHIが20以上であることが睡眠ポリグラフィ上確認されていること。

　②CPAP療法を実施したにもかかわらずAHIが15以下にならない者に対してASV療法を実施したこと。

(2) 下記①～③いずれかの場合には在宅持続陽圧呼吸療法指導管理料2：250点が算定される。3についてはCPAPの条件となる。

　①慢性心不全患者のうち，医師の診断により，NYHA Ⅲ度以上であると認められ，睡眠時にCheyne-Stokes呼吸がみられ，AHIが20以上であることが睡眠ポリグラフィ上確認されているもので，在宅持続陽圧呼吸療法指導管理料1の対象患者以外の患者にASV療法を実施したもの。

　②心不全であるもののうち，日本循環器学会・日本心不全学会によるASV適正使用に関するステートメントに留意したうえで，ASV療法を継続せざるを得ないもの。

　③以下のすべての基準に該当するCPAP療法実施患者。ただし，AHIが40以上である患者については，イの条件を満たせば対象患者となる。

　　ア）AHI（1時間当たりの無呼吸数および低呼吸数をいう）が20以上

　　イ）日中の傾眠，起床時の頭痛などの自覚症状が強く，日常生活に支障をきたしている症例

ウ）睡眠ポリグラフィ上，頻回の睡眠時無呼吸が原因で，睡眠の分断化，深睡眠が著しく減少または欠如し，持続的陽圧呼吸療法により睡眠ポリグラフィー上，睡眠の分断が消失，深睡眠が出現し，睡眠段階が正常化する症例

●この症例から学べること

本例は中枢性無呼吸があり，CPAPが無効であったためASVが導入されたが，最近は心不全での使用例が増えている。最新のステートメントでは左室収縮能の保持された心不全例での使用を推奨しており，保険適応となるかどうか迷うケースもみられる。今後の診療報酬改定の動向にも着目する必要がある。

文 献

1）日本循環器学会．循環器病の診断と治療に関するガイドライン（2008-2009年度合同研究班報告）．循環器領域における睡眠呼吸障害の診断・治療に関するガイドライン．
2）手塚大介，鈴木淳一，原口剛，他．Continuous positive airway pressureを導入した連続61例における脱落例の臨床的背景．適応医学 2011; 14: 68-73.
3）Tezuka D, Suzuki J, Isobe M. Oral appliances improve sleep quality in Japanese patients with obstructive sleep apnea. Immunol Endocr Metab Agents Med Chem 2014; 14: 100-4.
4）Ramar K, Ramar P, Morgenthaler T. Adaptive servoventilation in patients with central or complex sleep apnea related to chronic opioid use and congestive heart failure. J Clin Sleep Med 2012; 8: 569-76.
5）日本循環器学会，日本心不全学会．心不全症例におけるASV適正使用に関するステートメント（第2報）．(http://www.asas.or.jp/jhfs/pdf/info_20161024.pdf)

［手塚　大介］

Part 6

そのほかの対応を急ぐ疾患

31 右冠動脈の急性心筋梗塞が疑われたが，のちに急性大動脈解離（Stanford A型）の合併症状であったことが判明した1例

●ポイント

・胸背部痛患者を診察する場合には必ず大動脈解離を念頭に置くこと。

・死亡する可能性のある疾患であり，大動脈解離を見逃さないことが重要である。

・典型的な症状を呈しない患者も多く，なんらかの主訴で来院したが確定診断に至らない症例にも，大動脈解離を鑑別診断として挙げられるようにしておく。

Case

症　例　63歳，男性，会社員（営業職）

主　訴　胸痛

家族歴　父，姉：高血圧症

生活歴　飲酒（−），喫煙（20本／日），輸血（−），アレルギー（−）

既往歴　高血圧症，脂質異常症

冠危険因子　□糖尿病　■高血圧症　■脂質異常症　□肥満　■喫煙
　　　　　　□家族歴　□CKD　□透析　□末梢血管疾患　□脳血管障害

現病歴　歩行中に突然の前胸部痛を自覚した。近くのベンチに座り安静にして様子を見ていたが，胸痛は持続し冷感を伴うため，通行人に声を掛けて救急車を要請した。救急隊現着時も胸痛症状は持続しており，モニター心電図にてST変化を認めたため，当院救急センターへ搬送開始とともに循環器内科へコンサルトされた。

入院時身体所見

●身長172cm，体重68kg，BMI 23kg/m^2，血圧136/78mmHg（血圧左右差なし），脈拍61/min・整，体温36.6℃，意識E4V5M6

●頭部　眼瞼結膜：貧血（−），点状出血（−）。眼球結膜：黄染（−）

●口腔内　咽頭発赤（−），扁桃腫大（−）

●表在リンパ節　腋窩・鎖骨上：触知せず

●頸部　頸静脈怒張（−），甲状腺腫大（−），血管雑音（−）

●胸部　心音：S1→，S2→，S3（−），S4（−）。心雑音（−），肺胞呼吸音正常

●腹部　平坦・軟，圧痛（−），腫瘤（−），腸蠕動音正常，肝・脾：触知せず

- 四肢　下腿浮腫（−），冷感（−），足背動脈触知（＋/＋）

入院時検査所見
- 血算　WBC 12,000/μl, RBC 445×10^4/μl, Hb 15.2 g/dl, Ht 42.6%, Plt 30.1×10^4/μl
- 凝固　PT 10.4 s, PT-INR 1.04, APTT 26.9 s, D-dimer 2.34 μg/ml
- 生化学　TP 7.0 g/dl, Alb 4.2 g/dl, BUN 18 mg/dl, Cre 0.80 mg/dl, UA 6.8 mg/dl, Na 142 mEq/L, K 3.7 mEq/L, Cl 101 mEq/L, γ-GTP 27 IU/L, LDH 613 IU/L, AST 223 IU/L, ALT 45 IU/L, T-Bil 0.7 mg/dl, CK 344 IU/L, CK-MB 34.3 ng/ml, トロポニン T 0.34 ng/ml, Glu 98 mg/dl, BNP 12.3 pg/ml
- 心電図（図31-1）　心拍61 bpm，Ⅱ・Ⅲ・aVFでST上昇，Ⅰ・aVL・V2～V6にST低下．心電図診断：下壁の急性心筋梗塞の疑い

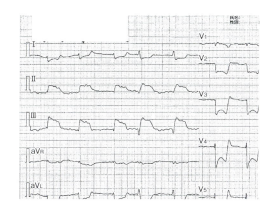

図31-1　12誘導心電図

経　過　急性下壁心筋梗塞が最も疑われたため，緊急冠動脈造影検査の方針とした．カテーテル室の準備完了までやや時間があり，また動脈硬化のリスク因子を多く有していたことから，ベッドサイドで頸動脈エコー検査を実施した．その結果，両側の頸動脈にフラップ様所見を認めたため，CT検査を追加したところ，Stanford A型の急性大動脈解離であることが判明した．

●急性大動脈解離とは

　大動脈解離（aortic dissection）とは，「大動脈壁が中膜のレベルで2層に剥離し，動脈走行に沿ってある長さをもち2腔になった状態」と定義されている．

大動脈解離の分類
1) 解離の範囲による分類
・Stanford分類：入口部の位置にかかわらず解離が上行大動脈に及んでいるか

否かで分類。
　　A型：上行大動脈に解離があるもの
　　B型：上行大動脈に解離がないもの
・DeBakey分類：解離の範囲と入口部の位置により分類。
　　Ⅰ型：上行大動脈にtearがあり弓部大動脈より末梢に解離が及ぶもの
　　Ⅱ型：上行大動脈に解離が限局するもの
　　Ⅲ型：下行大動脈にtearがあるもの
　　Ⅲa型：腹部大動脈に解離が及ばないもの
　　Ⅲb型：解離が腹部大動脈に及ぶもの
2）偽腔の血流状態による分類
・偽腔化依存型：偽腔に血流があるもの
・ULP型：偽腔の大部分に血流を認めないが，tear近傍に限局した偽腔内血流を認めるもの〔ULP：ulcer-like projection（潰瘍様突出像）〕（図31-2）
・偽腔閉塞型：三日月形の偽腔を有し，tear（ULPを含む）および偽腔内血流を認めないもの
3）病期による分類
・急性期：発症2週間以内。このなかで発症48時間以内を超急性期とする
・慢性期：発症後2週間を経過したもの

診　断

1）問診・症状・診察
　胸部・背部痛を訴える症例が多い。また，痛みが前胸部から背部へ，あるいは背部から下肢へ移動することも特徴である。主要分枝動脈閉塞による臓器虚血障害が生じた場合には臨床症状は多彩となり，診断は困難となる。

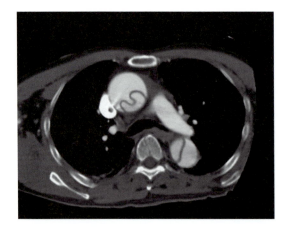

図31-2　ULP

2）胸部X線写真

縦隔陰影の拡大が特徴的である。また，大動脈外縁と内膜石灰化の距離が6mm以上あれば解離の存在を疑う（カルシウムサイン）。

3）心エコー検査

心嚢液の有無，大動脈弁逆流の有無，左室壁運動異常の有無など合併症の診断に有用である。経食道心エコー検査ではエントリー部位診断を含めて詳細に観察可能だが，覚醒下での施行は血圧上昇のリスクもあり，診断に必須ではない。

4）造影CT検査

最も優れた確定診断の方法である。単純CT検査を造影CT検査の前に施行することが重要である。単純CTでの血栓閉塞型解離の特徴的所見は，三日月状および全周性の血管壁の高輝度像である（図31-3）。

治　療

A型解離に対しては原則外科治療が選択され，B型解離に対しては内科治療が選択される。血栓閉塞型A型解離では内科治療が選択されることもある。B型解離でも臓器虚血など合併症を伴う場合には，外科治療が選択されることもある。内科治療の基本は，カルシウム拮抗薬およびβ遮断薬による降圧療法である。痛みが強い場合には，鎮痛薬も使用する。

・内科治療か，手術治療か

　Stanford A型―偽腔開存型：外科治療，偽腔閉塞型：原則外科治療
　Stanford B型―原則内科治療（合併症例は外科治療検討）

●胸痛を呈する重篤な疾患を忘れないこと（急性冠症候群，肺血栓塞栓症，急性大動脈解離）

胸痛を訴える患者を診察する場合，診断および治療が遅れると致命的になり得る急性冠症候群・肺血栓塞栓症，そして急性大動脈解離を見逃してはならな

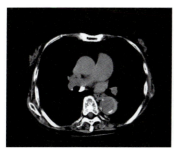
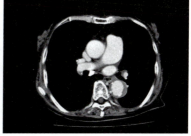

図31-3　単純CT（左）と同部位の造影CT（右）

い。状況によっては訴訟となるリスクもあり，これらの疾患を否定する場合には，その根拠（陰性所見）も必ずカルテに記載しておくべきである。

●常に考えるべき「胸痛」の鑑別診断

　ちなみに，胸痛の訴えから想起すべき疾患としては上記の3疾患のほかにも，消化器疾患（食道破裂，消化管潰瘍，消化管穿孔，膵炎），呼吸器疾患（気胸，肺炎など），整形外科的疾患（打撲，骨折など），皮膚疾患（帯状疱疹）などが挙げられる。あらかじめ頭のなかにそれぞれの疾患の特徴的な症状や検査所見が入っていなければ「鑑別」することは困難であり，平素より特徴的症状や検査所見を確認し，いざというときのために準備しておくことが大切である。

●あやしい随伴症状に注意

　胸痛や背部痛といった典型的な症状を呈した場合に，急性大動脈解離を見逃さないことは当然である。しかしながら，一見無関係と感じられる症状のなかにも，急性大動脈解離を積極的に疑うべき随伴症状がある。具体的には，失神・麻痺・上腕の痛み・腰痛・腹痛・下肢痛などである。これは大動脈に生じた解離の分布によるもので，主にどの血管分枝に解離が及んでいるかによって，どのような症状を呈するかが決まってくる。

　大動脈弓部の解離により総頸動脈から内頸動脈にかけて解離が及んだ場合，急性の片麻痺症状といった急性期脳梗塞のような症状を呈することがある。また，椎骨動脈系に解離が及んだ場合には，失神や小脳症状を呈することもある。鎖骨下動脈から上腕動脈へ解離が及んだ場合には，上肢の痛みを主訴として来院するケースもある。腹部大動脈の主要分枝血管に解離が及んだ場合には，腎梗塞による腰痛症状や，腸管虚血・脾梗塞による腹痛症状を認める。また，腸骨動脈や大腿動脈まで解離が及んだ場合には，下肢の虚血症状として下肢痛や下肢麻痺症状を呈することもある。これらの症状を認める場合であっても，前駆症状あるいは併存症状として激烈で移動性の胸背部痛を認めていれば，急性大動脈解離を疑うことは比較的容易であろう。しかしながら，実際の臨床では，典型的な胸背部痛に関してはほとんど訴えがなく，上記の随伴症状のみを強く訴える症例も少なからず存在する。

　実際に経験した症例では，デスクワーク中に突然右下肢が痛くなり，徐々に動かしづらくなったため，近医整形外科を受診したが，下肢血圧に左右差があることから急性大動脈解離を疑われ，循環器センターへ転送されたケースがある。問診では，胸部および背部の痛みの訴えはまったくなく，右下肢の症状のみを強く訴えていたが，CT検査によりStanford A型の急性大動脈解離であることが判明した。右大腿動脈まで解離が及んでおり，右下肢への血流がほとんど途絶していた。少量の心嚢液貯留を認める状態であり，緊急外科手術が施行

され，幸いにして救命に成功した。初診の整形外科医の迅速な判断により救命し得た症例である。これらの随伴症状を認めた場合に，必ず急性大動脈解離を鑑別疾患の1つに挙げられることが重要である。

●提示症例では実際にどう治療したか？

　冷汗を伴う胸痛症状を主訴に来院し，当初は臨床症状および検査結果より急性心筋梗塞が疑われた症例である。カテーテル室への移動の待ち時間が数分あったため，たまたま行った頸動脈エコー検査で動脈のフラップ様所見を認め，胸部CT検査を追加施行し，Stanford A型の急性大動脈解離であることが判明した（図31-4）。

　直ちに降圧療法および鎮痛薬投与を行った。経胸壁心エコー検査では，心囊液や大動脈弁逆流は認めていなかったものの，偽腔化依存型のStanford A型大動脈解離であり，心臓血管外科にコンサルトし緊急手術（上行弓部置換術および冠動脈バイパス手術）が施行された。幸いにして，脳梗塞やその他の後遺症なく，経過良好で退院となった。退院後は，カルシウム拮抗薬とβ遮断薬の内服により，収縮期血圧は100〜110mmHg，脈拍は55〜65/minと厳重にコントロールされている。現在は仕事も再開し，社会復帰している。

　本症例では，急性大動脈解離の合併症としての右冠動脈閉塞を認めた。幸いにもカテーテル室へ移動する前に急性大動脈解離の診断にたどり着くことができたが，状況によっては冠動脈造影検査まで行い，診断が遅れた可能性もある。ベッドサイドで比較的簡易に施行できる頸動脈エコー検査は，全症例に対して有用というわけではないが，環境によっては胸背部痛を訴える患者に対して行う価値があるかもしれない。

　一方で，ショック症状を呈している，冠動脈閉塞を合併した急性大動脈解離症例に対して，大動脈の手術前にカテーテル治療（ステント留置）を行い，救

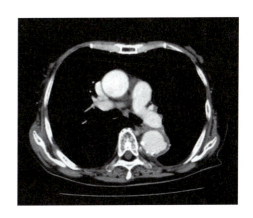

図31-4　A型解離

命に成功した報告もいくつか存在する（参考文献）。急性A型大動脈解離は基本的に緊急手術の適応であるが，冠動脈閉塞を合併し循環動態が進行性に増悪している症例に対して，外科治療を優先すべきか，先に循環動態の安定化を目的として経皮的血行再建術を行うかどうかは，いまだ議論がある。施設の環境の違いや薬物治療への反応などを考慮して，症例ごとに判断されているのが実情である。なお，本症例では房室ブロックや洞性徐脈所見は認めず，バイタルも比較的安定していたため，カテーテル室の準備はできていたが，緊急手術の方針とした。

●この症例から学べること

典型的な胸背部痛症状を呈しない急性大動脈解離の症例に，臨床の現場では意外と出くわすことが多い。診断がついたあとから振り返ってみると，急性大動脈解離として矛盾しない症状や臨床経過であっても，疑ってかからないと見逃すことになる。本症例のように右冠動脈の急性心筋梗塞や，大動脈弁逆流による急性心不全症状および心嚢液貯留による心タンポナーデなどの症状は，急性大動脈解離の合併症として比較的よく認めるものであり，循環器診療を行う医師としては常に可能性を考えておく必要がある。また，無痛性の急性大動脈解離は全体の約5〜10%に認めるという報告もあり，上に述べたような随伴症状から急性大動脈解離の診断にたどり着けるよう，普段から常に鑑別疾患として挙げられることが重要である。

参考文献

・Shimizu M, Matsukawa R, Okada K, et al. Stenting of left main trunk occlusion due to type A aortic dissection as a bridge to definitive surgery. J Cardiol Jpn Ed 2008; 2: 62-8.
・Ohnaka M, Nakayama S, Nonaka M, et al. A successfully treated case of acute type A aortic dissection with right coronary dissection. Jpn J Vasc Surg 2007; 16: 583-7.
・日本循環器学会. 循環器病の診断と治療に関するガイドライン（2010年度合同研究班報告）. 大動脈瘤・大動脈解離診療ガイドライン（2011年改訂版）.
・Greenwood WR, Robinson MD. Painless dissection of the thoracic aorta. Am J Emerg Med 1986; 4: 330-3.

［梅本　朋幸］

32 DOACを導入することで早期に退院に至った急性肺血栓塞栓症の1例

●ポイント

・呼吸困難の患者を診たときには肺塞栓も必ず鑑別に挙げる必要がある。

・血行動態が不安定な場合には即座に専門施設へ転送する。

・再発率は高く，抗凝固療法をいつまで続けるかは症例に応じて適切に判断する。

Case

症　例　76歳，女性

主　訴　呼吸困難

家族歴　血栓素因のある家族歴なし

生活歴　飲酒（−），喫煙（−），輸血（−），アレルギー（−）

既往歴　68歳：子宮癌（子宮全摘＋リンパ節郭術），大腸癌

冠危険因子　□糖尿病　□高血圧症　□脂質異常症　■肥満　□喫煙
　　　　　　□家族歴　□CKD　□透析　□末梢血管疾患　□脳血管障害

現病歴　某年10月中旬，咳嗽を自覚し近医を受診したところ，肺炎を疑われ
　　　　抗菌薬を処方されていた（呼吸困難感は認めなかった）。11月7日より，階
　　　　段昇降や坂道歩行の際に息が上がる感じを自覚するようになったが，安静に
　　　　より軽快したためそのままにしていた。息切れは次第に増悪し，平地を歩行
　　　　するだけでも呼吸困難を自覚するようになり，11月12日に当科外来を受診
　　　　した。

入院時身体所見

●身長159cm，体重79kg，BMI 31kg/m^2，血圧126/77mmHg，脈拍83/min・
　整，体温36.0℃，呼吸数20回/min，意識E4V5M6

●頭部　眼瞼結膜：貧血（−），点状出血（−）。眼球結膜：黄染（−）

●口腔内　咽頭発赤（−），扁桃腫大（−）

●表在リンパ節　腋窩・鎖骨上：触知せず

●頸部　頸静脈怒張（−），甲状腺腫大（−），血管雑音（−）

●胸部　心音：S1→，S2→，S3（−），S4（−）。心雑音（−），肺胞呼吸音正常

●腹部　平坦・軟，圧痛（−），腫瘤（−），腸蠕動音正常，肝・脾：触知せず

●四肢　両側下腿浮腫（＋）左＞右，冷感（−），熱感（−），足背動脈触知（＋/＋）

●神経学的所見　特記すべき異常なし

224 Part 6 そのほかの対応を急ぐ疾患

●呼吸困難でいかに肺血栓塞栓症を鑑別していくか

　ご存知のように，呼吸困難で医療機関を受診する患者は数知れず，原因疾患も多岐にわたるため，鑑別を行っていくのは難しい場合も多い。急性肺血栓塞栓症は以前は比較的稀な疾患とされていたが，高齢化・診断力の向上などから，その数は1980年代から上昇の一途をたどっている。「エコノミークラス症候群」という別名で知られるとおり，場合によっては命に関わる病態になる可能性も十分にある疾患であり，適切に鑑別を行うことが求められる。

　肺血栓塞栓症の主な危険因子としては古典的ではあるが，1856 年に Rudolf C. Virchow が提唱した (1) 血流の停滞，(2) 血管内皮障害，(3) 血液凝固能の亢進が最も重要と今でも考えられている。具体的には，表32-1 のようなリスクをもつ場合には鑑別を行うことが重要である。

　本症例は肥満ならびに悪性腫瘍の既往は認めるものの，それ以外の明らかな危険因子は認めなかった。

表32-1　肺血栓塞栓症のリスク要因

	後天性要因	先天性要因
血流停滞	長期臥床 肥満 妊娠 うっ血性心不全 下肢麻痺 下肢ギプス包帯固定 下肢静脈瘤 うっ滞性下肢静脈炎	
血管内皮障害	各種手術 外傷，骨折 中心静脈カテーテル留置 カテーテル検査・治療 血管炎	高ホモシステイン血症
血液凝固能の亢進	悪性腫瘍 妊娠 各種手術，外傷，骨折 熱傷 薬物（経口避妊薬，エストロゲン製剤など） 感染症 ネフローゼ症候群 炎症性腸疾患 骨髄増殖性疾患，多血症 発作性夜間血色素尿症 抗リン脂質抗体症候群 脱水	アンチトロンビン欠乏症 プロテイン C 欠乏症 プロテイン S 欠乏症 プラスミノゲン異常症 異常フィブリノゲン血症 組織プラスミノゲン活性化 　因子インヒビター増加 トロンボモジュリン異常

このような場合には，身体所見も鑑別に役に立つ．呼吸数増多を示すことが多く下肢静脈血栓を合併している場合には浮腫，下腿のうっ滞性静脈炎などが原因の場合には熱感や腓腹筋部位の把握痛を伴うこともあり，必ず身体所見を確認しておきたい．

Case（続き）

本症例は，血液検査にてD-dimerやBNPの上昇，心エコーにて右心負荷を疑う所見がみられたため造影CTを施行したところ，右肺動脈内に血栓を認め，肺動脈塞栓症の診断で同日緊急入院となった．

入院後経過
- 血算　WBC 5,500/μl (Neu 68.5%, Lym 25.5%, Mo 4.2%, Eo 0.7%, Ba 1.1%), RBC 482×10^4/μl, Hb 14.6 g/dl, Ht 44.1%, MCV 91.5 fl, MCH 30.3 pg, MCHC 33.1%, Plt 20.7×10^4/μl
- 凝固　PT 11.5 s (10.5 s), PT (%) 81.9%, PT-INR 1.10, APTT 27.5 s (29.0 s), D-dimer 6.67 μg/ml
- 生化学　TP 7.2 g/dl, Alb 3.7 g/dl, BUN 19 mg/dl, Cre 0.81 mg/dl, UA 6.3 mg/dl, Na 143 mEq/L, K 4.5 mEq/L, Cl 109 mEq/L, LDH 280 IU/L, AST 29 IU/L, ALT 37 IU/L, γ-GTP 19 IU/L, T-Chol 232 mg/dl, TG 94 mg/dl, HDL-Chol 55 mg/dl, LDL-Chol 158 mg/dl, CK 91 IU/L, Glu 104 mg/dl, HbA1c 6.5%, BNP 492.5 pg/ml, eGFR 52.1 ml/min/1.73 m^2
- 血清　CRP 0.59 mg/dl
- 内分泌　TSH 1.43 μIU/ml, FT3 2.83 pg/ml, FT4 1.39 ng/dl
- 心電図（図32-1）　心拍81 bpm，洞調律，QRS軸0度，SⅠ（＋），TⅢ（＋），V3・V4で新規に陰性T波（＋）．心電図診断：完全右脚ブロック，右心負荷

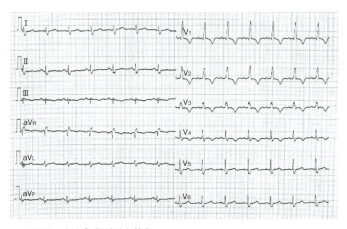

図32-1　心電図．右心負荷所見を伴う．

- 胸部単純X線（図32-2）　CTR 50%，CPA sharp，肺門部血管陰影増強（−），右肺野透過性亢進（+），右肺動脈狭小像あり

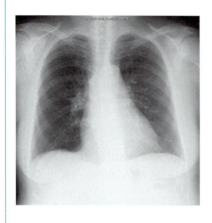

図32-2　胸部X線写真。右肺動脈の途絶像あり。

- 心エコー（図32-3）　IVST/PWT 9/7mm，LVDd/Ds 48/32mm。AoD/LAD 28/36mm，EF 56%（Simpson法），壁運動正常，左室のD-shape（+）。僧帽弁：逆流（−），E/A 0.5, Evel 0.55m/s, DecT 147ms, E/e' 11.35。大動脈弁：逆流（−）。三尖弁：重度逆流，maxPG 63mmHg。肺動脈弁：中等度逆流，maxPG 15.5mmHg。PH（+）。IVC 13mm，呼吸性変動（+）

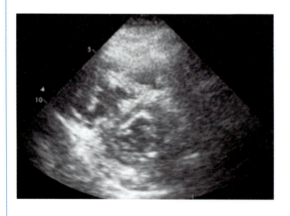

図32-3　心エコー単軸画像。D-shapeを認める。

- 造影CT（図32-4）　左肺動脈末梢と右肺動脈第1分岐部から末梢にかけて造影欠損（filling defect）（+），下肢ではfilling defectは明らかでない

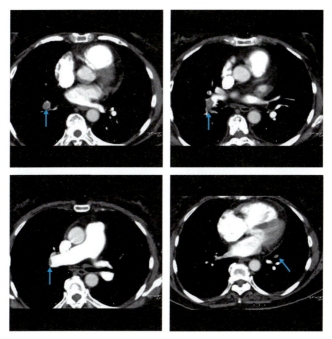

図32-4 胸部造影CT写真。肺動脈内に血栓像を認める（矢印）。

●心電図のみならずX線も見逃せない

　従来から急性肺血栓塞栓症は，急激な右心負荷が出現することから特徴的な心電図変化を示すことが知られている。「ＳⅠQⅢTⅢ」という語呂合わせで記憶されている読者も多いとは思うが，Ⅰ誘導で深いＳ波，Ⅲ誘導にＱ波と陰性Ｔ波がみられることに加え，多くの症例でV1～V3の陰性Ｔ波や不完全右脚ブロックが伴う。本症例でも上記の特徴がすべて網羅されており，急性肺血栓塞栓症に極めて特徴的な所見と考えられる。

　一方，胸部Ｘ線写真も肺血栓塞栓症の診断に重要な手がかりを与えてくれる。拡大した中枢側肺動脈が急激に細くなり途絶して見えるKnuckle signや，塞栓部以下の肺野の透過性が亢進するWestermark signが有名である。Westermark signはなかなか読影困難なことが多いが，本症例では上記に図示したとおり，Knuckle signもWestermark signも読影可能な特徴的な所見を示している。

　心電図や胸部Ｘ線撮影でこれらの所見が認められる場合には，積極的に肺血栓塞栓症を疑うべきである。我々の施設では，これらの所見がある場合にはためらわずに心エコー検査・造影CT検査を行うことにしている。

228　Part 6 そのほかの対応を急ぐ疾患

●肺血栓塞栓症を疑うのであれば，CT撮影時に下肢の静脈相も併せて行う

　急性肺血栓塞栓症を疑った際，原因疾患も含めて最も簡便に鑑別に至れるのは造影CTであろう。肺動脈内の病変の局在診断のためには，なるべく綺麗に肺動脈を描出することが必要であり，造影剤注入後早期に撮影を行い，良質な画像を得られるよう努力したい。近年では「リアルプレップ」という手法でリアルタイムに造影剤の到達をモニタリングし，タイミングよく撮ることも可能である。

　CTを撮影する際には下肢静脈の評価も忘れずに行う必要がある。下大静脈フィルターの適応は合併症の多さなどから，最近では永久型・非永久型を問わず，①抗凝固療法の困難な症例や抗凝固下での再発例，②骨盤内静脈や下大静脈内など近位部での静脈血栓残存例，に限られてきており，治療方針を決定するうえではCTの解像度で十分評価可能である。確かに下肢静脈エコー検査は膝下領域などの残存血栓なども確認できる利点はあるが，上記のとおり治療方針に大きな影響を与えないこと，比較的時間を要する検査であることから，必ずしも緊急で行わないといけない検査であるとは当施設では考えていない。

● intensiveな治療が必要かどうかを即座に判断する

　現在，肺血栓塞栓症の重症度を評価するうえで重要と考えられているのは，早期死亡に影響を与える因子である①バイタル，②右心負荷の有無，③心筋障害の有無の3点が主となっている。肺血栓の局在や大きさなどは，さほど重要視されていない（表32-2）。

表32-2　急性肺血栓塞栓症の臨床重症度分類

	血行動態	心エコー上 右心負荷
Cardiac arrest Collapse	心停止あるいは循環虚脱	あり
Massive（広範型）	不安定 ショックあるいは低血圧（定義：新たに出現した不整脈，脱水，敗血症によらず，15分以上継続する収縮期血圧＜90mmHgあるいは≧40mmHgの血圧低下	あり
Submassive（亜広範型）	安定（上記以外）	あり
Non-massive（非広範型）	安定（上記以外）	なし

〔日本循環器学会. 循環器病の診断と治療に関するガイドライン（2008年度合同研究班報告）. 肺血栓塞栓症および深部静脈血栓症の診断，治療，予防に関するガイドライン（2009年改訂版）http://www.j-circ.or.jp/guideline/pdf/JCS2009_andoh_h.pdf（2017年6月閲覧）〕

表32-3 早期死亡率に従ったリスク層別化

肺塞栓関連の早期死亡リスク	リスク指標			治療法
	臨床的（ショック，低血圧）	右心機能不全	心筋損傷	
高リスク群（>15%）	＋	（＋）＊	（＋）＊	血栓溶解療法血栓摘除術
上記以外 中リスク群（3〜15%）	－	＋	＋	入院加療
	＋	－		
	－		＋	
低リスク群（<1%）	－	－	－	早期退院外来治療

＊ショックや低血圧の存在下では高リスクに分類するため，右心機能不全や心筋損傷の有無を確認する必要はない。

(Torbicki A, et al. Guidelines on the diagnosis and management of acute pulmonary embolism: The Task Force for the Diagnosis and Management of Acute Pulmonary Embolism of the European Society of Cardiology (ESC). Eur Heart J 2008; 29 (18): 2276-2315. doi: 10.1093/eurheartj/ehn310. Translated and reprinted with permission of Oxford University Press on behalf of the European Society of Cardiology. OUP and the ESC are not responsible or in any way liable for the accuracy of the translation. Taro Sasaoka is solely responsible for the translation in this publication)

2000年のEuropean Society of Cardiology (ESC) のガイドラインでは，患者の血行動態所見と心エコー所見を組み合わせた重症度分類が用いられ，重症度の簡便な評価に有効であることから，大きく広まった。さらに2008年のESCのTask Forceでは高リスク群・中リスク群・低リスク群という重症度分類を提唱し，行うべき治療についても指針を示している（表32-3）。

高リスクと思われる症例は即座に専門施設に転送すべきであり，中リスク群であっても本症例のように右心負荷や心筋障害が疑われる症例であれば，急変などのリスクも考え，専門施設での診療が好ましいと考えられる。一方では，偶然発見されたような発症時期も不明で症状が軽微な肺血栓塞栓症の場合には，上記診療指針も参考に，外来での治療継続でも十分許容できると考えられる。

Case（続き）

#1：肺動脈血栓塞栓症，#2：深部静脈血栓症，#3：リンパ浮腫（子宮癌，結腸癌術後）

呼吸困難を伴う肺血栓塞栓であり，上記の表にも照らし合わせてsubmassive，中等度リスク評価群に該当する症例と考え，同日入院，加療とした。入院日に外来にて，先天性素因の有無の確認のために採血検体を採取した

後，ヘパリン3,000単位を静注し，その後12,000単位/日で持続投与を開始した。入院後酸素投与も併用し，即座に呼吸困難は改善した。ヘパリン投与を48時間継続した後にリバーロキサバン30mg/日内服に変更し，心エコー上も右心負荷の所見が消失したため，第7病日退院とした。3週間後に外来にてリバーロキサバンを15mg/日内服に減量した。

　本症例では，深部静脈血栓症（DVT）/肺塞栓症（PE）リスクとしては，プロテインS・C，ループスアンチコアグラントなどの凝固検査はすべて正常値であった。血流うっ滞の要因として肥満・リンパ浮腫があったが，今回のDVT/PE発症の直接の契機となるような長期臥床などのエピソードは認めず，原因の究明には至らなかった。最終的に，リバーロキサバンは6カ月後に中止となった。

●ワルファリンのみならず，DOACも選択できるようになった

　肺血栓塞栓症後の抗凝固療法は，以前はワルファリン以外の選択肢がなかったが，近年相次いで開発された新規経口抗凝固薬（DOAC）が肺血栓塞栓症に対しても効能追加となっており，急性期から慢性期までの治療が大きく変わった。

　ワルファリンは，個々の患者でPT-INRを測定しながら用量設定する必要があり，効果を確実に発揮するためには数日要することから，導入当初はヘパリンと併用するブリッジング療法が必要であった。

　しかし，今回本症例に用いたリバーロキサバンやアピキサバンは急性期からの単剤使用での治療が可能な薬剤となっている（ただし急性期においては，リバーロキサバンは3週間，アピキサバンは1週間は増量投与されるのが通常であり，投薬方法については十分留意が必要である）。また，エドキサバンはヘパリンなどから切り替え（併用せず）で用いるスイッチング療法が認可されており，多くの薬剤選択肢ができた。

　DOACを急性期から用いることの利点としては，用量設定の必要がないことから，右心負荷が消失するなど重症度が軽減した際には短期間で退院可能であることが挙げられる。実際に，リバーロキサバンを用いた国内外の臨床試験（EINSTEIN，J-EINSTEIN）をもとに解析された論文においては，ワルファリン群に比較しリバーロキサバン群が入院期間・費用も有意に優れていたとの報告がある。また，下肢静脈血栓を合併していた症例群においては，イベント後の下肢浮腫や静脈弁異常などのpost-thrombotic syndrome（PTS）が減少したとの報告も散見されており，今後は急性肺血栓塞栓症の内服抗凝固薬に関してはDOACが中心になっていくものと考えられる。

●いつまで抗凝固薬を継続すべきか

　下肢静脈血栓症が原因と考えられる場合，日本循環器学会のガイドラインに従うと，可逆的な危険因子の場合には 3 カ月間の抗凝固療法を行うこととされている。また，危険因子が明らかでない特発性の深部静脈血栓症初発例では，少なくとも 3 カ月間の抗凝固療法を行い，その後の治療の継続はリスクとベネフィットを勘案して決定すると記載されている。

　本症例のように下肢静脈血栓症の明らかなエビデンスもなく肺血栓塞栓症を起こすケースはやや判断に悩む記載ではあるが，「危険因子が明らかでない特発性の深部静脈血栓症初発例」として治療介入するべきと考えた。最終的に 6 カ月間リバーロキサバンを投与し，患者本人と相談のうえ中止することとなった。しかし，深部静脈血栓症の再発率は 10 年間で約30％と極めて高率であり，悪性疾患や先天性凝固異常などが認められる場合には慎重な判断が必要である。本症例も子宮癌の既往があり，継続すべきか中止すべきか非常に悩んだ症例である。患者本人には再発のリスクは拭えないこと，再発時には抗凝固療法の継続が必要なことを十分説明した。

●この症例から学べること

　肺血栓塞栓症は決して稀な疾患ではなくなっている。高齢化も進み，今後も頻度は増加する可能性が高い。症状・身体所見や非侵襲的な検査から病気を疑い，確実に診断に至り，重症度を判定できるようにしたい。DOACが使用可能になったことで，入院期間も短縮し，合併症の減少も期待されている。今後も治療のスタンダードが変わっていく可能性が残されている疾患であり，up to date な治療を心がけたい。

参考文献

・Bamber L, Muston D, McLeod E, et al. Cost-effectiveness analysis of treatment of venous thromboembolism with rivaroxaban compared with combined low molecular weight heparin/vitamin K antagonist. Thromb J 2015; 13: 20.
・van Bellen B, Bamber L, Correa de Carvalho F, et al. Reduction in the length of stay with rivaroxaban as a single-drug regimen for the treatment of deep vein thrombosis and pulmonary embolism. Curr Med Res Opin 2014; 30: 829-37.
・No authors listed. Erratum to Barco et al. Home treatment of patients with lowrisk pulmonary embolism with the oral factor Xa inhibitor rivaroxaban. Rationale and design of the Hot-PE Trial (Thromb Haemost 2016; 116: 191-7). Thromb Haemost 2016; 116: 775.
・日本循環器学会. 循環器病の診断と治療に関するガイドライン（2008年度合同研究班報告）. 肺血栓塞栓症および深部静脈血栓症の診断，治療，予防に関するガイドライン（2009年改訂版）.

［篠岡　太郎］

33 不明熱で紹介され，病歴聴取で感染性心内膜炎が疑われた1例

●ポイント

- 不明熱の鑑別診断として，感染性心内膜炎（IE）は忘れてはならない疾患である。
- 感染性心内膜炎は早期からの治療介入が必要なため，血液培養や心エコー検査などからIEが疑われた場合，速やかな専門医へのコンサルトが必要である。

Case

症　例　80歳代，男性

主　訴　発熱

入院目的　精査・加療目的

家族歴　特記事項なし

生活歴　飲酒（−），喫煙（−），輸血（−），アレルギー（−）

既往歴　40歳代：高血圧症，糖尿病。1年前：糖尿病性腎症のため透析導入

冠危険因子　☑糖尿病　☑高血圧症　☐脂質異常症　☐肥満　☐喫煙
　　　　　　☐家族歴　☑CKD　☑透析　☐末梢血管疾患　☐脳血管障害

現病歴　慢性糸球体腎炎のため透析導入1年後に夜間の発熱（38.5℃）を認めたが，経過観察のみで翌朝には36.9℃まで解熱した。しかし，同日の日中に再度の38℃台の発熱を認めたため近医を受診し，感冒の疑いとされた。その後も日中に38℃台の発熱となることが10日ほど続いたため，救急要請し前医を受診したが，血液検査にてWBC 5,740/μl，CRP 1.2mg/dl，CTにて明らかな肺炎像を認めず，帰宅となった。その後やはり間欠的な発熱が持続していたため数日後に同院を受診したが，原因の特定には至らなかった。さらに1週間経過しても解熱しなかったため，当院を初診で受診された（最初の発熱からは約3週間が経過していた）。当院で病歴を確認すると，（最初の発熱のエピソードの）約1ヵ月前に近医歯科で抜歯を受けていたことが明らかとなり，38.6℃の発熱に加えて，身体所見上，心雑音を聴取したことから，感染性心内膜炎の疑いで精査・加療目的に入院となった。

入院時身体所見

●身長164cm，体重46kg，BMI 17.1kg/m²，血圧138/71mmHg，脈拍75/min・

整，体温37℃，意識E4V4M6

- ●頭部　眼瞼結膜：貧血（-），点状出血（-）。眼球結膜：黄染（-）
- ●口腔内　咽頭発赤（-），扁桃腫大（-）
- ●表在リンパ節　腋窩・鎖骨上：触知せず
- ●頸部　頸静脈怒張（-），甲状腺腫大（-），血管雑音（-）
- ●胸部　心音：S1→，S2→，S3（-），S4（-）。心尖部にLevineⅢ/Ⅵの収縮期逆流性雑音聴取，肺胞呼吸音正常
- ●腹部　平坦・軟，圧痛（-），腫瘤（-），腸蠕動音正常，肝・脾：触知せず
- ●四肢　下腿浮腫（+/+），冷感（-），足背動脈触知（+/+）

入院時検査所見

- ●血算　WBC 8,700/μl（Neu 80.8%，Lym 11.7%，Mo 4.8%，Eo 2%，Ba 0.7%），RBC 374×10^4/μl，Hb 12.6 g/dl，Ht 37.1%，MCV 99.2 fl，MCH 33.7 pg，MCHC 34.0%，Plt 21.0×10^4/μl
- ●凝固　PT 10.2 s（9.9 s），PT（%）100.4%，PT-INR 1.03，APTT 31.1 s（29.0 s），D-dimer 2.04 μg/ml
- ●生化学　TP 6.3 g/dl，Alb 2.9 g/dl，BUN 38 mg/dl，Cre 8.29 mg/dl，UA 6.1 mg/dl，Na 142 mEq/L，K 4.9 mEq/L，Cl 101 mEq/L，Ca 8.6 mg/dl，IP 4.7 mg/dl，ULDH 267 IU/L，AST 20 IU/L，ALT 4 IU/L，γ-GTP 14 IU/L，ALP 228 IU/L，T-Bil 0.3 mg/dl，T-Chol 164 mg/dl，TG 99 mg/dl，HDL-Chol 49 mg/dl，LDL-Chol 90 mg/dl，CK 46 IU/L，Glu 84 mg/dl，HbA1c 4.8%
- ●血清　CRP 0.76 mg/dl
- ●感染症　梅毒定性（-），D-グルカン 7.4 pg/ml
- ●内分泌　TSH 4.03 μIU/ml，FT3 1.23 pg/ml，FT4 1.05 ng/dl，インタクトPTH 109.5 pg/ml，プロカルシトニン 0.33，BNP 1991.1 pg/ml，eGFR 5.4 ml/min/1.73 mm^2
- ●心電図　心拍70 bpm，QRS軸0度，移行帯 V3〜V4，正常心電図
- ●胸部単純X線　CTR 57.5%，CPA両側 sharp，肺門部血管陰影増強（-），胸部異常陰影（-）
- ●心エコー　LVDd/Ds 49.2/32.9 mm，IVS/PW 12.0/9.9 mm，EF 61.6%，AOD/LAD 27.9/42.9 mm，E/A 0.8。左室壁運動異常（-）。大動脈弁：軽度逆流（maxPG 11 mmHg）。僧帽弁：中等度逆流（maxPG 5 mmHg），前尖に浮動性の疣贅を認めた（11×11 mm）。三尖弁：軽度逆流（TR-PG 35 mmHg）。IVC 15 mm，呼吸性変動あり

●不明熱と感染性心内膜炎について：不明熱の原因検索においてまず考慮すべき点

不明熱（fever of unknown origin：FUO）は，1961年にPetersdorf，Beeson

234　Part 6　そのほかの対応を急ぐ疾患

らが，(1) 38.3℃ 以上で，(2) 3週間以上持続し，(3) 1週間の入院精査でも原因の特定に至らない発熱を「FUO」と定義した。その後，1991年にDurackとStreet (3) の「1週間の入院精査」が3回の外来受診，3日間の入院期間に短縮された[1]。

FUOの原因の内訳は，感染 (30〜40%)，悪性腫瘍 (20〜30%)，膠原病 (10〜20%)，その他 (15〜20%) となる (表33-1)。また，5〜15%の症例では，各種の検査を行っても診断の確定に至らない例もあることが知られている。時間経過として，1年以上持続するFUOは，感染症や悪性腫瘍よりも膠原病によるFUOの場合が多いとされる。

感染性心内膜炎 (IE) は，弁膜や心内膜，大血管内膜に細菌を含む疣贅 (vegetation) を形成し，塞栓症や (弁膜症の増悪などに伴った) 心不全を呈する敗血症性疾患である。低頻度の疾患であるが，合併症によって致死的となる場合があるため，早期の適切な診断と加療が重要である。基礎心疾患として，弁膜症 (僧帽弁逸脱，大動脈二尖弁，リウマチ性あるいは先天心疾患など) が最多であるが，稀に明らかな基礎心疾患がない場合もある。感染経路として歯科治療後などの菌血症を生じ得る手技が挙げられるが，不明な場合も多い。そのため，これらの手技の後 (80%が2週間以内) に認められる不明熱や新たに出現した心雑音が聴取された場合，その他の明らかな原因が特定されるまでは，IEを疑う必要がある。

原因となる菌腫としてはグラム陽性菌が最多で (*Streptococcus viridans*, *Staphylocossus aureus*など)，グラム陰性菌 (HACEK 微生物を含む)，真菌などが続く。診断に際して，血液培養と心エコー検査の所見などをもとにしたDuke臨床診断基準が用いられる[2] (表33-2)。

表33-1　不明熱の原因

感染	膿瘍 結核 感染性心内膜炎 骨髄炎
膠原病	成人Still病 巨細胞性動脈炎 結節性多発動脈炎 多発血管炎性肉芽腫症 高安動脈炎
悪性腫瘍	悪性リンパ腫 白血病 腎細胞癌 肝細胞癌
その他	薬剤性など

表33-2　感染性心内膜炎（IE）に対する Duke 臨床的診断基準

診断基準：大基準2項目，もしくは大基準1項目＋小基準3項目，小基準5項目

臨床的基準

大基準
　① 血液培養陽性
　　2回の陽性（*Streptococcus viridans*, *Streptococcus bovis*, HACEK, *Staphylococcus aureus*, *Enterococcus* など）
　　12時間以上開けた2回，3回以上の陽性（最初と最後が1時間以上）
　② 心内膜へ侵蝕所見
　　心エコー検査での（人工弁を含む）弁破壊所見，膿瘍
　　新規の弁閉鎖不全（新たな心雑音の出現）

小基準
　1　基礎心疾患の存在，静脈薬物の常用
　2　38.0℃以上の発熱
　3　血管減少（血管塞栓，敗血症性肺塞栓，感染性動脈瘤，頭蓋内出血，Janeway発疹）
　4　免疫学的現象（糸球体腎炎，Osler結節，Roth斑，リウマチ因子）
　5　微生物学的所見（血液培養陽性だが大基準を満たさない場合）
　6　心エコー検査で大基準を満たさないがIEが疑われる場合

　心エコー検査で経胸壁心エコーの感度が60％前後であることから，臨床的疑いが強いがエコー上疣贅が認められない例や，人工弁置換術後など評価が困難な例では，経食道心エコー検査が必要となる。IEの合併症として，弁破壊に伴ったうっ血性心不全，脳梗塞をはじめとした塞栓症とそれに伴った感染性動脈瘤などを生じる場合がある[3]。

●いつ専門科に紹介するか

　IEの治療において重要な点は，感染による弁の破壊とそれに伴った心不全の発生や増悪，合併症としての塞栓症による臓器障害を予防することである。そのため，早期からの治療介入，特に血流に乏しい贅腫に対して有効となる十分な抗菌薬を長期間投与する必要がある（図33-1）。また，その診断に心エコー検査を用いた精査が必要となることからも，IEを疑った段階で専門医へのコンサルトが必要と考えられる。培養された菌種の抗菌薬への感受性検査（minimum inhibitory concentration：MIC）に基づいた抗菌薬選択を要し，薬剤によっては（腎機能などを考慮した）血中濃度のモニタリングや，感染症専門医との連携などが必要な場合がある。

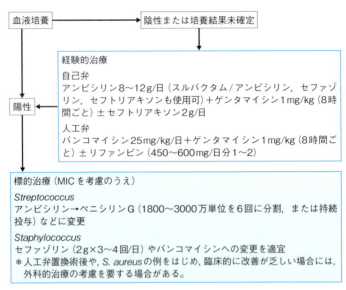

図33-1　IEでの抗菌薬使用のフローチャート

Case（続き）

> 入院後経過　1カ月前に抜歯をしたエピソードがあり，入院後に血液培養で*Streptococcus viridans*が検出され，心エコー検査で僧帽弁に疣贅を認めたことから（図33-2），感染性心内膜炎（Duke臨床的診断基準にて大基準1個＋小基準3個）と診断し，ペニシリンG 800万単位/日（維持血液透析患者のため用量を調節）を開始した。入院後に施行した頭部MRIでは，脳梗塞や出血は認めなかった。4週間の抗菌薬の投与を行い，炎症所見は改善し，心エコーでも疣贅が消失したため退院となった。

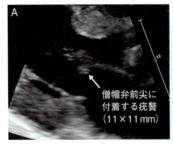 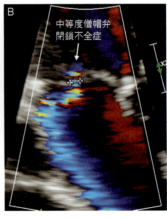

図33-2　僧帽弁前尖への疣贅の付着

退院時処方
- ・炭酸ランタン（水和物製剤）750mgP 3×（毎食後）
- ・沈降炭酸カルシウム錠 1,500mg 3×（毎食後）
- ・リナグリプチン 5mg 1×（朝食後）
- ・アルファカルシドール 0.5μg 1×（朝食後）
- ・シルニジピン 10mg 1×（朝食後）
- ・エナラプリル 2.5mg 1×（朝食後）

●この症例から学べること

　不明熱の診断の過程で複数の医療機関での精査を要した症例であった。IE を疑った病歴聴取から抜歯の病歴が得られ，その精査として心エコー検査・血液培養などを行って診断に至った。不明熱の鑑別診断として IE を必ず考慮することと，それに基づいた問診や身体診察（新たな心雑音の聴取など）を行うことが最も重要であるといえる。

　また本例では，治療開始後を含め IE による重篤な合併症を認めずに経過したが，弁破壊による（内科的治療に抵抗性の）心不全の出現における弁膜症への手術や，感染早期に可動性を有する 10mm 以上の疣贅が増大傾向を示したり塞栓症が持続して観察される場合などでは贅腫への手術を要する場合があるため，これらを念頭に置きながら治療を進めていくことも肝要である。

文　献

1) Durack DT, Street AC. Fever of unknown origin―reexamined and redefined. Curr Clin Top Infect Dis 1991; 11: 35-51.
2) Durack DT, Lukes AS, Bright DK. New criteria for diagnosis of infective endocarditis: utilization of specific echocardiographic findings. Duke Endocarditis Service. Am J Med 1994; 96: 200-9.
3) 日本循環器学会. 循環器病の診断と治療に関するガイドライン（2007年度合同研究班報告）. 感染性心内膜炎の予防と治療に関するガイドライン（2008年改訂版）.

［柳下　敦彦］

34 呼吸困難の再発のため呼吸器内科より紹介された1例

●ポイント

・頻脈・奇脈や静脈怒張などの身体所見，低電位や心陰影拡大の所見から，心タンポナーデを鑑別に挙げる。
・心タンポナーデの心エコー所見を理解する。
・原疾患の検索が重要である。

Case

症　例　50歳代，男性

主　訴　呼吸困難

家族歴　弟：慢性腎臓病，別の弟：大腸癌

生活歴　飲酒（−），喫煙（60本/日×30年，20〜50歳），輸血（−），アレルギー（−）

既往歴　40歳：糖尿病，50歳：転落外傷（頸椎損傷，右上肢引き抜き損傷），右半身麻痺。51歳：高血圧症。52歳：右上肢の疼痛に対して神経刺激電極植込み

冠危険因子　■糖尿病　■高血圧症　□脂質異常症　□肥満　□喫煙
　　　　　　□家族歴　□CKD　□透析　□末梢血管疾患　□脳血管障害

現病歴　3カ月前よりトイレ歩行程度の軽労作で呼吸困難を認め，かかりつけ医を受診した。胸部CTで心囊液と胸水貯留を認め，近所の総合病院に緊急入院となった。心囊穿刺にて720mlの血性心囊液を採取した。細胞診ではclass Ⅲ b，心囊液中のADA 440U/Lと高値であったことから，悪性腫瘍と結核性心膜炎が鑑別として挙げられた。心囊液と胸水の原因精査のため当院の呼吸器内科へ紹介受診となった。

　　胸水穿刺など諸検査を施行したが，結核は否定的であった。胸水細胞診ではclass Ⅲ b，異型リンパ球様の細胞を多数認め，血液検査でも可溶性インターロイキン2受容体1,010U/mlと高値を認めたことから，悪性リンパ腫が鑑別に挙げられ血液内科にコンサルトとなったが，確定診断に至らなかった。その後外来で経過観察されていたが，3日前より再び労作時呼吸困難が出現し呼吸器内科を再診した。胸部CTで心囊液の再貯留を認め，循環器内科にコンサルトとなった。

入院時身体所見

- 身長168cm，体重71kg，BMI 25.2kg/m²，血圧120/79mmHg，脈拍100/min・整，体温36.0℃，意識E4V5M6
- 頭部　眼瞼結膜：貧血（＋），点状出血（－）。眼球結膜：黄染（－）
- 口腔内　咽頭発赤（－），扁桃腫大（－）
- 表在リンパ節　腋窩・鎖骨上：触知せず
- 頸部　頸静脈怒張（＋），甲状腺腫大（－），血管雑音（－）
- 胸部　心音：S1→，S2→，S3（－），S4（－）。心膜摩擦音（＋），肺胞呼吸音正常
- 腹部　平坦・軟，圧痛（－），腫瘤（－），腸蠕動音正常，肝2横指触知
- 四肢　下腿に軽度浮腫（＋），冷感（－），足背動脈触知（＋／＋），右上肢に入れ墨
- 神経学的所見　右上肢完全麻痺

入院時検査所見

- 血算　WBC 6,900 /μl（Neu 86%，Lym 7.7%，Mo 5.1%，Eo 0.9%，Ba 0.3%），RBC 293×10⁴/μl，Hb 8.4g/dl，Ht 25.7%，MCV 87.7fl，MCH 28.7pg，MCHC 32.7%，Plt 24.4×10⁴/μl
- 生化学　BUN 28mg/dl，Cre 2.52mg/dl，eGFR 22.0ml/min/1.73m²，UA 7.5mg/dl，Na 138mEq/L，K 4.7mEq/L，Ca 8.7mg/dl，LDH 197IU/L，AST 53IU/L，ALT 53IU/L，γ-GTP 431IU/L，ALP 484IU/L，T-Bil 0.4mg/dl，T-Chol 137mg/dl，TG 122mg/dl，HDL-Chol 33mg/dl，LDL-Chol 74mg/dl，CK 53IU/L，Glu 210mg/dl，HbA1c 7.2%，Fe 25μg/dl，UIBC 268μg/dl，フェリチン 160.0ng/dl
- 血清　CRP 3.41mg/dl
- 内分泌　TSH 1.92μIU/ml，FT3 2.43pg/ml，FT4 1.04ng/dl，BNP 100.3pg/ml
- 心電図（図34-1）　心拍107bpm，肢誘導と胸部誘導ともに低電位を認めた。心電図診断：洞性頻脈，低電位
- 胸部単純X線（座位）（図34-2）　著明な心拡大を認めた。右前胸部に神経刺激装置，鎖骨骨折後プレート固定，右中位肋骨骨折後
- 心エコー（図34-3）　LVDd/Ds 41/26mm，IVS/PW 10/12mm，EF 67%，AOD/LAD 32/38mm，左室壁運動異常（－），左室肥大（－）。IVC 13mm。全周性に心嚢液を認めた。心嚢液は収縮期に右室前面で15mm，左室後面で25mm，拡張後期の右房壁虚脱を認めた
- 胸部単純CT（図34-4）　心嚢液貯留と胸水貯留，左無気肺を認めた

240　Part 6　そのほかの対応を急ぐ疾患

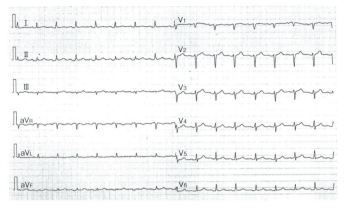

図34-1　心電図

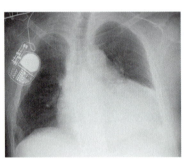

図34-2　胸部X線写真

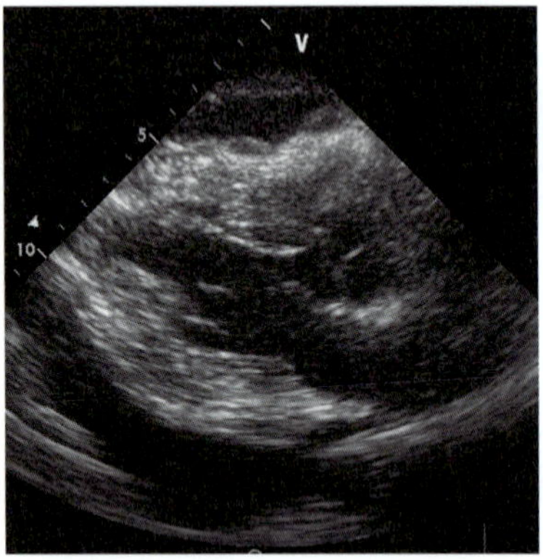

図34-3　心エコー

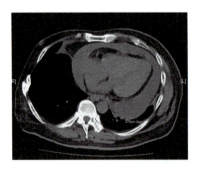

図34-4　胸部CT

●どのようなときに心タンポナーデを疑うか

　心嚢液の貯留で拡張期充満が障害され心拍出量が低下した状態を心タンポナーデと呼ぶ。静脈圧上昇，動脈圧低下，心音微弱がBeckの3徴候である。

　心嚢液貯留のスピードにより臨床経過が異なる。心筋梗塞に伴う左室自由壁破裂や上行大動脈解離では，少量の出血であっても急激な心タンポナーデとなり致命的な経過となり得る。

　慢性に貯留する場合は，多量の心嚢液が存在しても症状は軽度であることがあり得る。しかし心膜の伸展性の度合いを越えると心室の拡張が障害され，症状が出現する。

　自覚症状としては胸痛・呼吸困難が多いが，不安・発汗・チアノーゼ・全身倦怠感といった非特異的な症状を訴えることもある。身体所見では頻脈・奇脈（吸気時に収縮期血圧が10〜20mmHg以上低下する，正常は10mmHg以内）を認める。頸静脈怒張・肝腫大・下肢浮腫などの全身うっ血所見にも注意する。

　心電図では頻脈と低電位，胸部X線では心陰影の拡大を認める。心エコーでは心房・心室が心嚢液に圧排され虚脱する所見を認める（collapse sign）。これは心エコー装置の発達に伴い容易に検出が可能であり，習得する価値がある。

●いつ専門科に紹介するか

　心嚢液が少量で無症状のときは慎重に経過観察を行う。心嚢液が多量に存在する場合や，心嚢液が少量でも胸痛・呼吸困難などの自覚症状があるときは，速やかに専門医に紹介すべきである。

Case（続き）

> **入院後経過**　多量の心嚢液貯留を認め，頻脈・呼吸困難を伴っており，心タンポナーデと診断し入院とした。血管撮影室にて緊急で心嚢穿刺を施行した。心窩部から心エコーを行い，十分なエコーフリースペースがあることを確認した（図34-5）。心窩部から剣状突起背面に沿ってエコーガイド下と透視下に心嚢穿刺を施行した。6Frピッグテールカテーテルを留置し，暗赤色血性の心嚢液を採取した。総量800mlの心嚢液がドレナージされ，3日後に排液が減少し，心嚢液の再貯留がないことを確認した後に抜去とした。
>
> 　心嚢液血算では単核球優位の多量の白血球を認めた。細胞診を再度提出したところclassVの所見であり，フローサイトメトリーではB細胞の腫瘍性増殖を認めた。B細胞性リンパ腫の診断となり化学療法の方針となった。
>
> **転科時内服薬**
> ・デュロキセチン 60mg 1×（朝食後）
> ・カルバマゼピン 400mg 4×（毎食後，眠前）
> ・トラゾドン 25mg 1×（眠前）
> ・フルニトラゼパム 0.5mg 1×（眠前）

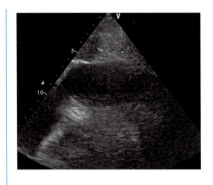

図34-5 心窩部からの観察で穿刺に十分なスペースがあることを確認した。

- ランソプラゾール OD 15mg 1×（朝食後）
- リマプロストアルファデクス 15μg 3×（毎食後）
- オルメサルタン 40mg 1×（朝食後）
- アムロジピン 10mg 2×（朝夕食後）
- ドキサゾシン 2mg 1×（朝食後）
- アログリプチン 6.25mg 1×（朝食後）
- ミチグリニド10mg/ボグリボース0.2mg配合錠 3錠 3×（毎食直前）
- インスリン グラルギン 10U（夕食前）
- リリカカプセル 300mg 2×（夕食後・眠前）

● この症例から学べること

1) 心嚢液貯留をきたす疾患の鑑別

　特発性心膜炎，ウイルス性心膜炎，甲状腺機能低下症，全身性エリテマトーデスなどの膠原病，尿毒症，結核，悪性腫瘍，放射線照射後，急性心筋梗塞による左室破裂，上行大動脈解離などが代表的な鑑別疾患になる。

　胸痛が先行した急性発症の心タンポナーデでは心筋梗塞・大動脈解離を第一に考える。大半がショック状態となるため，迅速な対応が必要になる。

　甲状腺機能低下症・膠原病・尿毒症は各種血液検査の結果が参考になる。血性心嚢液は悪性腫瘍と結核を念頭に置く必要がある。心嚢液の各種培養，細胞診や本症例のようにフローサイトメトリーも有用である。悪性腫瘍は，心原性と心外性腫瘍の心膜転移の2種類に大別される。心原性悪性腫瘍は非常に稀である。心外性悪性腫瘍の心膜転移としては，肺癌・乳癌・軟組織肉腫および腎癌が原発巣として最もよくみられる[1]。悪性黒色腫・白血病およびリンパ腫など血液疾患も心膜転移を生じる。

2) 心嚢穿刺の方法

　心嚢穿刺は，心筋損傷など重篤な合併症を生じるリスクがあるため，専門医と一緒に施行することが望ましい。

心エコーで観察を行い穿刺可能かどうかを判断する。穿刺点としては剣状突起や肋間胸骨左縁が選択される。

当施設では心エコーガイドに追加してX線透視下に穿刺を行っている。透視ガイドを行う長所は，挿入したガイドワイヤーが心嚢外に迷入していないかを容易に視認できることであり，手技の安全性を高めることが可能となる。

文　献
1) 矢﨑義雄 総編. 朝倉内科学 11版. 朝倉書店, 東京, 2013.

[吉川　俊治]

索　引

【欧文索引】

ACE 阻害薬　200
activation mapping　143
AFFIRM 試験　150
asynergy　28

Beck の 3 徴候　239
Brugada 型心電図　124
Brugada 症候群　127

CHADS2 スコア　154
CHA2DS2-VASc スコア　154
Clinical Scenario (CS) 分類　177
Cushing 症候群　17

D-dimer　225
de Musset 徴候　19
DeBakey 分類　218
Down 症候群　17

EF　28
Ehlers-Danlos 症候群　18
entrainment mapping　143

Forrester 分類　177
Framingham 心不全診断基準　176

Graves 病　17

ICU　75
INTERMACS Profile　194

Janeway 斑　18

Knuckle sign　227
Kussmaul 徴候　21

Levine 分類　23

Marfan 症候群　17

narrow QRS 頻拍　133

Nohria の分類　177
Noonan 症候群　17
NYHA (New York Heart Association) 分類　6, 176

Osler 結節　18

pace mapping　143
PCI　36, 184
PT-INR　155

Quincke の拍動　18

Raynaud 現象　18

STAF 試験　150
Stanford 分類　217
ST 上昇型心筋梗塞 (STEMI)　101

Tilt 試験　58
Turner 症候群　18

VA ECMO　75
Valsalva 手技　133
VT storm　189

Westermark sign　227
wide QRS 頻拍　45, 130
Williams 症候群　17

【和文索引】

あ
息切れ　144
異型狭心症　→冠攣縮性狭心症
意識消失　97
インフルエンザ　75

植込み型除細動器 (ICD)　60, 126, 136, 165, 189

植込み型補助人工心臓　189
右脚ブロック　93, 126
右室梗塞　94, 99
右心カテーテル　177, 204
右心負荷　31, 225
右心不全　177
右側胸部誘導　99
うっ血性心不全　49, 144, 196

エキシマレーザー（ELCA）　99
エコノミークラス症候群　224

か
解離性大動脈瘤　4
拡張型心筋症（DCM）　142, 189, 198
拡張期雑音　23
拡張期ランブル　21
拡張不全（HFpEF）　177
下肢虚血　78
下肢静脈血栓　225
カテーテルアブレーション　60, 64, 130, 159
　　──心室頻拍　142
　　──心房細動　162
カテコラミン　79, 200
カルシウム拮抗薬　219
簡易型睡眠検査　212
感染性心内膜炎　232
完全房室ブロック　118
冠動脈MRI　105
冠動脈バイパス術（CABG）　184
冠攣縮性（異型）狭心症　60, 112, 165

偽腔　218
起座呼吸　144
急性冠症候群（ACS）　85, 219
急性心筋梗塞（AMI）　39, 82, 90, 97, 141
　　──右冠動脈　216
胸腔内出血　53
凝固能亢進　224
狭心症　3
　　──冠攣縮性（異型）　60, 112, 165
胸水貯留　51, 176, 238
胸痛　3, 89, 219
　　──安静時　110
　　──鑑別疾患　3
　　──随伴症状　220

胸部X線写真
　　──大動脈解離　219
　　──肺血栓塞栓症　227
虚血性心疾患　184
起立性低血圧　58
菌血症　234
緊張性血胸　53

クライオバルーン　163

経食道心エコー　147, 235
頸動脈
　　──視診　19
　　──触診　20
頸動脈雑音　24
経皮的心肺補助装置（PCPS）　46, 75
外科手術　152
劇症型心筋炎　45, 75
血圧上昇　174
血管内皮障害　224
血行動態　19
血栓吸引　99
血流停滞　224

抗凝固療法　147, 155, 161, 230
高血圧性心疾患（HHD）　178
後壁誘導　90
呼吸困難　5, 69, 144, 174, 182, 196, 224, 238
　　──鑑別　5
呼吸障害指数（RDI）　212

さ
最大TR流速　32
左脚前枝ブロック　84
左室拡大　28
左室肥大　28, 180
左室壁運動　174
　　──低下　182
左室リモデリング　186
左心カテーテル　204
左心不全　177
左房サイズ　29

視診　16
　　──顔貌　17
　　──胸郭・四肢　18

——頸静脈 18
——頸動脈 19
——体型 17
——皮膚 18
持続式陽圧換気療法（CPAP） 208
失神 6, 55, 124
——鑑別疾患 7
——起立性低血圧 58
——神経調節性 58
——心原性 58, 120
——治療 59
——脳血管性 58
収縮期雑音 23
収縮不全（HFrEF） 177
循環血液量減少 53
触診 19
除細動 166
女性化乳房 18
徐脈性不整脈（徐脈） 60, 97, 120
心Fabry病 180
心アミロイドーシス 180
心エコー 25, 91
——大動脈解離 219
——定期フォロー 32
心音
——触診 20
——聴診 21
心窩部違和感 97
新規抗凝固薬（DOAC） 147, 157, 223
——特徴の比較 157
心筋梗塞
——ST上昇型（STEMI） 101
——右室 94, 99
——陳旧性（OMI） 141, 186
——非ST上昇型（NSTEMI） 101
——無痛性 99
心筋症
——拡張型（DCM） 142, 189, 198
——肥大型（HCM） 142
——頻拍誘発性 62
心筋バイオマーカー 88, 91
心係数（CI） 177
神経調節性失神 58
心原性失神 58, 120
心原性ショック 42
心雑音
——触診 20

——聴診 23
心サルコイドーシス 118, 136
心室細動（VF） 38, 126, 132, 165
心室頻拍（VT） 132, 136
——アブレーション 142
——基礎疾患 141
——多形性 126
——特徴と分類 138
——無脈性 166
心尖拍動 20
心臓移植 191
心臓再同期療法（CRT） 189
心臓腫瘍 32
心臓電気生理検査（EPS） 64, 127
身体所見 16
心タンポナーデ 239
心電図 8, 89
——ST部分 9
——異常Q波 11
——経時的変化 13
——肺血栓塞栓症 227
心嚢液貯留 32, 238
心肺蘇生（CPR） 36, 51, 166
深部静脈血栓症 229
心不全 5, 82, 118
——右 177
——うっ血性 49, 144, 196
——拡張（HFpEF） 177
——急性増悪 184
——左 177
——収縮（HFrEF） 177
——重症 195, 196
——慢性 184
心房期外収縮 161
心房細動（AF） 144, 152, 159
——アブレーション 162
——持続性 162, 185
——徐脈性 147
——頻脈性 51, 69

睡眠時無呼吸症候群（SAS） 208
——病歴 211
ステント 221

赤色血栓 101
全身性塞栓症 152
先端肥大症 17

造影CT
　　——大動脈解離　219
　　——肺血栓塞栓症　228
爪床圧迫テスト　44
僧帽弁顔貌　17
僧帽弁狭窄症（MS）　31, 205
僧帽弁閉鎖不全症（MR）　30, 202, 205

た
大動脈解離
　　——急性　216
　　——診断　218
　　——治療　219
　　——分類　217
大動脈内バルーンパンピング（IABP）
　46, 75
大動脈弁狭窄症（AS）　31, 206
大動脈弁閉鎖不全症（AR）　30, 206
多形性心室頻拍　126

聴診　21
　　——I音　21
　　——II音　21
　　——III音　22
　　——IV音　22
　　——拡張期雑音　23
　　——拡張期ランブル　21
　　——頸動脈雑音　24
　　——収縮期雑音　23
　　——心雑音　23
直流通電カルディオバージョン　147
陳旧性心筋梗塞（OMI）　141, 186

低ナトリウム血症　178
適応補助換気（ASV）　210
テザリング　206

動悸　4, 62, 132, 146
　　——鑑別　4, 67
　　——特徴と疾患　68
　　——評価方法　66
透析　103
トロポニン　91

な
脳血管性失神　58
脳塞栓　152

は
肺静脈調律　62
肺塞栓／肺血栓塞栓症　5, 72, 94, 152, 219, 223
　　——リスク要因　224
　　——臨床重症度分類　228
肺動脈楔入圧（PCWP）　177
肺動脈弁狭窄症　17
白色血栓　101
ばち指　18

非ST上昇型心筋梗塞（NSTEMI）　101
肥大型心筋症（HCM）　142
病歴　2, 232
頻拍誘発性心筋症　62

浮腫　18, 196
不整脈　4
　　——徐脈性（徐脈）　60, 97, 120
　　——難治性致死性　189
　　——頻脈性　60
不整脈原性右室心筋症（ARVC）　142
不明熱　232
　　——原因検索　233
ブロック
　　——右脚　22, 93, 126, 227
　　——完全房室　47, 118
　　——左脚　11, 22
　　——左脚前枝　84
　　——二束　59, 123

ペースメーカ　60, 118
β遮断薬　184, 196, 219
ヘパリン　147, 155
弁逆流　30
弁狭窄　31
弁膜症　30

房室回帰性頻拍（AVRT）　134
房室結節リエントリー性頻拍（AVNRT）
　133
発作性上室頻拍（PSVT）　130
ホットバルーン　163
ポリソムノグラフィ（PSG）　209
ホルター心電図　64, 130

ま

末梢血管　19
慢性心不全　急性増悪　184

脈圧　19

無呼吸低呼吸指数（AHI）　210
無症候性心筋虚血　103
無痛性心筋梗塞　99
無脈性心室頻拍　166
無脈性電気活動（PEA）　49

迷走神経刺激　133

や

夜間胸部圧迫感　108

疣贅　32, 234

ら・わ

リエントリー　142
リズムコントロール　147

ループレコーダー　58, 120

レーザーバルーン　163
レートコントロール　69, 147
レニン-アンジオテンシン系（RAS）阻害
　薬　184

ロータブレーター　106

ワルファリン　147, 152, 230

循環器臨床のリアルワールド [1]
研修医・内科医・コメディカル編　　　　定価：本体4,500円＋税

2017 年 9 月 11 日発行　第 1 版第 1 刷©

編　者　　磯部 光章　　平尾 見三　　足利 貴志
　　　　　合屋 雅彦　　山本 貴信

発行者　　株式会社 メディカル・サイエンス・インターナショナル
　　　　　代表取締役　金子 浩平
　　　　　東京都文京区本郷 1-28-36
　　　　　郵便番号 113-0033　電話(03)5804-6050

　　　　　　　　　　　　　印刷：アイワード／表紙装丁：トライアンス

ISBN 978-4-89592-895-3 C3047

本書の複製権・翻訳権・上映権・譲渡権・貸与権・公衆送信権(送信可能化権
を含む)は，㈱メディカル・サイエンス・インターナショナルが保有します。
本書を無断で複製する行為(複写，スキャン，デジタルデータ化など)は，「私
的使用のための複製」など著作権法上の限られた例外を除き禁じられていま
す。大学，病院，診療所，企業などにおいて，業務上使用する目的(診療，研
究活動を含む)で上記の行為を行うことは，その使用範囲が内部的であっても，
私的使用には該当せず，違法です。また私的使用に該当する場合であっても，
代行業者等の第三者に依頼して上記の行為を行うことは違法となります。

JCOPY 〈㈳出版者著作権管理機構 委託出版物〉
本書の無断複写は著作権法上での例外を除き禁じられています。
複写される場合は，そのつど事前に，㈳出版者著作権管理機構
(電話 03-3513-6969，FAX 03-3513-6979，info@jcopy.or.jp)の
許諾を得てください。